材料学シリーズ

堂山 昌男　小川 恵一　北田 正弘
監　修

バイオマテリアル
材料と生体の相互作用

田中 順三
角田 方衛　編
立石 哲也

内田老鶴圃

本書の全部あるいは一部を断わりなく転載または
複写(コピー)することは,著作権および出版権の
侵害となる場合がありますのでご注意下さい.

材料学シリーズ刊行にあたって

　科学技術の著しい進歩とその日常生活への浸透が20世紀の特徴であり，その基盤を支えたのは材料である．この材料の支えなしには，環境との調和を重視する21世紀の社会はありえないと思われる．現代の科学技術はますます先端化し，全体像の把握が難しくなっている．材料分野も同様であるが，さいわいにも成熟しつつある物性物理学，計算科学の普及，材料に関する膨大な経験則，装置・デバイスにおける材料の統合化は材料分野の融合化を可能にしつつある．

　この材料学シリーズでは材料の基礎から応用までを見直し，21世紀を支える材料研究者・技術者の育成を目的とした．そのため，第一線の研究者に執筆を依頼し，監修者も執筆者との討論に参加し，分かりやすい書とすることを基本方針にしている．本シリーズが材料関係の学部学生，修士課程の大学院生，企業研究者の格好のテキストとして，広く受け入れられることを願う．

　　　　　　　　　　　　　　　　監修　　堂山昌男　小川恵一　北田正弘

「バイオマテリアル」によせて

　生体材料には人間の体内（あるいは体液）という厳しい環境下で，安全に，持続的に代替機能を果たすことが求められる．それには金属，セラミックス，高分子材料の特徴を最大限に活かすことが前提となる．必要に応じて，材料を組み合わせたり，複合化したり，ナノスケールでの構造制御を行う．

　材料と生体との相互作用を理解するためには生体側の遺伝子工学，細胞工学，再生医療に関する基礎知識が欠かせない．また材料科学の分野においても膨大な知識や技術が蓄積されている．そして生命科学は日進月歩の先端分野である．生体材料の研究にはそのいずれの知識も技術も欠かせない．

　この有望学際分野にいかに切り込むか戸惑っている研究者や技術者も多いことと思う．ご安心あれ．本テキスト「バイオマテリアル」は人体との相互作用を軸に，材料を分かりやすく体系付けた入門書（理系学部，大学院修士レベル）である．本書を道案内に21世紀のこの未開拓分野に挑戦しようではありませんか．

　　　　　　　　　　　　　　　　　　　　　　　　　　　　　　小川恵一

序文にかえて―生々流転のバイオマテリアル―

　第 1 回極東生体・医用材料シンポジウム (1st Far-Eastern Symposium on Biomedical Materials) は 1993 年 10 月 5 ～ 8 日，中国の北京・友誼賓館において行われた．会議の規模としては，招待講演 11 題，一般講演 58 題，ポスター発表 38 題で，記念碑的なアジアにおける最初のバイオマテリアルに関する国際会議は，当時の京都大学の筏教授と中国・四川大学の Zhang 教授という両国の二大巨頭の努力によって開催にこぎつけたのであった．うす曇りの北京の中秋の空をゆるやかに吹き抜ける中国大陸特有の層流の風に，北京一帯によく見かける青桐の葉が音もなく揺れていたのが印象的であった．この会議は第 4 回目からアジア生体・医用材料シンポジウム (Asian Symposium on Biomedical Materials, 以下 ASBM) と名称が変更されるが，2006 年まで 7 回の開催を数えている．この間，シンポジウムの事務局長を務められた京都大学の田畑教授からいただいた資料に基づき作成した会議データ，すなわち第 1 回から第 7 回 ASBM までの発表講演数の変遷を**表 1** に示す．

表 1　ASBM の開催地，会長，発表講演数の変遷．

会議名	開催地	会長	招待講演	一般講演	ポスター
ASBM 1	北京 (1993)	Zhang	11	58	38
ASBM 2	京都 (1995)	筏	12	68	36
ASBM 3	成都 (1997)	Zhang	11	99	47
ASBM 4	シンガポール (1999)	Zhang & 筏	14	73	20
ASBM 5	香港 (2001)	Leng	28	101	39
ASBM 6	成都 (2004)	Zhang	24	127	110
ASBM 7	済州島 (2006)	Kim	39	68	137

　1990 年前後において，先人たちの大変な努力により，わが国におけるバイオマテリアルの研究は急激な伸びをみせ，それまでの既存の材料研究分野にバ

イオを若干付加した程度の研究から脱却して，本格的なバイオマテリアル研究に最初から自分の研究人生を賭けるようなプロの人材が輩出し始め，バイオマテリアルの研究・開発人口が増大した時期でもある．実際，1980年から1990年まで存続していた京都大学の医用高分子研究センターが生体医療工学研究センターに拡大改組されるなど，バイオマテリアル総合研究への道が一気に加速され始めたのである．その当時，生体医療工学センター長をしていた筏教授が中国におけるバイオマテリアル研究の代表的存在であった四川大学・生体材料工学センター長のZhang教授と協力して，東アジアにおける当該分野の研究発表，情報交換，研究者の交流の場を確保するため，第1回生体・医用材料シンポジウムを計画されたのであるが，アジアの一般情勢としても，そのような会議を開催する気運は熟していたのである．

　もう一つのアジア生体材料シンポジウムの生い立ちについて，北陸先端科学技術大学院大学(JAIST)の由井教授から興味深い話を伺った．由井教授が設立間もないJAISTの紹介に何か企画をと考えたときに，東京工業大学の赤池教授から国際シンポ開催を勧められたのが最初のきっかけで，その後，東京女子医科大学の岡野教授に相談し，具体的にアジアを中心としたバイオマテリアル研究発信の場として定期的に開催する国際シンポジウムを立ち上げようという話になったということである．ちょうど鶴田先生がJAISTの客員教授として来ておられたので，鶴田先生にも多々ご指導を仰ぎ，それで，1回アジア国際生体材料シンポジウム(1st Asian International Symposium on Biomaterials，以下AISB)をJAISTで1997年に開催するところまでこぎつけたということである(由井先生がJAIST赴任の5年目であった)．このときに，日本・韓国・台湾あたりの高分子系バイオマテリアル研究者を招待し，今後の国際シンポ開催の基本方針を確定した．ただ，2年に一度の開催を予定していたが，2000年にユタ大学のS. W. Kim教授が60歳を迎えられることから，2回目は1999年ではなく2000年になった．由井先生が事務局長をしていたのは3回目までで，それまでは日本，韓国，台湾を中心にシンポジウムを運営した．なお，1～3回には，いずれも予稿集の他に記念書籍の発行も合わせて行った．

　4回目が再び日本の担当になり，当時鹿児島大学にいた明石教授が担当する

ことになっていたが，折から明石先生が鹿児島大学から大阪大学に移ることが決まり，急遽NIMS，生体材料センターの田中センター長(現東工大教授)に担当が変更になった経緯がある．また，この会を日本バイオマテリアル学会の公式行事にしたいとの意図が当初からあり，4回目には日本バイオマテリアル学会主催という形になり，それで高分子系だけでなく金属や無機の分野を網羅する広がりを持つに至った．5回目は，タイミングと主催者である中国側との連携が不十分であったことから，名前だけ5回目になっているが，日本バイオマテリアル学会との共催の形はとれなかった．由井先生のデータに基づき第1回AISBから第5回AISBまでの発表講演数の変遷を**表2**に示す．第1回から第4回までは招待講演を中心に企画されており，第5回で初めて多くの一般講演を採用している．

表2 AISBの開催地，会長，発表講演数の変遷．

会議名	開催地	会　長	招待講演	一般講演	ポスター
AISB 1	能美 (1997)	慶伊	25		83
AISB 2	済州島 (2000)	Un Young Kim, 岡野	65		140
AISB 3	台北 (2002)	Ging-Ho Hsiue	40		164
AISB 4	つくば (2004)	田中，岡野	61		184
AISB 5	アモイ (2006)	C. Shi, D. Liu	25	81	113

　1990年代までは高分子，セラミックス，金属およびそれらの複合化や生体適合性を向上させるための表面処理技術を中心とするオーソドックスなバイオマテリアル研究が中心であったが，2000年前後より生体由来物質の応用や細胞を組み込んだハイブリッド技術が目立つようになり，再生医療を支える基盤技術としての細胞足場材料の研究・開発が急激に進展して，ティッシュエンジニアリングあるいは再生医工学を医工学の主役の座に押し上げる役割を果たすこととなった．

　実際に，二つのアジアバイオマテリアルシンポジウムとともにこの時期より講演数が急激に増加し始めたことがこの間の事情を如実に物語っている．京大の生体医療工学研究センターも1998年再生医科学研究所に改組格上げされて

いる．

　私事で恐縮であるが，2000年4月1日，私は永年住み慣れた工業技術院の研究所から東京大学大学院工学系研究科機械工学専攻教授に転出し，再生医工学研究室を立ち上げ，さらに翌年，2001年4月1日，独立行政法人 産業技術総合研究所 ティッシュエンジニアリング研究センターのセンター長併任となったことなど，時代の流れにしがみつこうと懸命に努力したことが懐かしく思い出される．

　最近のバイオマテリアル研究は再生医工学のほかに，ナノバイオテクノロジー，DDS（Drug Delivery System），遺伝子工学，分子生物学などが加わり，私がバイオマテリアルと関わり始めた1970年代とは隔世の感がある．最近ASBM, AISBともにこのような多様性を反映してか，発表分野の拡大と演題数の増加が顕著である．このような研究領域の多様化に対応し，また国と地域の壁を乗り越えることのできる専門家集団の組織を構築しようとすると，Asian International Union of Societies for Biomaterials Science and Engineeringのような組織の実現を期待する声が上がることは当然の成り行きである．これについては，アジア各国のバイオマテリアル学会で指導的な立場にある有力者から同様な意見を聞いているが，日本バイオマテリアル学会としても国際担当役員を中心にすでに交渉に着手していると理解している．

　上述したような経緯で，現在少なくとも二つのバイオマテリアルに関する総合的な会議がアジアに存在し，同じ人間が両方の会議に出席し同じような研究テーマを発表するという状況が続いている．2006年に行われた済州島でのASBM 7運営会議およびアモイでのAISB 5運営会議において，次回2007年の会議は合同で行ってはどうかという動議が出され，二つの会議を指導してきた有力者の同意を得て，第1回アジア生体材料会議（1st Asian Biomaterials Congress, ABMC）を，私とかつての同僚である牛田多加志東大医学部教授が会長となって，茨城県つくば市で開催する運びとなった．

　会場はつくば国際会議場，会期は2007年12月6～8日とし，金属，セラミックス，高分子，再生医工学，DDS，ナノバイオ，バイオメカニクス，評価法・標準化等のセッションに約400の演題発表があり，最終日はpost congress seminar や研究所の施設見学ツアーが行われた．つくば研究学園都市は建設以来30数年を経過し，日本の科学技術のショーウィンドウとしての役割を果たしてきた．主として，東京およびその周辺の国立研究機関や大学の移転に先導された大規模な科学都市建設を行ったという点で，わが国最初の実験都市とも言える．当初，45の国立研究機関，4大学，200以上の民間企業研究所が中核となっており，人口は現在22万人を超えている．これまで，つくば市は交通の不便さから陸の孤島の様相を呈しており，国際会議を開くにも大変なハンディキャップを克服する必要があった．2005年8月に，つくばエクスプレスという高速鉄道が開通し，東京・秋葉原～つくば間が45分で結ばれるに及んで，つくばは北関東の人気スポットとなりつつあり，また，人口も急増している．つくば国際会議場は，つくばエクスプレス終点のつくば駅から徒歩10分以内の距離にあり，ホテル・オークラが併設されているので，第1回アジア生体材料会議を開催するのに格好な場所であった．

また，バイオマテリアルの応用分野として極めて重要な位置を占めている組織工学と再生医療については，相互に基礎と応用の関係にあるが，最近世界的にこの二つを統合する動きが具体化し，Tissue Engineering & Regenerative Medicine International Society (TERMIS) という組織が誕生した．現在，北米 (TERMIS-NA)，ヨーロッパ (TERMIS-EU)，アジア太平洋 (TERMIS-AP) で三つの組織が活動している．このように，バイオマテリアル学会や組織工学会を取りまく環境は，世界的に統合化に向かって急展開しており，これまでの深く掘り下げたばらばらな知識を整理統合することにより，設定目標に対しより有効な，証拠に基づいた方策を出しうる知識構造を構築する場として学会を捉えることに主眼を置きつつあるといえる．

大学の教科書をめざした本書の編集者である角田方衛氏は，元金属材料技術研究所生体融和材料研究チームリーダーであり，東工大教授の田中順三氏は前物質・材料研究機構 生体材料センター長であり，私はあしかけ27年もの間つくばと緊密な関係を持ち続けている．一方，執筆者の多くが物質・材料研究機構 生体材料センターに勤務しているか，または深い関係を持っている方であり，本書の背景として，つくばの材料科学・技術が色濃く反映しているといっ

ても言い過ぎではない．本書は第1章「バイオマテリアルの概念」に始まり，第2章「金属系バイオマテリアル」，第3章「セラミック系バイオマテリアル」，第4章「生体用高分子材料」とオーソドックスなバイオマテリアル学の展開を図る．

バイオマテリアルを取りまく生命現象のミクロ・ナノからマクロの，すなわち，分子レベルから細胞，組織，器官，器官系，個体レベルに至る階層構造モデルにおいて，方法論としてのゲノム（遺伝子解析），プロテオーム（たんぱく解析），フィジオーム（細胞より上位現象の解析）の各視点がバイオマテリアル研究に必要不可欠である（図1）．これについては，第5章「材料工学者のための遺伝子工学と細胞工学」と題して，遺伝子工学，細胞工学の解説に頁をさいている．バイオマテリアルの必然的な相互発展として再生医療とナノバイオテクノロジーがあるが，第6章「再生医療の足場材料とナノテクノロジー」で抜かりなくその現状と展望を説明している．すなわち，これまで述べてきたようなバイオマテリアルの発展過程に沿った章立てになっている．

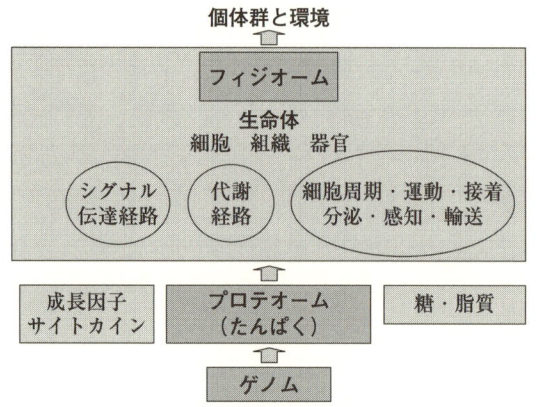

図1　生命現象解明の方法論的階層構造．

バイオマテリアルの安全性と機能性については，今後ますます厳しい要求を突きつけられるであろうが，材料と細胞および生体物質のおりなす微小環境のナノレベルでの精密な制御なくしてその実現は達成できないと言い切ることが

できる.

　本書が第 1 回アジア生体材料会議の開催と時を同じにして出版されることは極めて象徴的である.これからバイオマテリアルを学ぼうとする学生や新しい情報を手に入れようとする実務者にとって有力な情報源になることを確信している.

物質・材料研究機構　生体材料センター　名誉フェロー

立石　哲也

バイオマテリアルの学習者へ

　股関節・血管・歯のような部位が不具合になり，治療不可能になったとき，その代わりに使われる人工材料を通常バイオマテリアルという．現在，金属材料／セラミック材料／高分子材料がバイオマテリアルとして主に使われている．バイオマテリアルは恒常性が維持されている体内で長期間使用されることが多く，使用中に腐食や破壊することも稀ではない．

　これらの人工材料は物理的・化学的に人体とは大きく異なるので，人体内では異物であり，人体に異物反応を起こさせる．材料特性として一番優先されるのは，人体にアレルギー反応や血栓反応のような毒性を示さないことである．

　バイオマテリアルの研究は学際研究の極めつけである．材料学以外に，物理学／化学／医学／歯学／電子工学／機械工学／材料表面工学／材料力学／破壊力学に関する知識もある程度必要である．

　この教科書は大学2～3年の理工系の学生を対象としてつくられた．事前に調査したところ，高分子材料を多少習っている学生は金属やセラミックについては全く教わっていないし，逆に金属材料を習っている学生は高分子やセラミックについてほとんど学習していない．理工系の学生の多くは，遺伝子工学や細胞工学を必須として学んでいない．そこで原稿執筆に際して，下記の事項を前提にすることを心がけた．

- ・読者は，バイオマテリアルのことをほとんど知らない．
- ・読者は，物理や化学の基礎はあるが，金属材料・セラミック材料・高分子材料のことをほとんど知らない．
- ・バイオマテリアルとしての材料の本質を基礎的に把握できるように，論理的ではあるができるだけ平易な短い文章で記述し，数式はできるだけ使わない．式を使う場合は，その物理的化学的意味を明確にする．
- ・難しい専門語の使用はできるだけ避けるが，やむを得ず使用するときは文

中あるいは脚注で説明する．
・この教科書を読んだ学生が，将来バイオマテリアルの研究に関心を持つような本にする．
・理工系の社会人でも興味を持てるような本にする．

1990年代初頭から，細胞を増殖させて失った生体組織や臓器をつくる研究（再生医療研究）が盛んになっている．自分の細胞を使うので拒絶反応はない．次世代のバイオマテリアルとして期待されている．人工材料と細胞由来材料は本質的に別物であるが，すでに皮膚や角膜に実用化されているので，この教科書の最後で取り上げた．

将来，バイオマテリアルの研究・開発に進む読者のために，本教科書と関係の深い学会誌をあげておく．もちろん，これ以外にも関係する学会誌は多数存在する．

・Biomaterials
・Journal of Biomedical Materials Research
・Journal of Materials Science: Materials in Medicine
・Acta Biomaterials
・Materials Science and Engineering C

角田　方衛

目　次

材料学シリーズ刊行にあたって
「バイオマテリアル」によせて

序文にかえて―生々流転のバイオマテリアル―………………………………… iii
バイオマテリアルの学習者へ……………………………………………………… xi

第1章　バイオマテリアルの概念 …………………………………… 1〜28

1.1　バイオマテリアルの定義　*2*
1.2　バイオマテリアルの種類と分類　*3*
1.3　材料の性質　*5*
1.4　人体内環境　*9*
1.5　バイオマテリアルに求められる特性　*15*
1.6　バイオマテリアルと生体組織との界面　*17*
1.7　新しいバイオマテリアル　*20*
1.8　各章の概要　*22*
参考書　*25*
Appendix　*26*
　破壊靭性／バイオセンサ／DDS(ドラッグ・デリバリー・システム)

第2章　金属系バイオマテリアル ………………………………… 29〜84

2.1　金属の特徴　*29*
2.2　バイオマテリアルとしての金属の歴史　*33*
2.3　金属系バイオマテリアルの用途と種類　*33*
2.4　生体用金属材料　*39*
2.5　金属材料の内部構造―組織と強度　*44*

2.6 金属系バイオマテリアルの腐食と耐食機構　*52*
2.7 金属系バイオマテリアルの耐久性　*57*
2.8 金属材料の安全性　*63*
2.9 生体適合性に優れているチタン系材料　*66*
2.10 新しい生体用金属材料　*68*
参考書　*72*
Appendix　*73*
　応力と変形／金属の結晶構造／形状記憶と超弾性／平衡状態図／双晶変形／腐食の電気化学の基礎／細胞毒性

第3章　セラミック系バイオマテリアル　……………………*85〜130*

3.1 セラミックとは何か　*85*
3.2 セラミックの特徴　*90*
3.3 バイオマテリアルとしてのセラミックの歴史　*90*
3.4 骨や関節を修復するためのセラミック　*92*
3.5 歯科用セラミック　*113*
3.6 セラミックの金属材料基板へのコーティング　*117*
3.7 癌治療用セラミック　*119*
3.8 将来への展開　*121*
参考書　*126*
引用文献　*126*
Appendix　*128*
　シリカガラスと実用ガラス／水酸アパタイトのコーティング法

第4章　生体用高分子材料　……………………*131〜172*

4.1 高分子材料の定義　*131*
4.2 高分子材料の分類　*131*
4.3 高分子材料の呼称法　*134*
4.4 日常生活に密着している高分子材料　*136*

4.5　初期の生体用高分子材料　*138*
　4.6　高分子材料の基礎　*143*
　4.7　生体用高分子材料の応用例　*153*
　4.8　生体用高分子材料の生体安全性　*160*
　4.9　高分子材料の生体適合性　*161*
　4.10　将来への展開　*171*
　参考書　*172*
　引用文献　*172*

第5章　材料工学者のための遺伝子工学と細胞工学 ……………*173〜197*

　5.1　知っておきたい遺伝子工学の基礎　*174*
　5.2　知っておきたい細胞工学の基礎　*182*
　5.3　遺伝子工学と細胞工学を用いた材料研究　*192*
　引用文献　*197*

第6章　再生医療の足場材料とナノテクノロジー ……………*199〜234*

　6.1　再生医療とは何か　*199*
　6.2　体組織とバイオマテリアルの違い　*204*
　6.3　足場材料に求められる特性　*215*
　6.4　ナノテクノロジーの足場材料製法への応用　*217*
　6.5　再生医療の現状と将来　*227*
　引用文献　*231*
　Appendix　*233*
　　iPS細胞

あとがき…………………………………………………………………*235*
索　引……………………………………………………………………*237*

第1章
バイオマテリアルの概念

　人の歴史には，体の不具合つまり病気との戦いの側面がある．
　太古からそれなりの質の高い生活を送るために，人は健常であることを願い，それを追い続けてきた．病気や歯の治療のために，材料が器具として使われた歴史は古い．
　エジプトのカイロ郊外で，4500年前の歯科医の墓地が2007年に見つかっている．古代エジプト王とその家族の歯を治療したそうだ．歯の治療は手だけではできないから，何か器具を使っていたに違いない．今から，3500年以上前，古代エジプトやバビロニアで，メス・かん子・のこぎりのような外科器具が使われていた．16世紀には，口蓋破裂の修復に金の板が使われている．
　治療のために材料が人体内に埋め込まれて使われるようになったのは，18世紀になってからである．鉄系の線材が，体内に埋め込まれて，骨折部の固定に使われている．同じ頃，セラミックも歯冠用に使われ始めている．高分子材料が生体用に使われ始めた歴史は，比較的新しい．1930年代，アメリカで開発されたアクリル樹脂製コンタクトレンズが最初である．
　20世紀後半に入って，バイオの研究と材料の研究が急速に発展するのに歩調を合わせて，普通の材料がバイオマテリアル（日本語訳は生体材料）として使用される量が徐々にではあるが増え始めた．それまで無関係であった生体と材料という二つの言葉を組み合わせることにより新しい概念が創り出された．それがバイオマテリアルである．
　1970年代後半になると，アメリカの多くの大学でバイオマテリアルの研究や開発を行うために，バイオエンジニアリング学部やバイオメディカル・エンジニアリング学科が創設されるようになり，バイオマテリアルの研究は一気に

上昇気流に乗った．一方，日本でバイオマテリアルの研究体制が本格的に整えられたのは，科学技術創造立国が国策になった1990年代になってからである．それはアメリカに比べて10年以上遅れている．

バイオマテリアルの研究は，工学・物理学・化学・医学・歯学・分子生物学のような分野が関与する学際領域に属する．

1.1 バイオマテリアルの定義

本教科書では，バイオマテリアルを「人の細胞に接触して用いられる治療用および検査用材料」と定義する．細胞と細胞が分泌する生成物（細胞外マトリックスという）の集合体が組織(tissue)なので，この定義のなかの細胞を組織と置き換えても，定義の意味するところは変わらない．日本の医学や歯学の領域では，tissue を組織といっている．しかし，理工系の材料分野では，structure を組織という．混乱を防ぐために，本書では tissue は生体組織と呼ぶ．

21世紀初頭の現在，バイオマテリアルとして，金属材料・セラミック材料・高分子材料が主として使われている．

馬の骨や豚の皮膚のような生物由来の材料は，通常バイオマテリアルには含まれない．これらは生体由来材料と呼び，バイオマテリアルとは区別する．細胞や酵素のような生体分子をバイオマテリアルという場合もあるが，これらはマテリアル（材料）ではなく，サブスタンス（物質）である．とはいっても，バイオマテリアルの研究現場では物質と材料は厳密に定義されて使い分けられているわけではない，それが現状である．ここでは細胞や酵素などを生体物質と呼び，バイオマテリアルとは区別する．

老化・病気・事故で，人は体に不具合を生じることがある．心臓・関節・歯・血管のような生体部位に不具合が生じそして治療が不可能になったとき，それらの機能を回復させるために必要となる人工部位用材料という意味に，バイオマテリアルを定義する場合がある．これだと，バイオマテリアルは生体の機能を代替するための材料ということになる．しかし，このように狭く定義す

ると，検査のために体内に送り込むマイクロマシンやバイオセンサ，血液保存のための血液バッグなどは，バイオマテリアルの範疇に入らなくなる．本教科書ではこれらもバイオマテリアルの範疇に入れる．

完全置換型人工心臓は，人工臓器である．これは，血液と接触するポンプと弁と連結管以外に，エネルギー源部・駆動部・計測部・制御部のような機器を組み合わせてつくった心臓機能代行システムである．人工心臓用バイオマテリアルといった場合，細胞と接触する心臓弁のような部分に用いられている材料に限られる．人工心臓用材料のすべてを，バイオマテリアルとはいわない．

1.2 バイオマテリアルの種類と分類

現在使用されているバイオマテリアルは，基本的に下記のように分類される．

(1) 金属材料
(2) セラミック材料
(3) 高分子材料

上記の材料以外に，複合材料がある．複合材料とは，特性の異なった材料を組み合わせることにより，それぞれの優れたほうの特性を導き出して短所を補完しあった材料である．例えば，高分子材料をガラス繊維やカーボン繊維のようなセラミック材料で強化した複合材料は，潜水艦や戦闘機のような特に強度が求められる構造物に使われている．今のところ，複合材料はバイオマテリアルとしてほとんど使われていない．

バイオマテリアルあるいは生体デバイス(機器)の分類の仕方には，他にもいくつかの方法がある．

使用場所によって分類することができる．それを表1-1に示す．カテーテルとは，気管・食道・血管のような内臓へ挿入して，内容物の排除・薬剤注入・手術・診断を行うために使用される柔軟性がある有孔管である．体内に埋め込んで使用される代表的デバイスである人工股関節を，図1-1に示す．日本では，年間9万件の置換手術が行われている．人工血管のような血液接触型のバ

表 1-1 バイオマテリアルの使用場所による分類.

完全に体内に埋め込んで使用するタイプ	血液非接触型（例：人工股関節）
	血液接触型（例：人工血管）
体外で使用するタイプ（例：血液バッグ）	
体内・体外の両方で使用するタイプ（例：カテーテル）	

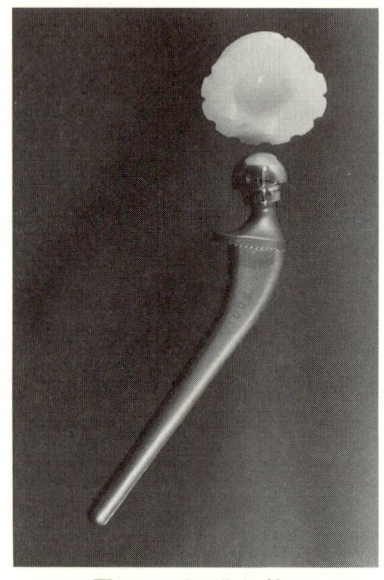

図 1-1 人工股関節.
ソケット（上部の帽子のようなもの）とステム（下部のステッキのようなもの）．ステムの先端の球状部は，骨頭という．歩行の際，ソケットと骨頭が摺動し，この部分に体重の数倍の荷重がかかる．

イオマテリアルには，血栓をつくりにくい材料表面の性質が求められる．

体内埋め込み型バイオマテリアルは，
(a) 分解吸収型（体内で分解して生体組織に吸収される材料）
(b) 非分解吸収型

に分けられる．骨折部を固定する金属製のボーン・プレートは，術後数ヶ月して完治したら，通常再手術して取り出される．もしボーン・プレートとして使用可能（体重に相当する荷重に耐える材料という意味）な分解吸収材料があれば，抜去のための再手術は必要なくなる．同時に，手術の際のリスクである，麻酔用薬剤によるアレルギー／感染症／合併症，のようなリスクは半減する．

使用期間によって，
（ⅰ）半永久使用（例：人工関節，人工歯根，人工血管）
（ⅱ）短期間使用（例：ボーン・プレート）
（ⅲ）使い捨て使用（例：注射針）

という分類もできる．半永久使用とは，体内埋入後その人の余寿命に相当する期間にわたり使用することである．現在のところ，半永久使用に耐えるバイオ

マテリアルはほとんどない．半永久に体内に埋め込まれる材料の場合，アレルギーのような生体への毒性は許されない．もしある材料でつくられた人工歯根が原因でアレルギーを生じたら，他の材料でつくられた人工歯根に取り替えるしかない．しかし，使い捨てバイオマテリアルの場合，アレルギーのような毒性は問題にならない．このようにバイオマテリアルがどの部位に使われるか，どのような使われかたをするかによって，その材料に求められる特性は異なる．耐用年数は，材料の問題だけでなく，医師の技術にも関わる．

1.3 材料の性質

　材料の性質は，その種類によって異なる．人工臓器や生体用デバイスのような人工部位をつくるために材料を選択するとき，複数の候補材料からベストのものを選ぶ必要がある．それを材料選択という．材料選択の際，各材料について，人体への毒性・引張強さ・靭性（ねばさ）・機械加工のしやすさ・耐久性（経年劣化のしにくさ）・電気や熱の伝導度・磁性・生体組織とのなじみやすさ・分解吸収性のような性質は，あらかじめ定量的に分かっていなければならない．もちろん，価格も重要な判断材料である．各性質が候補材料間で定量的に比較できないと，選択のしようがない．

　求められる性質は，対象部位によって異なる．例えば，体重の数倍の荷重がかかる人工股関節用材料には高い強度が求められるが，血液バッグ用材料には高い強度は必要ない．分解吸収は人工股関節では起こっては困るが，ボーン・プレートでは必要な時期に起こってくれたほうがよい．

　バイオマテリアルに求められる最も重要な性質は，当然のことながら，人体への毒性ができるだけ低いことである．毒性にはいろいろな種類がある．それぞれの毒性に関して，評価法は動物レベルではほぼ確立している．しかし，動物への毒性に関してさえ，バイオマテリアルを横並びに同じ評価法で評価したデータは存在しない．仮にそのようなデータが存在していたとしても，ラットや家ウサギのような動物を用いた毒性試験のデータを，ヒトに直接使用することはできない．それは，動物とヒトは種が違うからである．動物に毒性が強く

てもヒトにはほとんどないものもある．その逆の場合もある．例えば，ニッケルをラットに埋め込むと，発癌する．しかし，ヒトでは発癌はない．このように，材料の生体への毒性の程度は，種に大きく依存する．使用可能なヒトに関する毒性試験データはほとんど存在しない．それは，人体を使った毒性試験は基本的にはできないからである．

　そこで，材料全般に必要な基本的性質である強さを例にとって，材料間の強さの比較を行い，材料の特性を比較するとはどういうことであるかを説明する．

　材料の強さを表す代表的値に，引張強さがある．荷重支持のような力学的機能を求められない眼内レンズ用材料でも，それなりの強さは必要である．

　通常，引張強さのような材料の性質は，次のように引張試験により求めることができる．

　棒状，あるいは板状の細長い材料(試験片という)を用いて，それが破壊するまで一定方向に力を増やし続ける．多くの試験片は最初弾性変形，続いて塑性変形を生じ，そして破断する．その結果，金属の場合，**図1-2**のような曲線が得られる．この曲線を応力-歪み線図という．応力は，試験片にかけた荷重を試験片の最初の断面積で割った値である．単位は，MPa(メガパスカル)である．歪みは，荷重をかけたために伸びた試験片の長さ分を，負荷前のもとの長

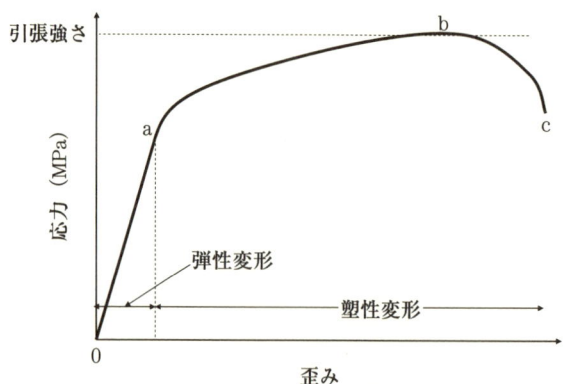

図1-2　金属材料の応力-歪み曲線の模式図．

さで割った値である．単位は，無名である．歪みに100をかけた値が伸びである．その場合，％をつける．この曲線の直線部分(線分0a)は弾性変形に相当し，曲線部分(線分abc)は塑性変形に相当する．c点で試験片は破断する．

弾性変形とは，力を加えると変形するが，力を除くと元の長さに戻る変形のことである．塑性変形とは，力を除いても元の形状に戻らない変形のことである．曲線の下側の面積は，材料が変形して破壊するまでに要するエネルギーに相当する．これは，ねばさ(壊れにくさ)を表している．この面積が大きいと，高いところから落としても，あるいは強い衝撃を与えても簡単には破損しない．

各種材料の応力-伸び曲線を，**図1-3** に示す．曲線の形状は，材料の種類によって著しく異なることが分かる．ステンレス鋼やチタン合金のような金属材料は，破断までに弾性変形と塑性変形をする．アルミナやジルコニアのようなセラミック材料は，弾性変形だけで，ほとんど塑性変形しない．HDP(高密度ポリエチレン)のような高分子材料は，弾性変形だけで破断し，破断応力と直線部分の勾配は金属材料やセラミック材料に比べて著しく低い．金属材料は破

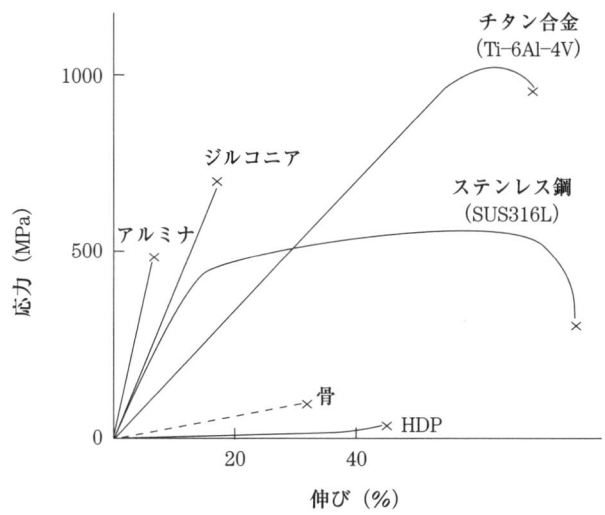

図1-3 各種材料の応力-伸び曲線．

断するまでに相対的に高いエネルギーを必要とする．このような性質を，靭性が高いという．それに対して，セラミック材料と高分子材料は，相対的に低いエネルギーで破壊する，靭性の低い材料である．

　応力-伸び曲線において，応力の最大値を引張強さという．材料を構造材料として使用するとき，引張強さが高いことは必要条件であるが，引張強さが高いという理由だけで実際に使われることはない．引張強さが高いと同時に，破壊に必要なエネルギーが高くなければならない．加工や接合も容易でなければならない．

　飛行機の胴体や車のボディーのような構造物は，金属材料でつくられる．もし，飛行機の胴体がセラミック材料や高分子材料でつくられていたら，誰もその飛行機には乗る気にならないであろう．3種類の材料のうち，飛行機の胴体用材料としてなぜ金属材料がよいのかは，図1-2 からだいたい分かるのである．金属材料をバイオマテリアルとして使用するときも同様に，引張強さが高いという理由だけで使われることはない（Appendix 1-1 参照）．

　人体組織の力学性質は，骨や歯のような硬組織と皮膚や血管や筋のような軟組織では大きく異なる．軟組織の引張試験の場合，ほぼ弾性変形だけで破断するが，人工材料とは異なって下に凸の曲線になる．それをJ曲線という．曲線の形がJの形に似ているからである．人工材料でJ曲線を示すものは，今のところない．骨の場合，逆に多少上に凸の曲線になる．

　引張強さは，チタン合金の場合 1000 MPa，アルミナの場合 500 MPa である（図1-3 参照）．骨（大腿骨緻密骨）の引張強さは，120 MPa である．この値は生体用金属材料やセラミック材料に比べて数分の一以下である．ヒトの軟組織の引張強さのデータは存在しない．家ウサギの軟組織の引張試験結果によれば，引張強さは膝蓋腱（しつがいけん）の場合 40 MPa，それから取り出したコラーゲン線維の場合 10 MPa である．

　図1-3 には，バイオマテリアルとしてよく使用されるチタン合金とステンレス鋼の応力-伸び曲線が示されている．両曲線から，同じ金属材料でも，弾性変形挙動および塑性変形挙動が著しく異なることが理解できる．同様にセラミック材料や高分子材料もそれぞれ種類が違えば変形挙動は異なる．また生体

組織とのなじみや透明性のような他の性質も，それぞれの種類が違えば異なった特性を示す．

　天然骨の代替材料には金属材料やセラミック材料が使われる，しかし，高分子材料が使われることはない／細くなった血管を拡張するためのステントには金属材料が使われる，しかし，セラミック材料や高分子材料が使われることはない／コンタクトレンズ用材料には高分子材料が使われる，しかし，金属材料やセラミック材料が使われることはない．

　第2章では金属材料／第3章ではセラミック材料／第4章では高分子材料，について詳述する．

1.4　人体内環境
1.4.1　人体構成元素

　人体を構成している元素は，多い順に，酸素(65%)，炭素(18%)，水素(10%)，窒素(3.0%)，カルシウム(1.5%)，りん(1.0%)である．成人男子の場合，体重の60%が，血液・リンパ液・組織液(細胞間液)のような体液である．

　ヒトの体液中には，0.7% NaCl水溶液に相当する濃度の塩が含まれている．加水分解酵素・酸化酵素のような有機化合物や活性酸素が生体によって自家生産される．酵素は，生体内で起こる生化学反応の触媒となる物質である．

　人体は，天然のセラミック材料・天然の高分子材料・天然の低分子材料を含有している．金属は，材料として人体内には含まれていない．しかし，11種類の金属元素はヒトの生命にとって欠くことのできない必須元素であることが分かっており，それらの微量が体内に存在する．その11種類とは，Ca, K, Mg, Fe, Mn, Cu, Mo, Ni, Zn, Co, Seである．例えば，Mnが欠乏すると，成長遅延・骨異常・生殖機能異常のような障害の原因になる．

1.4.2　恒常性維持

　生物がその内部環境(体細胞が浸っている組織液)を正常に安定させて，個体として生存を維持しようとする性質を恒常性(ホメオスタシス)という．ヒトの

表 1-2 生体内環境.

	値	組織あるいは活動
pH	1.0-1.5	胃液
	4.5-6.0	尿
	6.8	細胞内
	7.0	細胞間
	7.15-7.35	血液
	5.6-7.6	唾液
	2-11	口腔内
pO_2 [mmHg]	2-40	細胞間
	40	静脈血
	100	動脈血
	160	口腔内および大気
pO_2 [mmHg]	40	動脈血
温度 [°C]	35-37	正常体内
	20-42.5	病気体内
	28	正常皮膚
	0-45	手足皮膚
	0-70	口腔内
負荷応力 [MPa]	0-4	海綿骨
	0-40	緻密骨
	0.2-1	動脈壁
	0-0.02	心筋
	1-10	関節内靱帯
	40	骨格筋（最大）
	400	腱（最大）
	20	臼歯（最大）
繰り返し数（年間）	3×10^5	ぜん動
	3×10^6	嚥下
	4×10^7	心筋収縮
	$10^5 - 10^6$	指関節運動
	2×10^6	歩行

pO_2：平衡酸素圧

ような高等動物の体内の諸過程が外部環境の変化とは無関係に営まれるのは，この組織液の物理化学的値がほぼ一定に保たれているからである．生体の恒常性維持機構は，ストレス・病気・老化により損なわれることがある．

人体は，局所的にあるいは個体全体として，浸透圧・pH・酸素分圧・温度のような物理化学値および生体組織の組成を常に一定に保とうとする．物理化学値を，**表 1-2** に示す．これらの値は，各器官・生体組織・部位により異なる．病気による多少の異常事態は，この恒常性維持機構により回復できる．

脈拍の平常値が 1 分間に 60 回の人がいるとする．激しい運動直後その脈拍が 130 回になっても，通常しばらく休憩していると平常値の 60 に戻る．これも恒常性維持のためである．

同表には，各部位の負荷応力と年間繰り返し数も併記されている．これらの値は体内に埋め込むバイオマテリアルの選択や人工臓器設計の際に必要である．

表 1-2 から，pH・温度・酸素分圧・負荷応力・負荷応力繰り返し数のような値が生体の部位により異なることが分かる．

1.4.3 異物反応

人体内に埋め込まれたバイオマテリアルや人工臓器は，人体にとっては異物である．人体は生き物である．そのために，異物に対して異物反応と総称される種々の反応をする．

(1) 免疫反応

免疫反応は異物の侵入に対する自己防衛反応である．人体が備えている免疫系によって，「自己」と「非自己」を識別する．人体が侵入した異物に対して抗原レセプターを持ち，それによって抗体がつくられると，その抗体によって抗原は除去される．レセプターは細胞に存在するたんぱく質であり，各種の生理活性物質を特異的に認識し，その作用を伝達し発現する．抗体とは，抗原が体内に侵入したとき抗原物質と結合してそれを排除し無毒化するための糖たんぱく質である．

免疫反応が過剰に反応した場合，それをアレルギー反応という．

(2) 組織反応

組織反応は，炎症反応と組織修復過程からなる．生体組織が傷つく原因には，火傷・凍傷のような物理的原因／代謝産物などによる化学的刺激／微生物やウイルスによる生物的起炎などがある．傷つくと，生体組織は反応する．血管透過因子が放出され，発熱・発赤・疼痛・機能後退などを起こし，壊死（えし）に至ることもある．これらの過程は，細胞組織の損傷／起炎物質の放出／血管透過性亢進／細胞の浸潤・増殖／それに続く組織修復，などからなる．

大きさが数ミクロン以下の異物は，マクロファージのような食細胞に貪食された後，分解処理される．マクロファージは，多量の酵素と異物を貪食する生体防衛機能を有している．その大きさは，直径 15-20 μm である．

異物の侵入により炎症反応が進み，食細胞の攻撃でも異物が分解されないと分かるとカプセル化に向かう．異物の大きさが数ミクロンより大きいときには，このような現象が起こる．人体内に長期間埋め込まれたバイオマテリアルに対する人体の最も一般的な組織反応は，カプセル化である．カプセル化とは，線維芽細胞が埋め込まれたバイオマテリアルの周りに集まり，増殖して肉芽組織を形成して異物を覆ってしまう現象である．人体は異物であるバイオマテリアルを隔離し，自己を保護しようとする．線維芽細胞は，動物のほとんどすべての結合組織に存在し，コラーゲンを分泌する．

(3) 血栓反応

血栓反応は，血管内で血液が凝固して血栓をつくる反応である．通常，異物である材料が血液と接触すると，直ちに血液凝固反応が生じる．血液と接触したバイオマテリアル表面上に血栓が全く生成しない性質を，抗血栓性という．血液と接触して使われる人工血管やセンサのような材料には，抗血栓性は不可欠の性質である．

人工臓器の材料表面で生じた血栓はその機能を低下させるだけでなく，剝がれ落ちた血栓が末梢血管で塞栓を起こすと，脳障害のような重篤な問題を引き起こす．小口径人工血管は，血栓により血管が閉塞して血流が確保できないので，実用化されていない．心臓に人工弁を埋め込んでいる人は，血栓生成を防

止するヘパリンのような薬を毎日服用しなければならない．

(4) 癌化反応

正常な細胞が癌になる主な原因として，化学発癌・ウイルス発癌・放射線発癌がある．遺伝や老化も癌になる要因である．日常どのような食物を摂取するかのような生活習慣に，癌発症リスクやその種類は依存する．

バイオマテリアルが埋め込まれて局部が癌化する現象を，「異物性発癌」という．異物性発癌は二つに分けられる．一つは，人体内でのバイオマテリアルの溶出物や分解物に起因する化学発癌である．例えば，人体内で溶出したニッケルイオンに対して発癌性物質の嫌疑がかけられている．もう一つは，アスベストやウイスカーのような特定の形状(微細な針状)の物質による発癌の可能性である．両物質とも，長さ数 μm，直径約 $1\,\mu$m である．先端は鋭い．これらが肺のような臓器に突き刺さることによる力学的刺激が発癌の原因である，と考えられている．異物性発癌である化学発癌は，ラットのようなげっ歯類では認められている．しかし，バイオマテリアルの埋め込みに起因するヒトでの発癌に関しては，学術論文ではこれまでに報告されていない．

(5) 石灰化反応

人体内で生じる石灰化は，三つに分けられる．一つ目は，バイオマテリアルを体内に埋め込んだときに見られるような異物性の石灰化である．血液中に溶解しているカルシウムイオンが埋め込まれている材料表面に沈着する現象である．沈着物質は硬い．心臓の人工弁などで見られる．二つ目は骨・軟骨・歯の形成に見られる石灰化，三つ目は病的石灰化である．石灰化成分はいずれの場合もりん酸カルシウム結晶型の一つである水酸アパタイトであり，化学成分は $Ca_{10}(PO_4)_6(OH)_2$ である．

(6) 骨 吸 収

骨吸収とは，骨組織の再生を促進するために破骨細胞が古くなった骨を吸収する現象である．破骨細胞は骨組織を分解する細胞である．生体内の骨組織で

は，骨吸収(古くなった骨の分解)と新しい骨形成により，常に組織の入れ換えが行われている．これを骨再生という．

無重力下で宇宙飛行士の骨が瘦せてしまうことや健常な若者でも骨折などが原因で負荷をかけないと骨が退化することからも明らかなように，骨形成には力学的刺激が必要である．金属材料を人工股関節やボーン・プレート(骨折固定具)として使用した際，体重は骨にかからず，金属材料で支えることになる．それは，金属材料の弾性率(100-200 GPa)が生体骨の弾性率(10-18 GPa)より桁違いに高いからである．その結果，骨形成は進まず骨吸収が生じ，骨は退化する．天然骨への異常な負荷は，逆に骨を異常に成長させることがある．

人工血管の場合も，力学的ストレスにより吻合(ふんごう)部の血管壁が肥大化したり，薄くなったりする．

1.4.3の各現象はそれぞれ独立した現象ではなく，お互いに相互作用しながら進行する．

異物反応と時間との関係を，**図 1-4** に示す．血栓反応は，時間単位で起こ

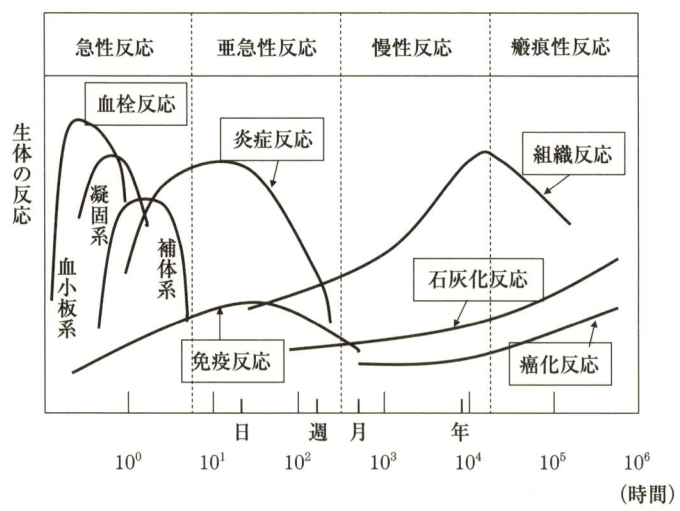

図 1-4 異物反応の経時変化概念図．
補体：血清中に存在し，免疫複合体に非特異的に反応する易熱性の因子で，抗原が赤血球や細菌であれば，その溶血や溶菌を引き起こす物質．

る．一方，生体組織の石灰化や癌化は，症状が出てくるまでに年単位の期間を要する．

1.5 バイオマテリアルに求められる特性

　バイオマテリアルに必要な特性を，生体適合性ともいう．バイオマテリアルは，頭の天辺から足の爪先まで，種々の部位に使われている．バイオマテリアルに求められる特性は，対象部位によって異なる．生体適合性の統一された定義は存在しない．例えば，抗血栓性は，人工血管のように直接血液にふれる材料には，極めて重要な特性である．しかし，血液にふれない人工股関節用バイオマテリアルに対しては，抗血栓性は求められない．

　以下に，バイオマテリアルに求められる基本的特性について述べる．先に述べたようにバイオマテリアルが生体に無毒であるということは，他の特性に優先する最重要特性である．そのために，生体安全性を生体適合性には含めず，別扱いにすることが多い．

1.5.1 非毒性であること

　非毒性とは，人体にとって異物であるバイオマテリアルが人体に対して毒性を示さないこと，つまり害を及ぼさないことである．バイオマテリアルには，炎症性・組織刺激性・細胞毒性・発癌性・抗原性・催奇形性・アレルギー・変異原性のような毒性があることが分かっている．バイオマテリアルは，これらの毒性を発現しないことが必要である．

　バイオマテリアルの毒性は，種類・状態・量に依存する．材料自体は無毒でも，体内で溶出したイオンが猛毒を示すことがある．物理化学的状態が同じでも，アスベストのように特定の形状のものが強い毒性を示すことがある．毒性の強い物質でも極微量であれば毒性はない．しかし，健康維持に必要な物質でも多量の摂取は有毒である．

　細胞毒性とは，化学物質が原因で細胞が死ぬこと／細胞増殖が阻害されること，である．発癌性とは，癌化した細胞が異常増殖することである．抗原性と

は，抗原抗体反応のような免疫応答を誘起する性質である．催奇形性とは，哺乳動物の個体発生の器官形成期に形態異常を生じさせる作用を持つ化学物質の性質のことである．変異原性とは，自然突然変異が起こる確率より有意に高い確率で突然変異を起こさせる性質のことである．放射線・多くの化学物質・ある種のウイルスに，変異原性が認められている．

1.5.2　必要とする機能を備えていること

生体機能を代替するためには，バイオマテリアルの機能は生体が本来有している機能に近ければ近いほどよい．例えば，人の関節は屈伸や回転のような自由度を持っている．それらの可動範囲は関節の種類によって異なる．人工股関節には指関節の可動範囲ではなく，天然の股関節の可動範囲にできるだけ近いものが求められる．

血液浄化のための人工腎臓であるならば，血液中に存在する代謝産物や毒性物質を，透析・ろ過・吸着により除去する機能が必要である．

1.5.3　滅菌ができること

注射をするとき，感染を防ぐために注射針や皮膚表面を消毒する．同様な理由から，バイオマテリアルも生体組織に接触させる直前に滅菌が必要である．滅菌とは，すべての微生物が存在しない状態にすることである．滅菌には，乾熱・高温高圧蒸気・エチレンオキサイドガス・化学薬品・紫外線・ガンマ線が使われる．バイオマテリアルはこれらの滅菌法によって劣化してはならない．

1.5.4　期待される耐用年数の間使用可能であること

人工関節・人工歯根・人工血管のような機能代替のためのバイオマテリアルの場合，通常，埋入時から死亡するまでの年数(余寿命)が必要な耐用年数である．人体は，時間の経過とともに，バイオマテリアルに対して図1-4に示したような種々の異物反応を生じる．また，人工股関節のようにいつも激しい繰り返し荷重下で使われると，バイオマテリアル自体が摩耗や金属疲労(2.7参照)のような経年劣化を生じることがある．そのために，現在余寿命に相当する

耐用年数を保証できるバイオマテリアルは存在しない．余寿命相当の耐用年数が期待できないとき，埋め込み時期をなるべく先送りして必要な耐用年数を少なくするようにしている．人工股関節の場合，その傾向が強い．

　分解・吸収材料の場合は，耐用年数が制御できることが重要である．ボーン・プレートのように半年ぐらいで分解・吸収してほしいとき，体内埋め込み後すぐ吸収する材料は使用できない．一方，1年以上たっても吸収しない材料を使った場合，再手術してそれを取り出さなければならない．

1.5.5　バイオマテリアルと生体組織の界面のなじみがよいこと

　バイオマテリアルに求められる最適界面は，使用目的によって異なる．例えば，人工骨や人工歯根の場合周辺の生体組織と強固に接着する界面が求められる．骨折固定具であるボーン・プレートの場合，治癒後再手術して取り出すので，強固に接着する界面は好ましくない．人工透析膜や人工血管の場合，血液凝固を誘発しない界面，つまり血液凝固を誘発するたんぱく質や血小板が吸着し活性化しない界面が求められる．

　上記以外に，生体組織に近い特性がバイオマテリアルに求められることがある．例えば，1.4.3(6)で述べたようにボーン・プレート用バイオマテリアルの弾性率が天然骨の弾性率に比べて大きすぎると，天然骨の退化が生じる．

1.6　バイオマテリアルと生体組織との界面

　生体組織は，細胞と細胞が分泌する細胞外マトリックスの集合体である．生体組織と材料の接着の問題は，細胞の材料表面への接着の問題である．細胞はバイオマテリアルと直接接着しない．細胞が材料表面に接着する際，細胞外マトリックスが重要な役割をはたしている．

　細胞の材料表面への接着は，次の(a)，(b)，(c)の過程を経る．
　(a) 材料表面に細胞外マトリックスが吸着する．そこへ，
　(b) 細胞膜(外界と細胞の内部とを隔てる生体膜)に存在するたんぱく質であるインテグリンが結合して接着斑を形成する．

(c)接着斑会合たんぱく質を介して細胞骨格に連結する．

これは現在の有力な仮説である．材料表面への細胞接着の概念図を**図 1-5** に示す．

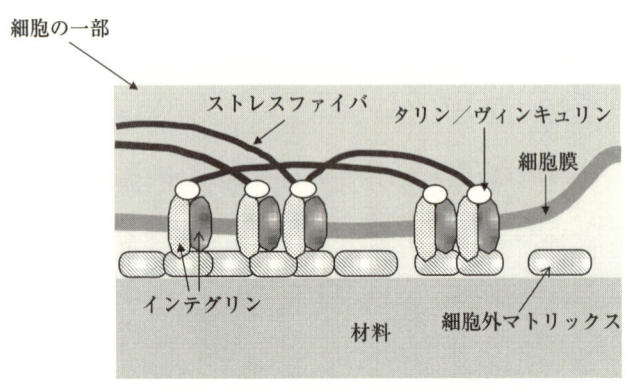

図 1-5 材料表面への細胞接着の概念図．

ストレスファイバ：アクチンを主体とした繊維の束．
タリン：フレキシブルな棒状の細胞骨格たんぱく質．
ヴィンキュリン：細胞接着斑や細胞間の接着帯に局在し，直接または間接的にアクチンに結合するたんぱく質．

体内に存在する材料やデバイスと接着している細胞あるいは生体組織との界面に実際にかかる力のほとんどは，剪断力である．剪断力とは，束になっているトランプをすべらせる力，あるいは鋏でものを切断するのに必要な力である（図 2-8 参照）．

細胞剪断接着力を測定したときの模式図を，**図 1-6** に示す．接着力は，カンティレバーの撓みとバネ定数から計算できる．材料表面に接着している細胞を強制的に剥離させたとき，剥離する箇所は，細胞外マトリックスや細胞膜ではなく，細胞のもっと内側である．材料表面に接着している細胞を剥離するのに要する力は，材料表面の物理化学的性質や細胞の種類などに依存する．マウス線維芽細胞 1 個を材料表面から剥離するのに必要な剪断接着力のおよその値を，**表 1-3** に示す．フィブロネクチンやコラーゲンは，細胞が分泌する物質で

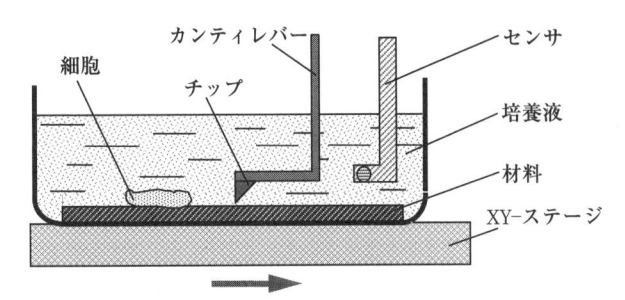

図 1-6　細胞剪断接着力測定模式図.

表 1-3　マウス線維芽細胞の剪断接着力.

細胞接着表面	細胞剪断接着力(nN)
ガラス	300
チタン蒸着膜	330
アルミニウム蒸着膜	140
フィブロネクチン	500
コラーゲン	980

ある．材料表面から有害物質が溶出すると，細胞がダメージを受けて，接着力はゼロに近づく．表 1-3 の値は，接着している細胞 1 個を垂直に剝離する力が約 1 nN であるのに比べると，2～3 桁高い．接着斑の面積や細胞骨格形成量が大きいほど，接着力は大きい．このように，21 世紀になって，細胞と材料の接着機構が徐々に解明されてきている．その結果，材料表面を修飾することにより，材料と生体組織との接着力を制御できる可能性が出てきている．

上記の細胞接着の話から分かるように，生体適合性の優れた材料を開発するためには，工学系の材料研究者といえども細胞やたんぱく質のような生体分子に関する基礎を理解することは必要条件である．

第 5 章は，「材料工学者のための遺伝子工学と細胞工学」についての章である．

1.7 新しいバイオマテリアル

　金属・セラミック・高分子の各材料，およびそれらでつくられた人工臓器は，天然の生体組織や臓器とは本質的に別物であることを，読者は理解できたであろう．人工のものは自前のものに比べて機能の面で劣るだけでなく，また生体に対するアレルギーや炎症のような毒性が問題になることが少なくない．この機能と毒性の問題には，埋め込まれた材料と生体組織の界面がどのような状況にあるかも関係してくる．界面の問題は，耐久性にも大きく関わっている．

　荷重支持のような力学的機能あるいは物質分離のような単純な物理化学的機能に関しては，人工材料はある程度天然部位に代替できる．ある程度といったのは，最も単純な体内埋め込み用ボーン・プレートの場合(図2-17参照)でも，埋め込み後時間の経過とともに不都合が生じることがあるからである．一般には，バイオマテリアルは埋め込み直後がベストである．そして時間の経過とともに具合が悪いところが増えていき，再埋め込み手術を余儀なくされることも稀ではない．

　例えば，生体内ではチタンのような耐食性に非常に優れた金属でも，マクロファージが分泌する活性酸素(H_2O_2, O_2, ・OH)が原因で腐食し，腐食量は時間の経過とともに増える．また，溶出したイオンがアレルギーを起こすことがある．高分子材料は経年劣化するので，生体内で長期使用はできない．

　細胞は人体の最小構成単位である．細胞1個の大きさは十 μm のオーダーである．それが60兆個集まったのがヒトである．細胞は，お互いに連結している．細胞が分泌する細胞外マトリックスという生体物質は，生体の成長や構造保持にかかせない．細胞間は，細胞外マトリックスで満たされている．この生体物質は，細胞接着活性を持ち，細胞の接着・移動・増殖・分化に重要な役割を担っている．生体物質は，コラーゲンやフィブロネクチンのようなたんぱく質である．多数個の細胞と細胞外マトリックスから構成された，一定の形態と特定の機能を営む集合体を生体組織という．

　1個の細胞にはさまざまな生理機能が備わっている．例えば，肝細胞の生理

機能は，遺伝情報の保持と発現・情報の感受・エネルギー産生・代謝・呼吸・消化(加水分解)・解毒・細胞内外の物質輸送など，多岐にわたる．これらは現在分かっている機能の一部であり，解明されていない機能が多数存在すると考えられている．このような細胞1個が人工的につくれるような時代が将来くるとは想像すらできない．ということは，現在の最先端の科学技術では，天然の生体部位に近い機能を有する人工生体部位をつくることは不可能なのである．

　昔，人は鳥のような翼を有する有人飛行体をつくることを夢見た．しかし，実用化したのは，羽ばたけない固定翼の飛行機だった．現在のバイオマテリアルや人工臓器は，多分飛行機のようなものである．生体機能を失った天然部位の替わりに，必要最小限の機能だけを備えたバイオマテリアルや人工臓器で間に合わせている．だからバイオマテリアルや人工臓器はすべての面で劣っているといっても過言ではない．繰り返しになるが，人工材料の強度が天然部位に比べて優れているという理由だけで，代替材料として使えない．

　そこで，1990年初頭，「病気・事故・老化で，欠損したあるいは機能を失った生体組織や臓器を，細胞を使って再びつくる」という考えが浮上してきた．

　それまで，不具合になった生体組織や臓器が通常の医療で治らないとき，その部分のバイオマテリアルや人工臓器による代替あるいは臓器移植が行われていた．異物であるバイオマテリアルや人工臓器の問題点は，1.4.3に述べたとおりである．また，臓器移植の場合，ドナー不足・拒絶反応・倫理的抵触のような問題がある．

　もし，細胞を使って本人自身の生体組織や臓器が再生できるならば，これらの問題点は解決される．2007年現在，正常細胞の培養により，皮膚や角膜を再生することに成功しており，治療が行われている．しかし，他の臓器に関しては，成功例は少ない．細胞を使って人工的に臓器をどのようにしてつくるか，その理論がまだ存在していない．試行錯誤を繰り返しているのが，現実である．

　組織再生に必要な基本部材は，細胞・細胞成長因子・細胞外マトリックスの3種類である，と考えられている．しかし，常にこれらのすべてを必要とするわけではない．例えば，細胞シートを用いる組織再生の場合(6.4参照)，細胞

外マトリックスは不要である．

組織再生に細胞外マトリックスを用いる場合，しばしば人工材料で代替される．それを足場材料という．足場材料はバイオマテリアルである．足場材料と組織再生については，第6章で述べる．

組織再生をあえてバイオマテリアルという教科書に含めたのは，これらが今後大きく発展する可能性があるからである．バイオマテリアル関連分野研究の進む方向を理解してほしい．本書では取り上げないが，「バイオセンサ」(Appendix 1-2参照)，「DDS(ドラッグ・デリバリー・システム)」(Appendix 1-3参照)，「薬剤を徐放するバイオマテリアル」も今後開発研究が進展するバイオマテリアル関連分野である．

1.8 各章の概要

第1章 バイオマテリアルの概念

バイオマテリアルの定義・種類・分類の仕方，および生体内環境について述べる．主なバイオマテリアルである金属・セラミック・高分子の各材料に付きまとう免疫反応・組織反応・血栓反応・癌化反応・石灰化反応・骨吸収のような異物反応について簡単に解説する．非毒性・可滅菌性・強度・耐久性・機能性のようなバイオマテリアルに求められている性質，および材料と生体組織の界面の問題について述べた後，現在のバイオマテリアルの限界にふれる．最後に，新しいバイオマテリアルの研究分野である細胞を用いた組織再生工学について簡単にふれる．

第2章 金属系バイオマテリアル

金属材料は，他の材料に比べて，高強度・高靭性である．そのために，医療用器具機器・治療用に体内に埋め込まれる部材(インプラント)・歯科修復材として，頻繁に使用されている．強度と靭性を発現する機構を，基礎的観点から材料組織学的に説明する．金属は体の内外で腐食により金属イオンを溶出し，アレルギー・炎症のような毒性を示す．また，インプラントは，摩耗や疲労に

よって損傷する．生体用金属材料の腐食・摩耗・疲労について解説する．金属系バイオマテリアルの将来を展望する．

第3章　セラミック系バイオマテリアル

　セラミックとは，非金属の無機固体物質を意味し，一般には，やきもの(酸化物)を指す．ヒトの骨や歯は，細胞外マトリックスが豊富で，しかもその大半は無機質で構成されている．そのために，生体用セラミック材料は，骨や歯の修復を中心に発展しており，臨床現場では不可欠の存在になっている．セラミックの性質を基礎的に解説し，セラミックがバイオマテリアルとして使用されている理由を応用例を示しながら述べる．さらに，セラミックのバイオマテリアルとしての将来を展望する．

第4章　生体用高分子材料

　高分子材料は，金属やセラミック材料に比べて，新しい材料である．高分子とは，大きな分子量を持つ直鎖状の分子のことである．コンタクトレンズや人工腎臓などに使われたのが最初である．高分子の合成法を簡単に述べた後，高分子の特性である多分散性や分子量分布について分子レベルで解説する．バイオマテリアルへの応用例として，人工心臓膜用・人工肺人工腎臓膜用・ドラッグデリバリー用の各高分子材料を取り上げ，その問題点と解決法を述べる．高分子材料の生体安全性・生体適合性，将来への展望に言及する．

第5章　材料工学者のための遺伝子工学と細胞工学

　より優れたバイオマテリアルやその表面を開発するために，材料工学者にも遺伝子工学と細胞工学に関する基礎知識の修得が求められる時代になっている．このような観点から，記述は材料と細胞の相互作用を理解するために必要な遺伝子と細胞の基礎知識に的を絞る．前者に関しては遺伝子発現のしくみを理解するためにヒト遺伝子の機能・構造および転写・翻訳・修飾について，後者に関しては細胞の培養・増殖・分化・接着および再生医療が関係する幹細胞について，分かりやすく解説する．

第6章　再生医療の足場材料とナノテクノロジー

　次世代医療として最も注目されている再生医療とナノテクノロジーの関わりを肝臓・骨・軟骨を例にとって説明する．これらの生体組織では，細胞の種類／細胞の密度／血管組織の有無／細胞の外にある基質の量，がそれぞれ異なっている．そのために，再生医療に適用される手法や細胞を支えるための材料に求められる性質は，これらの間で異なっている．そこで，ナノテクノロジーを用いたそれぞれの生体組織・細胞に適した材料を紹介し，再生医療の将来を展望する．

第1章 参考書

(1) 平田寛：図説科学・技術の歴史 上巻，朝倉書店（1993）
(2) 筏義人 編：バイオマテリアル入門，学会出版センター（1993）
(3) 角田方衛，筏義人，立石哲也 編著：金属系バイオマテリアルの基礎と応用，アイピーシー（2000），著者は計39名
(4) 筏義人：再生医学―失った体はとりもどせるか，羊土社（1998）
(5) 岡野光夫 他：バイオマテリアルと未来社会(座談会)，バイオマテリアル，**24**，1, 11-24（2006）
(6) Sumita, M., Hanawa, T., Ohnishi, I. and Yoneyama, T.："Failure Processes in Biometalic Materials", Comprehensive Structural Integrity- Vol.9 Bio-engineering edited by Y-W Mai and S-H Teoh, ELSEVIER PERGAMON, England, 131-168（2003）
(7) 立石哲也，田中順三，角田方衛 編著：生体医工学の軌跡―生体材料研究先駆者像―，米田出版（2007），著者は計7名
(8) 林紘三郎：バイオメカニックス，コロナ社（2000）
(9) 多田富雄：免疫の意味論，青土社（1993）
(10) 山本玲子：生体用金属材料の体内における損傷と生体反応，材料科学，**35**，265-270（1998）
(11) 丸山典夫，多田国之：ドラッグ・デリバリー・システム(DDS)の研究開発動向，Science & Technology Trends, Dec feature article 02（2002）
(12) 軽部征夫，民谷栄一 編著：バイオエレクトロニクス，先端科学技術シリーズC2，朝倉書店（1994）
(13) 高山光男：タンパク質入門―その化学構造とライフサイエンスへの招待，内田老鶴圃（2006）
(14) 山本玲子：材料―細胞間接着力評価法の開発と接着界面の観察，バイオマテリアル，**23**，37-42（2005）
(15) 香川靖雄 他編：生体工学用語辞典，日本規格協会（1995）
(16) 林紘三郎：生体材料学，オーム社（1993）
(17) 榎学：マテリアルの力学的信頼性，内田老鶴圃（2006）
(18) 立石哲也，田中順三 編著：図解再生医療工学，工業調査会（2004）
(19) 今堀和友，山川民夫 監修：生化学辞典 第3版，東京化学同人（1998）

Appendix

Appendix 1-1　破壊靭性

　自動車の車軸や人工股関節のステムのような構造物の部位は，使用中応力がかかっており，全体として弾性変形している．しかし，弾性応力の大きさは均一ではない．鋭い傷や鋳込みの際の気泡のようなき裂があらかじめ存在（先在き裂）すると，その周辺の応力は高くなる．応力集中という（**図 1A-1** 参照）．そこでは局所的に塑性変形を生じ，やがてき裂が進展し，最終的に急速に破壊することがある．そのようなき裂先端近くの弾性応力分布を示す式から，応力(σ)とき裂長さ(a)の因子だけを取り出し，それを K とすると，K は次式で示される．

$$K = \alpha\sigma(\pi a)^{1/2} \quad (1\text{A-}1)$$

K は応力拡大係数と呼ばれる．ここで，α は定数である．K はき裂先端の応力の大きさを示すパラメータである．き裂が進展してある K 値に達すると，加える応力（外力）を大きくしなくても，き裂は急速に進展を続けて，破壊に至る．その K の臨界値を破壊靭性(K_c)という．き裂を開口するような応力がかかっているときの破壊靭性を，K_{1c} という．チタン合金とセラミック(Al_2O_3)の K_{1c} は，それぞれ 50-70 MPam$^{1/2}$ および 4-5 MPam$^{1/2}$ である．
破壊の条件は次式で表される．

$$K \geq K_{1c} \quad (1\text{A-}2)$$

この式から，許容欠陥寸法を計算することができる．その値は，チタン合金の場合約 6 mm，セラミックの場合約 0.2 mm である．この値を比較することにより，セラミック材料は表面に存在するごく小さい傷が引き金となって簡単に破壊することが分かる．

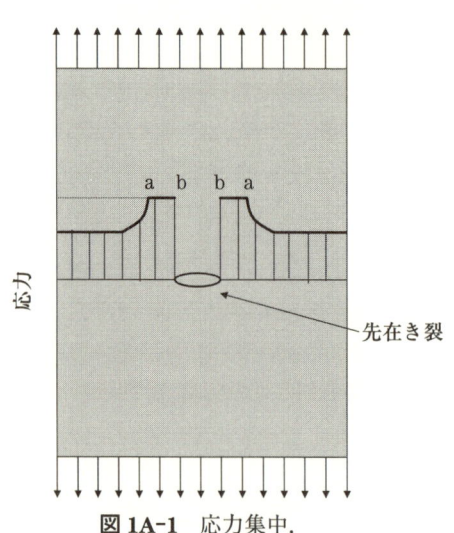

図 1A-1　応力集中．
a-b：応力が高い領域：き裂は先在き裂の先端から進展を開始する．

上記のような材料の破壊の問題を扱う分野を，破壊力学(fracture mechanics)という．

Appendix 1-2　バイオセンサ

バイオテクノロジーとエレクトロニクスは，最近まで，お互いに関係のない独立した分野であった．しかし，20世紀後半から，エレクトロニクス技術の急速な進歩と歩を合わせるように，生体分子の機能発現の仕組の解明が急速に進み，酵素や抗体のような生体物質の機能はある程度解明されてきている．そこで，酵素や抗体のような自然界に存在する優れた機能とエレクトロニクスを結びつけたバイオエレクトロニクスという新しい概念がつくり出された．

バイオエレクトロニクスの中には，バイオセンサ・バイオチップ・ニューロコンピュータ・バイオエネルギー変換システムなどが含まれている．これらの各分野はそれぞれ独立して発展してきた．1960年代にすでに，酵素を用いたバイオセンサが開発されている．

バイオセンサとは，酵素のような優れた分子機能を持つ生体物質と物理学的デバイスを組み合わせて，最終的には電気信号に変換して，特定の化学物質を選択的に計測する装置である．

バイオセンサは医療・発酵・環境などの分野に活用されている．酵素センサは臨床検査への応用が始まっている．血液中の各種化学物質の測定を目指している．将来体内埋め込み型バイオセンサの開発が期待されている．

Appendix 1-3　DDS（ドラッグ・デリバリー・システム）

これまで薬物は，筋肉・静脈への注射や定期的な服用によって全身へ投与されている．注射による投与は疼痛や生体組織障害を引き起こすことがあり，経口投与は，性別・年齢・病状のような個体差に応じた投与が困難である．また，投与された薬物は患部のみでなく正常細胞(生体組織)にも分布し，肝臓の代謝などにより減少する．このために，投与量のごく一部しか患部に達して作用せず，正常細胞に分散した薬物は，副作用の原因となる．したがって，薬物の1回の服用や注射だけでは長時間有効な血中濃度を維持できず，必要量よりはるかに多くの量を繰り返し投与しなければならない．

近年，薬物の過剰投与および副作用を抑制して，より安全にそしてより効果的に薬物投与を行う手段として，「必要最小限の薬物を，必要な場所に必要な時に供給するドラッグ・デリバリー・システム(DDS)」の研究が活発に行われている．DDSに

は，薬物を体内でゆっくり溶かすことを目的とする方法と，血流に乗せて目的とする患部まで薬物を送る方法がある．これらの方法の実用化には，薬物の改良だけではなく，薬物を担持する高分子材料あるいはセラミック材料のようなマトリックス材料開発が必要となる．また，薬物を血流にのせて患部の毛細血管まで運ぶ場合，毛細血管の直径は約 5 μm であること，薬物の吸収性は薬の粒子径が小さいほど高いことを考えると，薬物とマトリックス材料を含めた大きさを数 nm から最大でも 200 nm（1 nm は 10 億分の 1 m）にする必要がある．

第2章

金属系バイオマテリアル

2.1 金属の特徴

　金属材料は私たちの生活に密着した材料であり，金属材料なしには現代社会は成り立たない．

　金属材料は，医療分野では，医療用器械・器具，インプラント（治療用に体内に埋め込む部材やデバイス），あるいは歯科修復用材料として，頻繁に使用されている．医療用以外では，ビルディングの鉄筋や鉄骨あるいは橋梁のような建造物用材料として／船舶，自動車，車輌，航空機のような動く構造物用材料として／工作機械，金型，圧力容器のような機器用材料として／ナイフ・フォーク・鍋・やかん・流しのような生活用品用材料として／さらに電線や家電の配線のような線材として，広く使用されている．

　金属材料は，高分子材料やセラミック材料に比べて，下記のような優れた性質を有している．これらの特性のために，金属材料は構造材料や機能材料として信頼されて多量に使われている．

　(1) 強度が大きい
　(2) 延性[*1]が大きい．成形しやすい
　(3) 靭性が大きい[*2]
　(4) 機械加工が容易である

[*1] 塑性変形のしやすさを示す性質で，軟らかい材料ほど大きい．一般に引張試験の伸びまたは絞りの大小で比較される．塑性変形とは，荷重を除いても元の形状に戻らない永久変形のこと．これに対し元の形状に戻る変形を弾性変形という（Appendix 2-1 参照）．

(5) 電気の良導体である
(6) 熱の良導体である
(7) 金属光沢を示す

しかし,金属にはバイオマテリアルとして使用する際の欠点がある.それは,

(8) 腐食[*3]する

である.

金属は,図 2-1 に示すように金属結合[*4]によってできている.上記の金属材料の特徴は,金属結合によってできた物質の属性である.例えば,金属が延

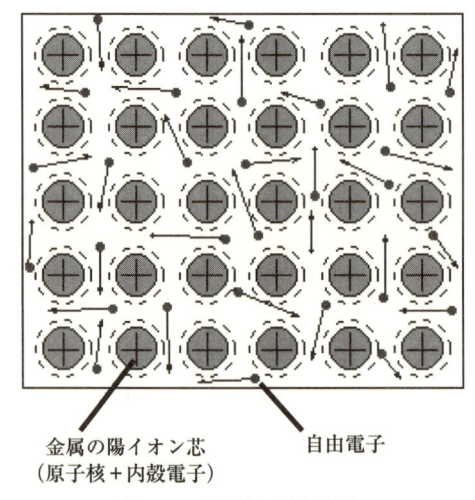

金属の陽イオン芯
(原子核＋内殻電子)　　自由電子

図 2-1　金属結合模式図.

[*2] 粘り強くて破壊しにくい衝撃に耐える性質をいい,材料が破断するのに要する仕事量が大きく,弾性変形の限界を超えても(塑性変形が起こっても)容易に破断しない性質を意味する.通常,靭性はシャルピー衝撃試験値で表す.

[*3] 金属が化学的あるいは電気化学的反応により劣化損傷する現象をいう.金属イオンを溶出するとともに表面に何らかの反応皮膜(腐食生成物)を形成する反応である.

[*4] 原子が最外殻の電子を放出することによりイオン芯として安定化し,放出された電子は結晶全体にわたって各イオン芯の間を自由に運動することにより運動エネルギーを下げる.イオン化と自由電子に基づく結合が金属結合である.

性を示すのは，原子の相対的位置がずれても自由電子によって再び結合するためである．

金属は単体よりも合金にして使用することが多い．合金とは，少なくとも1種類以上の金属元素を含む2種類以上の元素から構成されており，金属的な性質を示すものをいう．つまり，構成元素がすべて金属である必要はない．例えば，鋼は，鉄(Fe)と炭素(C)の合金である．純金属を合金にすることで，通常，溶融点の低下／強度の増大／耐食性の向上，のような効果が現れる．

合金は，Ti-6Al-4V のように表記する．これは，チタン(Ti)にアルミニウム(Al)6 質量％(mass％)とバナジウム(V)4 質量％(mass％)を添加した合金である．合金の記号は，化学組成の大きい順になっている．この合金は，バイオマテリアルとして使用されている．Co-Cr 合金のように，成分元素のみを示すこともある．この場合も化学組成の多い順に記す．

金属結合は共有結合やイオン結合のように結合力にはっきりした方向性を持たない．実用上重要な金属は比較的簡単な原子配列，すなわち結晶構造を持つ固体であり，**図 2-2** に示すように体心立方格子(bcc)，面心立方格子(fcc)，稠密(最密)六方格子(hcp)のいずれかの結晶構造をとるものが多い．結晶方位や結晶面は，Appendix 2-2 に示すように，ミラー指数を用いて表される．格子は結晶構造の最小単位である．室温では，Fe, クロム(Cr)，モリブデン(Mo)，

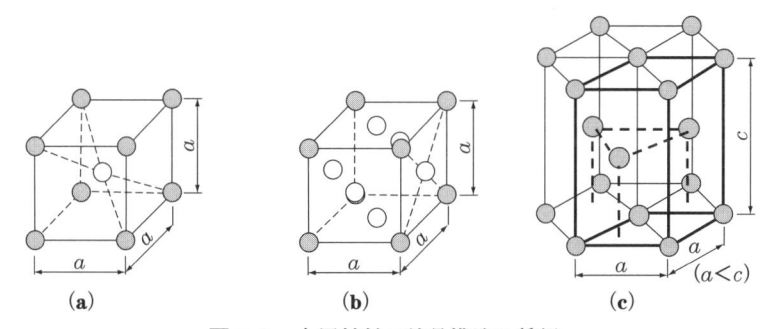

図 2-2 金属材料の結晶構造の種類．
a と c は格子定数と呼ばれる値で格子の大きさを表す値．(a)体心立方格子(bcc), (b)面心立方格子(fcc), (c)稠密六方格子(hcp).

タングステン(W),ニオブ(Nb),タンタル(Ta)のような純金属が bcc 構造を／金(Au),銀(Ag),白金(Pt),銅(Cu),ニッケル(Ni),Al のような純金属が fcc 構造を／Ti,コバルト(Co),マグネシウム(Mg),亜鉛(Zn),カドミウム(Cd)のような純金属が hcp 構造を,とる.通常の金属材料は,多数の単結晶が集まった多結晶である.

合金は,構成する元素の配列の仕方により**図 2-3** のように固溶体と金属間化合物に分類される.

固溶体とは,溶媒原子の結晶格子の中に,溶質原子が溶け込むことによってできる均一層のことである.多量に含まれるほうの金属を溶媒金属,少量含まれるほうの金属を溶質金属という.固溶体をつくる溶質原子の混合の仕方には 3 種類ある(図 2-3 参照).侵入型固溶体は,溶質原子が溶媒原子に比べて極めて小さいために,溶質原子が溶媒原子の隙間に入り込む場合である.Fe-C 合金がその例である.しかし大部分の固溶体は置換型であり,溶媒原子の位置に溶質原子が置き換わった配置となっている.置換型固溶体のなかには,溶質原子が規則的に配列する場合がある.このような固溶体を規則格子あるいは超格子という.バイオマテリアルとして使われる Au-Cu 合金では,成分比によっ

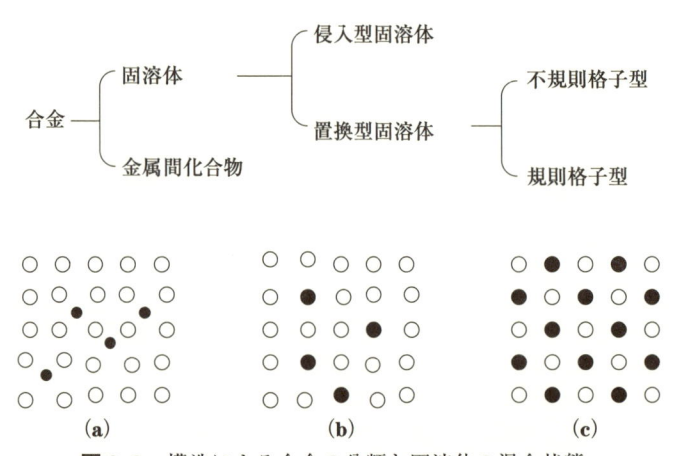

図 2-3 構造による合金の分類と固溶体の混合状態.
(a)侵入型固溶体,(b)置換型固溶体不規則格子,(c)置換型固溶体規則格子.

てはこの規則格子が生成する．

　金属間化合物は，金属同士が簡単な整数比で結合している合金である．各金属原子は，結晶格子の中で規則的に配列している．金属間化合物は硬くて脆く，高温で不安定なものが多い．しかし，金属間化合物は，形状記憶効果や超弾性(Appendix 2-3)のような他の金属材料には見られない性質を示す．形状記憶効果とは，塑性変形した材料をある温度以上にすると，力を加えることなく元の形状に自発的に戻る現象である．

2.2　バイオマテリアルとしての金属の歴史

　生体用金属材料の歴史の概略を**表 2-1** に示す．初期のバイオマテリアルとしての金属は，強度が大きく成形しやすいという性質を生かして，固定による人体構造の維持のために使用された．金属材料は，歯科用材料として古い順に，Au，Ag，錫(Sn)，アマルガム[*5]，Co-Cr 合金，Au 合金，Ti が利用されてきた．整形外科用材料としては，Ni メッキ鋼板[*6]，V 鋼を経て，比較的安全性の高いステンレス鋼(2.4.1 参照)が主流となった．その後 Ti 合金の利用が増加し，現在では Ti-6Al-4V 合金があらゆるタイプのインプラント用材料として使用されている(2.4.3 参照)．

2.3　金属系バイオマテリアルの用途と種類

　生体内埋め込み部材(インプラント)の 70% 以上が金属製である．**表 2-2** に，医療用に使われている金属材料を，使用される診療科別にまとめて示す．金属材料がセラミック材料や高分子材料と比較して優れている点は，強度・延性・靭性のような力学特性である．そのために，金属材料は，人工股関節(**図 2-4**(a))や骨折固定器具(図 2-4(b))のように大きい荷重のかかるところで使用さ

[*5]　水銀(Hg)と他の金属元素で構成された合金のこと．
[*6]　C を 0.02-2.0 質量%含む Fe 基合金を鋼という．Fe の製錬では還元剤としてコークスを使用するために，C が必ず混入する．

表 2-1 生体用金属材料の歴史.

年代	材料	用途	場所
BC700 年頃	Au 帯板	歯のブリッジ 部分床義歯	エルトリア
BC500 年頃	Au ワイヤー	歯の締結修復材	エジプト フェニキア
BC400 年頃	Au 帯板	歯のクラウン,ブリッジ	ローマ
BC400 年頃	Au ワイヤー	骨折固定材	ギリシア
695 年	アマルガム	歯の修復材	中国（唐）
1480 年頃	Au 箔	歯の充填修復材	イタリア
1500 年以降	Au, Ag ワイヤー	人工歯の接合材	ヨーロッパ各地
1562 年	Au 板	口蓋破裂修復材	ヨーロッパ各地
1600 年以降	Au, Fe, 青銅ワイヤー	裂傷縫合材	ヨーロッパ各地
1700 年以降	Fe, Ag, 青銅ワイヤー	骨折固定材	ヨーロッパ各地
1700 年以降	Sn	歯の充填修復材	フランス
1800 年以降	Ag アマルガム	歯の充填修復材	フランス
1886 年	Ni メッキ鋼板	骨折固定プレート,スクリュー	英国
1896 年	Ag-Sn アマルガム	歯の充填修復材	米国
1910 年	Ag	血液遮断クリップ	
1920 年	V 鋼	骨折固定プレート,スクリュー	米国
1926 年	Au 合金	歯の鋳造修復材	米国
1926 年頃	302 ステンレス鋼	骨折固定材	米国
1929 年	Co-Cr 合金	部分床義歯	米国
1930 年代後半	316 ステンレス鋼 Co-Cr 合金	骨折固定材	米国
1956 年	316L ステンレス鋼	人工股関節	米国
1956 年	Co-Cr 合金	人工股関節	米国
1960 年	Co-Cr 合金	人工股関節の骨頭	米国
1966 年	ステンレス鋼	動脈瘤クリップ	
1960 年代	Ti	人工関節	スウェーデン
1970 年代	Ti-6Al-4V 合金	人工関節,骨折固定	
1982 年	Ti	歯科鋳造材	日本
1986 年	ステンレス鋼	ステント*	米国
1995 年	Ti	動脈瘤クリップ	

* ステント：2.3 参照

2.3 金属系バイオマテリアルの用途と種類

表 2-2 医療用器械・器具に使用されている主な金属材料.

主な診療科	医療器具	金属材料
整形外科	脊柱固定器具	SUS316L 鋼*, Ti, Ti-6Al-4V 合金
	骨折固定材（ボーン・プレート，スクリュー，ワイヤー，髄内釘，ミニプレートなど）	SUS316L 鋼, Ti, Ti-6Al-4V 合金
	人工関節・骨頭	Co-Cr 合金, COP 合金**, Ti-6Al-4V 合金
	脊椎スペーサー	SUS316L 鋼, Ti-6Al-4V 合金
循環器外科・内科	埋め込み型人工心臓（ハウジング）	Ti
	心臓ペースメーカー（ケース） （リード線） （電極） （ターミナル）	Ti, Ti-6Al-4V 合金 Ni-Co 合金 Ti, Pt-Ir 合金 Ti, SUS316L 鋼, Pt
	人工弁（フレーム）	Ti-6Al-4V 合金
	血管内ステント	SUS316L 鋼, Ni-Ti 合金, Ta
	ガイドワイヤー	SUS316L 鋼, Ni-Ti 合金, Co-Cr 合金
	血管塞栓用ワイヤー	Pt
	クリップ	Ti-6Al-4V 合金, SUS630 鋼, Co-Cr 合金
耳鼻科	人工内耳（電極）	Pt
	人工中耳（耳小骨振動子）	SUS316L 鋼
歯科	インレー，クラウン，ブリッジ，クラスプ，義歯床	Au-Cu-Ag 合金, Au-Cu-Ag-Pt-Pd 合金, Ag-Pd-Cu-Au 合金
	陶材焼付用	Au-Pt-Pd 合金
	人工歯根	Ti, Ti-6Al-4V 合金, Ni-Ti 合金
	矯正用ワイヤー	SUS316L 鋼, Co-Cr 合金, Ni-Ti 合金, Ti-6Al-4V 合金
	磁性アタッチメント	Sm-Co 合金, Nd-Fe-B 合金, Pt-Fe-Nb 合金, SUS444 鋼, SUS447J1 鋼, SUS316L 鋼
	リーマ，ファイル	SUS316L 鋼, Ni-Ti 合金など
一般外科	注射針	SUS304 鋼など
	手術器具（メスなど）	SUS420J1 鋼など
	カテーテル	Ni-Ti 合金, SUS304 鋼, SUS316L 鋼, Co-Cr 合金, Au, Pt-In 合金
	ステープル	SUS630 鋼など

* SUS316L 鋼のように SUS が付いている合金はステンレス鋼を示す
** COP 合金: Fe-20Cr-20Ni-20Co-4Mo-0.2P（mass%）

(a) ソケット／骨頭／大腿骨／骨セメントによる固定／寛骨（骨盤）／ステム

(b) スクリュー／骨折部／ボーン・プレート

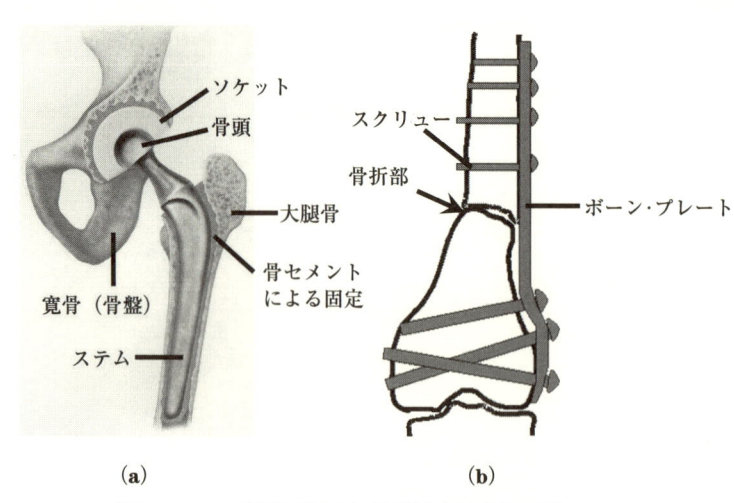

図 2-4　人工股関節(a)と骨折固定材(b)の例．

れる．また，塑性変形開始から破壊までの変形量(伸び)が大きい性質のために，金属は補綴箇所の形状に合わせて手術室で塑性変形させなくてはならない顎顔面補綴用部材やミニプレート用材料にも使用される．

現在主流となっている人工股関節(図 2-4(a)参照)は，ステムはステンレス鋼，Co-Cr 合金あるいは Ti 合金製，骨頭は Co-Cr-Mo 合金製，ソケットは超高分子量ポリエチレン(UHMWPE：ultra high molecular weight polyethylene)製である．

骨折固定にボーン・プレートとスクリュー(図 2-4(b)参照)あるいは髄内釘が使われることがある．金属製器具による骨折固定では，金属とその周辺生体組織の弾性係数が異なるため，加わる荷重の大部分を金属が受け止めてしまう．その結果，骨への力学的刺激が不足(ストレスシールディング：荷重遮断という)するので，骨吸収が懸念される(1.4.3(6)参照)．

強度と弾性変形量が共に大きいという性質も，金属材料をバイオマテリアルとして使用するときの重要な理由になる．ステント，塞栓コイル，ガイドワイヤーなどは，この性質を利用している．

ステントは，図 2-5(a)に示すように金属製のメッシュ状チューブである．

2.3 金属系バイオマテリアルの用途と種類

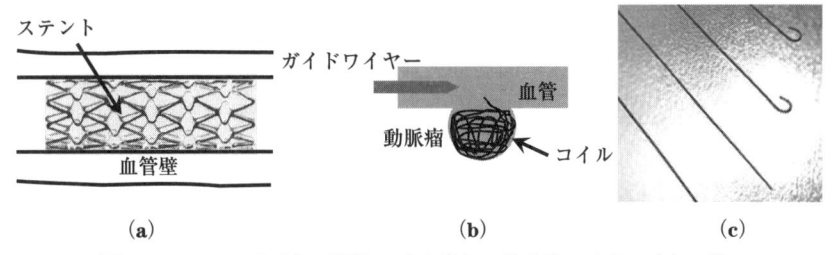

図 2-5 ステント(a), 塞栓コイル(b), ガイドワイヤー(c)の例.

ステントは，血管・胆管・食道のような狭窄部を拡張するために用いられる．折りたたまれた状態のステントを装着したカテーテルを，ガイドワイヤー(細い金属線)で患部まで運ぶ．その際，カテーテルのバルーンで狭くなっている部分を拡張する．血管の場合，ガイドワイヤーは血管の蛇行に沿って曲がる柔軟性が求められる．そのために超弾性を有するNiTi合金が用いられる．狭窄部位に留置されたステントは，そこで開いて狭窄部を拡張する．そのためには，患部で折りたたんだ状態から広がる性質および血管や食道の収縮力に抗する剛性が材料に要求される．ステント治療はX線造影しながら行われるために，X線造影性が要求される．金属材料はX線造影性が強い．

脳血管などに動脈瘤がある場合，瘤が破裂して出血する場合がある．これを阻止するために，図2-5(b)に示すような塞栓コイルが用いられる．折りたたまれている金属製コイルをカテーテルで患部に輸送し，瘤内でコイルを拡張させて瘤を填塞する．これによって，瘤内の血液は凝固するので，瘤の破裂は阻止できる．このコイルの素材には，主にPtが使われている．

歯科治療における修復やインプラントにも，多くの金属材料が使用されている(**図 2-6**)．歯科インプラントの部材のうち，歯槽骨内に埋入される部分を人工歯根という．人工歯根は，歯槽骨内に埋入され，その一部は軟組織と接触し，半生体内である口腔内にも露出する．

上記のような医療用部材では，主に力学的信頼性の点から金属材料を他の材料で代用することはできない．また，手術用の器械・器具にも金属材料が主に使われている．

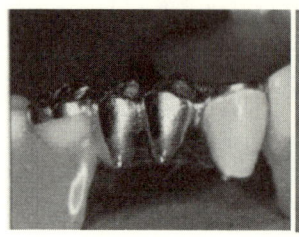

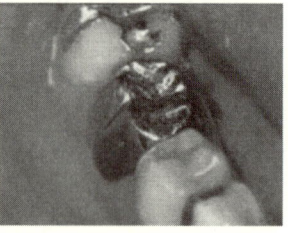

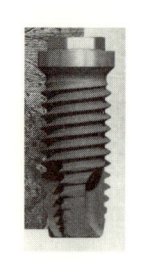

ブリッジ　　　　　　　クラウン　　　　　　歯科インプラント

図2-6　金属を使用した歯科治療の例.

バイオマテリアルでは人体に対する安全性が最優先される．生体組織と接触した金属材料は，そのままの状態で毒性を示すことはない．人体内で腐食によって溶出した金属イオンや摩耗によって生じた摩耗粉は，毒性を示す危険がある（2.6.1，2.7.2参照）．そのために，生体用金属材料には高耐食性と高耐摩耗性が必要である．高耐食性を示す金属には，貴金属とその合金，および表面酸化皮膜により耐食性が維持される非貴金属とその合金がある．前者は主に歯科用材料として，後者は主に整形外科用のインプラントとして多く使用されている．

現在，インプラント用非貴金属材料あるいは合金材料として，ステンレス鋼，Co-Cr合金，TiおよびTi合金が主に使用されている．それぞれの諸特性の比較を表2-3に示す.

表2-3　生体用金属材料の性質の比較.

材料		機械的性質		加工性			耐食性
		引張強さ	耐摩耗性	塑性	切削性		孔食
ステンレス鋼	SUS316L	○	△	◎	◎		△
Co-Cr合金	鋳造	○	○	×	×		○
	焼鈍	◎	○	○	○		●
Ti, Ti合金	cpTi*	△	△	●	●		◎
	Ti-6Al-4V	◎	△	●	△		◎

◎ > ○ > ● > △ > ×

* cpTi : commercially pure titanium の略（2.4.3参照）

2.4 生体用金属材料
2.4.1 ステンレス鋼

鋼の耐食性は，Cr 添加量の増加とともによくなる．12%以上の Cr を含有する鋼をステンレス鋼という．Fe 以外の合金元素の総量は 50 mass%を超えない．ステンレス鋼は，酸素の存在下で通常腐食しないが，体液のような塩化物水溶液中では，局部的に腐食が進行して孔食(2.6.3 参照)を生じることがある．

ステンレス鋼の耐食性・耐熱性・強度・成形性を高めるために，Ni・Mo・Cu・Ti・Nb・窒素(N)のような元素が合金元素として添加される．耐食性を向上させるために Ni と Mo を添加し，不純物の C を減少させたステンレス鋼が，SUS316L ステンレス鋼であり，バイオマテリアルとして最も多く使われる．化学組成と機械的性質を表 2-4 と表 2-5 に示す．

ステンレス鋼は，結晶構造から bcc のフェライト系(Fe-Cr 系)とマルテンサイト系(Fe-Cr 系)，fcc のオーステナイト系(Fe-Cr-Ni 系)に大別される．

SUS316L ステンレス鋼はオーステナイト系である．オーステナイト系は非磁性である．オーステナイト系ステンレス鋼は耐食性に優れるが，強度がそれほど大きくない．そのために，加工や熱処理による高強度化や N 添加による硬化処理が施される．

表 2-4 ステンレス鋼と Co-Cr 合金の組成．

材料		成分									
		C	Si	P	S	Mn	Cr	Ni	Mo	W	Co	Fe
ステンレス鋼	JIS SUS316L	< 0.03	< 0.045	< 0.03	< 1.0	< 2.00	16.0-18.0	12.0-15.0	2.0-3.0			残部
Co-Cr 合金	鋳造用 ASTM F75-92	< 0.35	< 1.0			< 1.0	27.0-30.0	< 1.0	5.0-7.0		残部	< 0.75
	加工用 ASTM F90-92	0.05-0.15	< 0.4	< 0.04	< 0.03	1.0-2.0	19.0-21.0	9.0-11.0		14.0-16.0	残部	< 3.0

表 2-5 生体用金属材料の力学的性質.

材料		引張強さ（MPa）	耐力（MPa）	伸び（%）
ステンレス鋼	JIS SUS 316L 溶体化焼鈍	> 480	> 175	> 40
Co-Cr合金	鋳造用 ASTM F75-92	655	450	8
	加工用 ASTM F90-92 焼鈍	860	310	30-45

マルテンサイト系ステンレス鋼は熱処理硬化性[*7]を有するので，メス・クリップ・留め具のような医療工具用材料として用いられる．これらの工具には熱処理が施される．

フェライト系は磁性を有するので，補綴装置の維持などの歯科分野で使用されている．

2.4.2 コバルト-クロム合金

Co-Cr合金は，もともと航空機エンジン用材料として開発された耐熱材料である．この合金は，バイオマテリアルとして用いられるとき，バイタリウムと呼ばれる．この合金は，強度や耐摩耗性のような力学的特性／鋳造性／耐食性に優れた材料である．この合金は，耐食性はステンレス鋼よりも優れ，耐摩耗性はステンレス鋼，TiおよびTi合金よりも優れている．しかし，この合金は加工が難しいので，通常鋳造合金[*8]として使われる．

[*7] この材料が有する特性で，熱処理により強度と硬さが向上する．
[*8] 鋳造とは，鋳型に溶けている金属を注入し，凝固後そのまま製品を得る方法である．鋳造合金は，圧延のような加工を施された材料に比べて，耐孔食性や耐隙間腐食性(2.6.3参照)，耐摩耗性に優れているが，延性，靭性，疲労強度に劣る．これは，鋳造合金は結晶粒径が大きく，粒界に不純物が多く存在し，内部に多数の気泡を有しているからである．

バイタリウムには，鋳造用あるいは加工用 Co-Cr-Mo 合金，加工用 Co-Cr-W-Ti 合金，Co-Ni-Cr-Mo 合金などがある．鋳造用バイタリウムは人工関節の骨頭部や義歯床として使用されている．加工したバイタリウムは，ステンレス鋼に比べて強度・延性・耐食性に優れているので，ガイドワイヤー・クリップ・歯列矯正ワイヤー・カテーテルのような板や線で構成される部材として使用されている．

代表的な Co-Cr 合金の組成と機械的性質を**表 2-4** と**表 2-5** に示す．

2.4.3　純チタンとチタン合金

軽くて強い材料である Ti および Ti 合金は，もともと航空・宇宙構造物用材料として研究開発が行われてきた．

Ti 系材料は表面に安定な Ti の酸化皮膜が形成されるので，耐食性はステンレス鋼，Co-Cr 合金よりも高い．Ti 系材料は，ステンレス鋼や Co-Cr 合金に比べて，比重とヤング率（Appendix 2-1 参照）は約 1/2 である．これは皮質骨のヤング率に近い．

Ti は常温では hcp 格子構造（α 型という）であるが，882℃以上では bcc 格子構造（β 型という）になる．Ti は酸素（O），C，N を固溶しやすいために純粋な Ti は存在しない．これらの不純物を含有した Ti を工業用純 Ti（commercially pure Ti：cpTi）と呼ぶ．以後工業用純 Ti を，単に純 Ti という．純 Ti はこれらの不純物元素の量と機械的性質によって，4 種類に分類されている（**表 2-6**）．番号の順に不純物元素の濃度が高く，引張強さと 0.2%耐力は増加するが，伸びは減少する．純 Ti は顎骨再建プレート，ワイヤーなどとして使用されている．

純 Ti は合金化することにより，常温でも α 型以外に β 型にもすることができる．Ti 合金は，合金元素の種類や量に応じて，常温で α 型合金，（$\alpha+\beta$）型合金，β 型合金にすることができる．（$\alpha+\beta$）型である Ti-6Al-4V 合金は代表的 Ti 合金であり，使用されている Ti 合金のほとんどはこの合金である．生体用材料として最も多く用いられているのも，Ti-6Al-4V 合金である．この合金は，他の Ti 合金に比べて，加工性・熱処理性・溶接性に優れた合金であり，

表 2-6 工業用純チタンの組成と機械的性質.

元素	純Ti 1種	純Ti 2種	純Ti 3種	純Ti 4種
	組成（mass%）			
Fe	< 0.15	< 0.2	< 0.25	< 0.3
O	< 0.18	< 0.25	< 0.35	< 0.45
N	< 0.03	< 0.03	< 0.05	< 0.05
H	< 0.0125	< 0.0125	< 0.0125	< 0.0125
C	< 0.1	< 0.1	< 0.1	< 0.1
Ti	balance	balance	balance	balance
	機械的性質			
引張強さ（MPa）	275-412	343-510	481-618	> 550
0.2% 耐力（MPa）	170	275	380	> 440
伸び（%）	> 27	> 23	> 18	> 15
ヤング率（GPa）	114			

耐食性・強度・生体適合性に優れている．バイオマテリアルとしては，O，C，N，H のような，侵入型不純物元素（2.1 参照）の含有量の低い ELI(extra low interstitials)品位のものがよく使用される．ELI 材は不純物が少ないので，靱性の優れた材料である．ボーン・プレート，スクリュー，人工股関節のステムなどにはこの合金が多く用いられている．

純 Ti は，融点が高い／湯流れが悪い／鋳造収縮率が大きい／鋳型材との反応性が高い．これらの理由で，純 Ti は歯科用鋳造材料への応用が難しかった．しかし，Ti の歯科鋳造技術は長足の進歩を遂げ，現在では鋳造純 Ti 製人工歯根などが実用化されている．

2.4.4 金属間化合物

整形外科用や歯科用に使われる Ni-Ti 合金は，NiTi(おおむね Ni：Ti＝1：1)で表される金属間化合物である．この合金は，形状記憶，超弾性，衝撃吸収のような特殊な力学機能を有している．そのため，ガイドワイヤー，ステント，歯科矯正用線材，歯科根管治療器具などの用材として使用されている

(Appendix 2-3). 歯科用アマルガムの硬化後の相は，Ag_2Hg_3 や Sn_8Hg のような金属間化合物である．このように金属間化合物は A_xB_y のように原子数の比で表される．

2.4.5 貴金属とその合金

生体用貴金属[*9]あるいは貴金属合金としては，ステントを造影する際のマーカーなどに使用される Au，塞栓コイルに使用される Pt，歯科用に使用される Au 合金や Ag 合金がある．

歯を修復するための器具には，次のようなものがある．

インレー：歯冠の一部を鋳造体で修復する

クラウン：歯冠全体を修復する

ブリッジ：欠損部分を両側の歯で支える

クラスプ：義歯を健全な歯に鉤で引っ掛けて維持する

これらの修復器具に使用される鋳造用合金は，国内では Au 合金，Ag-Pd 合金，純 Ti，Ti 合金に限定されている．ADA（米国歯科医師会）規格および JIS によって，Au 鋳造用合金は Au，Cu，Ag，Pt，Pd の組成範囲および機械的性質によって四つのタイプに分けられている（**表 2-7**，**表 2-8**）．タイプ 3 とタイプ 4 は熱処理によって硬化させることができる．亜鉛（Zn）は鋳造時の脱酸剤として添加されている．

Au 合金の代用合金として，日本国内では Ag 20-25%・Pd 9-15%・Cu 12-20% Au 合金が使用されている．Ag は口腔内で容易に硫化し黒変するので，これを防止するために Pd が，耐食性を向上させるために Au が合金されている．

[*9] 熱力学的に反応性の低い金属元素で，ルテニウム（Ru），ロジウム（Rh），パラジウム（Pd），Ag，オスミウム（Os），イリジウム（Ir），Pt，Au の 8 元素を指す．これに Hg を加えることもある．

表 2-7 歯科鋳造用金合金の組成範囲.

タイプ	成分（mass%）					
	Au	Ag	Cu	Pd	Pt	Zn
1	80.2-95.8	2.4-12.0	1.6-6.2	0-3.6	0-1.0	0-1.2
2	73.0-83.0	6.9-14.5	5.8-10.5	0-5.6	0-4.2	0-1.4
3	71.0-79.8	5.2-13.4	7.1-12.6	0-6.5	0-7.5	0-2.0
4	62.4-71.9	8.0-17.4	8.6-15.4	0-10.1	0.2-8.2	0-2.7

日本歯科理工学会編：歯科理工学，医歯薬出版，p.298（1982）

表 2-8 歯科鋳造用金合金の特性.

種類	熱処理の方法	ビッカース硬さ (HV)	耐力 (MPa)	伸び (%)	液相点 (℃)
タイプ1	軟化	50 以上 90 未満	80 以上	18 以上	1050 以下
タイプ2	軟化	90 以上 120 未満	180 以上	12 以上	
タイプ3	軟化	120 以上 150 未満	240 以上	12 以上	
タイプ4	軟化	150 以上	300 以上	10 以上	
	硬化	220 以上	450 以上	2 以上	

（JIS T6116，歯科鋳造用金合金）

2.5 金属材料の内部構造―組織と強度

2.5.1 金属組織と結晶構造

　金属材料は，鉱石を溶融して還元によって酸素のような不要物をできるだけ取り除き，冷却してインゴット（鋳型に鋳込まれた金属の塊：鋳塊）にした後，加工と熱処理を施すことによりつくられる．最終的には，用途に応じて，型材，棒材，板材，線材に加工（圧延ともいう）される．鋳物は溶けた金属を鋳型に流し込んで製造される．加工と熱処理が施されていない分，鋳物は一般に強度が低く脆い．

　金属材料の内部構造（組織（structure）という）は通常結晶構造である．結晶とは，原子が規則正しく配列した固体のことである．結晶1個の大きさは，0.1 μm から数 mm である．それぞれの結晶を結晶粒という．金属材料は多数の結晶粒から構成されているので，多結晶と呼ばれる．隣接する結晶粒との境界

2.5 金属材料の内部構造——組織と強度

を，結晶粒界という．1個の大きな結晶粒を単結晶という．結晶粒界の両側では，同一の結晶構造であっても結晶格子の配列方向は異なる(**図 2-7**)．

金属材料の組織のほとんどは，図 2-2 に示したように，bcc，fcc，hcp のような結晶構造の単結晶が多数集まった多結晶組織である(2.1 参照)．多結晶とは，単結晶がランダムに集塊したものである．金属材料の組織には，結晶相以外に，多数の析出物，転位，結晶粒界，非金属介在物のような欠陥が存在する．強度向上に役立つ析出物の大きさは，通常 1 μm 以下である．非金属介在物とは，製造過程で入ってくる酸化物や窒化物のような化合物である．大きいものは数 μm から数百 μm に達し，力学的性質を低下させる．非金属介在物は，金属疲労き裂や腐食孔の起点になったりする．

「金属材料の組織は，その材料の強度・延性・靭性のような力学特性をほぼ規定する」．つまり，組織と力学特性は対応している．したがって，目的とする力学特性を得るために，組織を調整しなければならない．

金属材料の組織は，基地相(析出物と欠陥を除く構成相)，析出物，欠陥より構成されている．力学特性は，これらの種類，量，大きさ，割合などによって決まる．一般に，析出物や結晶粒の大きさは小さくそして均一であるほど，力学特性はよくなる．組織のうち大きいもの(例えば，結晶粒界や非金属介在物)

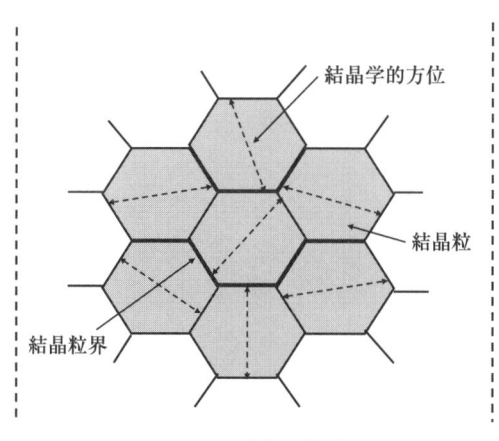

図 2-7 多結晶の模式図．

は光学顕微鏡で，組織のうち小さいもの(例えば，微細析出物や転位)は電子顕微鏡やX線回折で観察や同定ができる．

組織を調整する方法には，「合金元素の添加」「熱処理」「加工」の3方法がある．これらは，それぞれ独立したものではない．合金元素の組成(例えば，Ti-6Al-4V)が決まると，熱処理条件と加工条件は自ずと決まる．組織を調整するのは，力学特性向上のためだけではない．

(1)合金元素添加の目的は，結晶相の種類と量の調整／析出物の種類や量の調整／結晶粒の微細化／耐食性の向上／不純物の除去／目的とする熱処理を容易にすること，である．例えば，Tiの場合，結晶相の種類と量の調整のためにAl，Vなどを添加する．Feの場合，結晶相の種類の調整と耐食性向上のためにCr，Niなどを添加する．

(2)熱処理の目的は，組織の均質化／結晶粒経の調整／基地相の種類と割合の調整，である．温度・保持時間・冷却速度が組織に影響する．

(3)加工の目的は，本来形状の制御である．しかし，合金元素の添加や熱処理と組み合わせて，転位密度／析出物の大きさ／結晶粒の大きさ，などの調整を行う．

合金でどのような相が現れるかは，その成分系に関する平衡状態図(Appendix 2-4参照)から読み取れる．存在しうる相は，合金の組成(成分の割合)と温度に依存する．相の平衡とは，ある温度に十分長く保持して，その温度で最も安定と考えられる状態に達したという意味である．

2.5.2 すべりと塑性変形

金属の塑性変形と強度を理解する方法(Appendix 2-1参照)には，単結晶を用いてミクロ的に考える方法と，多結晶を用いてマクロ的に考える方法がある．金属の力学挙動を基礎的に理解するためには，単結晶について考えることが重要である．

それぞれの格子は，特定のすべり面とすべり方向を持っており，これをすべり系という．単結晶は，決まっているすべり面上を決まっている方向にすべることによって塑性変形する．その際，後述する転位(2.5.3)の動きが重要な役

割を担っている．低温になると転位は動きにくくなり，すべりによる塑性変形は困難になる．また，Ti のような hcp 格子構造はすべり系の数が少ないので，すべりによる塑性変形は起こりにくい．これらのときは，双晶(Appendix 2-5 参照)という変形機構で塑性変形する．

　すべり変形を起こさせる応力は，剪断応力である．引張変形と剪断変形を，**図 2-8** に示す．引張方向に対して，45°傾いた方向で剪断応力が最大になることおよび 90°傾いた方向で引張応力が最大になることが計算されている．束になっているトランプをすべらせて崩すような変形が，剪断変形である．はさみでものを切るのには，剪断応力が利用されている．

　結晶がすべりを起こすと，すべり面と試験片表面の交わるところに段差を生じる(**図 2-9**)．これはすべり線と呼ばれている．

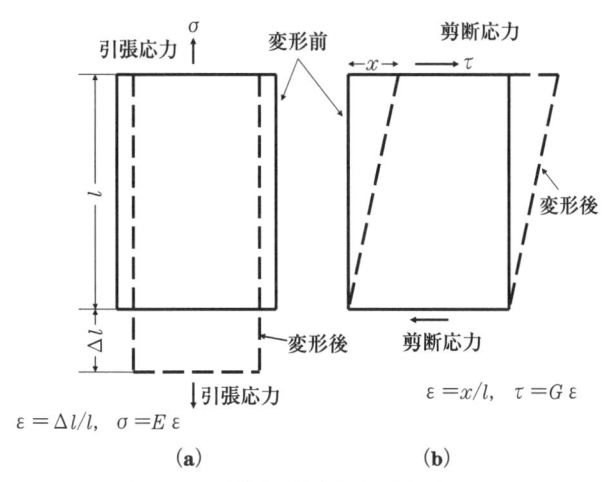

図 2-8　引張変形(a)と剪断変形(b)．
σ：引張応力，l：試料長さ，Δl：変形量，E：縦弾性率，τ：剪断応力，x：変位量，G：剛性率．

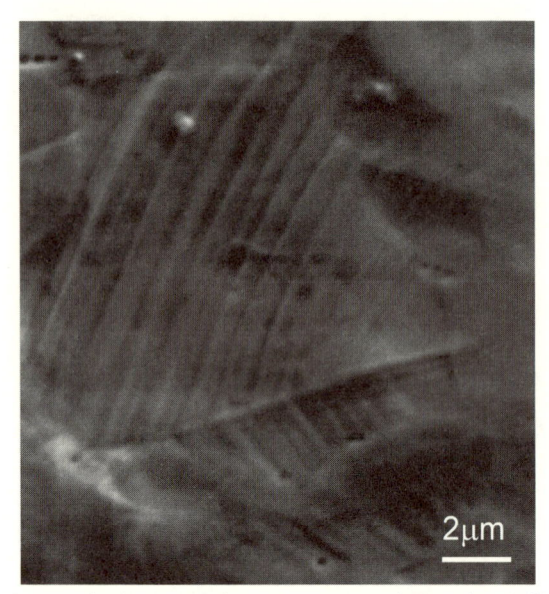

図2-9 変形によって生じたステンレス鋼上のすべり線.

2.5.3 転　　位

　単結晶に引張応力を加えると，いろいろな原子面には剪断応力を生じ，その応力は原子面に沿ってすべりを起こすように作用する．しかし，結晶は決まった面に沿って決まった方向にしかすべることができないから，剪断応力が最大である45°傾いた面に近いすべり面ですべりが始まる．結晶中に欠陥をまったく含まないとき，すべりを開始するためにはそのすべり面上にある原子はすべて同時にすべらなければならない．そのときに必要な応力を理論強度といい，計算により推定することができる．ところが実際の結晶を変形させるのに必要な応力は，理論強度に比べて約3桁小さい．この違いを説明するために，結晶中の欠陥である転位の存在が考えられた．その後転位の存在は，電子顕微鏡で確認されている．

　結晶(**図2-10**(a))に剪断応力が加えられると，弾性変形が起こる(図2-10(b))．さらに大きな剪断応力が加えられると，すべりが生じ，同図(c)に示す

(a)　　　　　(b)　　　　　(c)　　　　　(d)

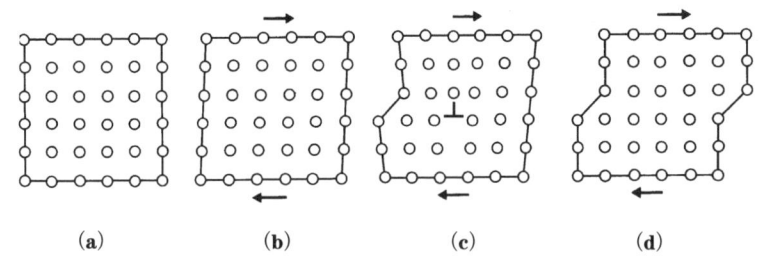

図 2-10　転位による結晶の変形過程．矢印は剪断応力の方向．

ようにすべり面上を転位が移動する．すべり面の上と下で縦の原子面が途中でとぎれる箇所を生じる．この途切れた部分が転位（図 2-10(c) の⊥印箇所）である．転位はすべり面上ですべった部分とすべらない部分の境界に存在するので，結晶の内部で 1 個の原子だけがずれているのではなく，図 2-10(c) に示したような状態が紙面に垂直に続いている．最終的には同図 (d) に示すように，転位は表面に抜け出る．金属は原子が立体的に規則正しい周期で並んでいるので，すべりが生じても内部の規則性は乱れない．図 2-9 に示したすべり線は，剪断応力によって転位がすべり面上を移動し，表面に抜け出したときに生じた段差である．

転位が移動できなければ，すべりによる塑性変形は起こらない．

2.5.4　金属の強化

すでに述べたように，金属の塑性変形には，通常剪断応力による転位の移動が関わっている．したがって，金属の強度を高くするためには，下記のような方法が考えられる．

①転位をなくす
②転位の移動に大きな力が必要な状態にする
③転位が移動できる距離を小さくする

金属では転位をなくすことはできないので，金属を強くするには上の②と③を目指して，次の方法がとられている．

(1) 固溶強化

固溶体は2種類以上の元素が均一に混ざり合っていて，金属の性質を示す．固溶体を構成する成分原子のうち，多量の成分が溶媒原子，少量の成分が溶質原子である．結晶中に溶質原子が固溶すると，原子の大きさが溶媒原子と異なるために(図2-3参照)，原子位置がずれて，弾性的歪み場が生じる．溶質原子の溶媒原子に対する相対的大小に応じて，転位に吸引力を及ぼしたり，反発力を及ぼしたりする．そのために転位の運動は困難となり，結晶は強化される．動きにくくなっている転位に外力や熱が加えられると，動けるようになる．

(2) 析出強化

異種元素を過飽和に固溶している金属，例えば図2A-5(Appendix 2-4参照)の C_0 の組成の合金を固溶限以下の温度に保持すると，結晶相(母相)の中に微細な別の相が析出してくる．これを，析出物という．析出物を含有する結晶が剪断力によって変形するとき，転位の動きに対して析出物は次の二通りの反応を示す．一つは，基地相と析出物が連続した格子を持っているとき(整合析出物という)，析出物が転位によって剪断される場合(**図2-11**(a))である．析出

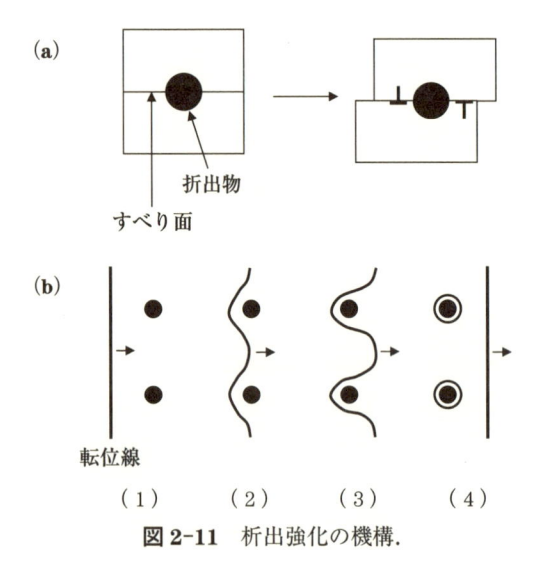

図2-11 析出強化の機構.

物は基地相の格子を歪ませているので，転位を近づけにくくし，あるいは離れにくくする．また粒子を剪断するために余分な力が必要である．もう一つは，基地相と析出物が連続した格子を持っていない（非整合析出物という）場合である．粒子は転位によって剪断されない（図2-11(b)）．このときは転位線が粒子を回り込んで張り出し，最終的に粒子の回りに転位線の輪を残して進んでいく（図2-11(b)(1)～(4)）．この場合は転位線を張り出させるのに余分な力が必要である．また，転位の輪は後からくる転位の運動を妨げるので，強度は大きくなる．

(3) 加工強化

歪みの増加とともに，転位は次々と生み出され増殖する．実際の結晶の内部には，転位の動きに対するいろいろな抵抗が存在する．この抵抗体には，同じ符号の転位，析出物，結晶粒界などがある．動いている転位が抵抗体に出会うと，転位の動きは止まる．転位が停止すると，増殖された転位はある距離をおいて次々に止まって集積し，金属は強くなる．これが，加工硬化による金属の強化である．強度は転位密度[*10]の平方根に比例する．

転位が動きにくくなったとき，変形を続けるためにはその抵抗に打ち勝って進むか，あるいは新しく動ける転位をつくり出す必要がある．したがって，結晶を変形し続けると，転位密度は増加する．転位密度は，歪みが小さいときには，歪みに比例する．fcc構造の結晶はすべり系が多いので転位が増殖しやすい．そのために，破断までに大きく塑性変形することができる．つまり転位の増えやすい材料は，延性の大きい材料である．

(4) 粒界強化

金属材料は多結晶である．結晶粒界を境にして隣接する結晶のすべり面のすべり方向は異なるので，結晶粒界では転位の運動が止められる．粒界で止められた転位は集積する．変形を続けるためには，結晶内部か粒界から転位を新た

[*10] 結晶内単位体積当たりの転位の長さの合計．

に生み出さねばならない．そのためには，加える力を増やしてやらねばならない．結晶の微細化は，粒界強化のために有効である．降伏強度は結晶粒径の平方根に反比例する．

2.6 金属系バイオマテリアルの腐食と耐食機構

　金属の腐食には多くの場合水が関与している．金属の腐食は，表面から始まる．人体内は金属材料にとって腐食性の苛酷な環境である．現在使用されている生体用金属材料は高耐食性であるから，人体内に埋入しただけの状態ではほとんど腐食しない．しかし，人体内での金属の腐食は，たとえそれが微量でも，アレルギーのような人体に対する毒性に関わってくる．

2.6.1 金属材料の腐食

　金属材料は自然の中に放置されれば，いずれは水の関与により溶解して金属イオンを溶出するか，あるいは酸化が進行して元の酸化物の状態に戻り，土に還る(**図 2-12**)．それは，金属が金属イオンを溶出するかあるいは酸化物のような化合物を形成したほうが電気化学的に安定であるために，起こるのである．しかし，人工的に腐食速度を0に近づけることは可能である．実用耐食合金は，腐食速度を0に近づけることに成功した合金といえる．

　金属の腐食を考えるために重要な用語として，アノード反応，カソード反

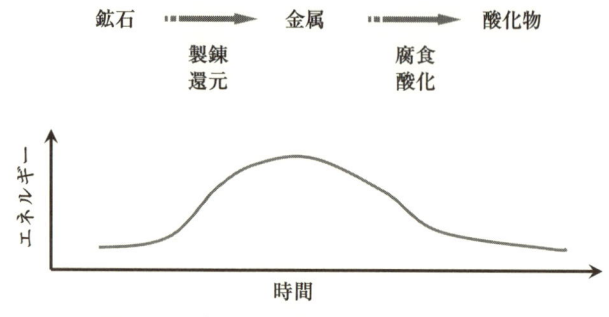

図 2-12　金属の循環における腐食の寄与．

応，電極，電位，腐食電位，分極，不動態がある．詳細は，Appendix 2-6 に記述する．

Au, Pd, Hg, Ag のような金属はイオン化傾向が小さい(標準電極電位が大きい)ために，酸化が進行しにくい．これらの金属を貴金属[*9]と呼ぶ．貴金属合金は，貴金属を主成分とするために耐食性が高い．一方，生体用金属材料用に使用されている Ti，ジルコニウム(Zr)，Ta のような金属元素はイオン化傾向が大きいので，極めて酸化しやすい．そのために，緻密な酸化物皮膜が表面を覆う．この酸化物皮膜が腐食の進行を抑制し，見かけ上貴金属であるかのような性質を示す．

家ウサギ中およびリンゲル液中における，SUS316L ステンレス鋼／Co-Cr-

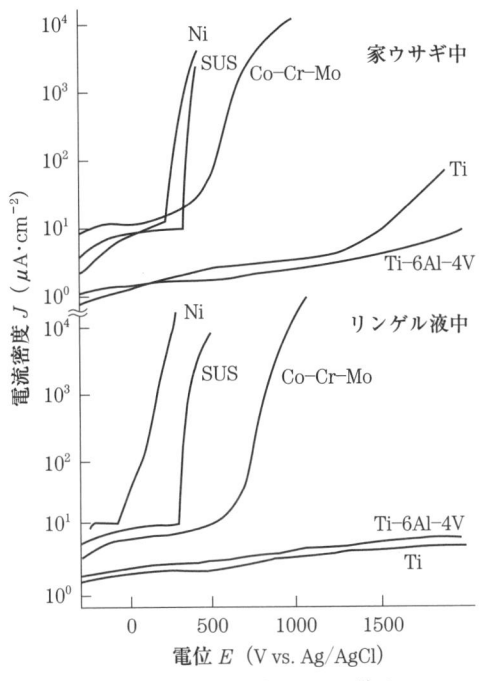

図 2-13 各金属材料の家ウサギ中およびリンゲル液中でのアノード分極曲線．Nakayama, Y., Yamamuro, T., Kotoura, Y. and Oka, M.：Biomaterials, **10**, 420 (1989)を編集．

Mo 合金／純 Ti／純 Ni／Ti-6Al-4V 合金の分極曲線(Appendix 2-6 参照)を，**図 2-13** に示す．純 Ti および Ti-6Al-4V 合金は他の合金と比較して不動態保持電流密度は小さいので，これらの材料は生体内で耐食性が高い．ステンレス鋼および純 Ni においては，電流密度の立ち上がりが急激である．これは孔食が発生していることを示している(2.6.3 参照)．

2.6.2 不動態皮膜

金属材料表面には腐食の進行によって必ず何らかの反応皮膜が形成される．そのなかの一つに，不動態皮膜という，水溶液中で生成する／溶解度が極めて小さい／孔がない／密着性がよい，膜がある．不動態皮膜の生成は金属系バイオマテリアルにとって重要である．不動態皮膜の厚さは 1-5 nm と極めて薄く透明であるために，肉眼では見えない．

ステンレス鋼／Co-Cr 合金／純 Ti／Ti 合金のような生体用金属材料の特徴は，通常生体中で表面が不動態皮膜に覆われており，何らかの原因で皮膜が破壊されても比較的短時間で自己修復することである．そのため，これらの材料の生体中での腐食速度は極めて小さい．

生体用オーステナイト系ステンレス鋼の不動態皮膜は，少量の Mo を含有する Fe と Cr の酸化物から成り，アレルギーのような生体毒性の高い Ni を含有しない．Co-Cr-Mo 合金の不動態皮膜は，少量の Mo を含有する Co と Cr の酸化物である．純 Ti と Ti 合金の不動態皮膜はアモルファスまたは結晶性の低い TiO_2 から成っていて，低級酸化物と結晶微粒子を含んでいる．アモルファスとは，ガラスのように原子が不規則に配列している非結晶質の金属である．他に，Al 合金，Zr，Ta，Pt 族合金も不動態皮膜を生成して耐食性を発揮する．

2.6.3 局部腐食

金属系バイオマテリアルは高耐食性なので，普通の鉄鋼材料のように表面全面に腐食が起こることはない．不動態皮膜で覆われた金属の場合，体液のような水溶液中では摩耗によって現れた局部的新生面が膜生成によって完全に修復されるのに，分単位の時間がかかる．そのために，その間に金属イオンが溶出

する．マクロファージのような免疫細胞が分泌する活性酸素によっても，高耐食性金属は腐食する．生体内の金属材料は異物であるので，免疫細胞は異物である金属材料の周辺に集まりやすい．

その他の腐食原因には，隙間腐食・孔食・ガルバニー腐食のような局部腐食がある．

隙間腐食とは，骨折固定のために用いるボーン・プレートとスクリューの締め付け部近傍／プレートと骨の間，のように隙間があるところで生じる腐食のことである．高耐食性金属でも，人体内に埋め込まれているだけで微量の金属イオンを溶出する．腐食の際体液中の酸素が消費される．隙間で酸素が消費されても，酸素の供給が遅れる．すると酸素濃淡電池が形成される．隙間腐食の発生原因は，酸素濃淡電池の形成である．隙間があると，腐食の初期過程で水溶液中に溶解している酸素の濃度差によって両極に電位差が生じる．酸素濃度が高いほうの極がカソードに，もう一方の低い極(隙間)がアノードになる．両極を短絡しているので電流が流れる．アノードでは，アノード反応($M \rightarrow M^+ + e^-$)が起こり，局部的に腐食が進行する．隙間内ではpHが低下するので，腐食は加速する．この場合，繰り返し摩耗に起因する腐食も同時に起こっている．

細胞が付着した金属表面も，理論的には隙間腐食が起こりうる．この場合の腐食の引金は，免疫細胞が生成する活性酸素による不動態皮膜の破壊である．模式図を**図 2-14** に示す．

孔食とは，Fe, Ni, Al, およびそれらの合金のような不動態皮膜を形成する金属を塩化物水溶液中に浸漬したとき，Clイオンによって不動態皮膜が局部的に破壊されても修復されず，深い孔状に成長する局部腐食現象のことである(**図 2-15**)．Clイオンによって局部的に不動態皮膜が破壊された後，孔の奥では酸素が供給されないので酸素濃淡電池が形成される．次の段階として，活性化された小領域がアノードとなり，その周辺は不動態表面からなる大きなカソードとなる．これが新たな電池(パッシブ・アクティブ電池)となり，アノードで腐食が進行する．ステンレス鋼は孔食を生じる．しかし，純TiやTi-6Al-4V合金の場合不動態皮膜が化学的に安定なために，常温では孔食は通常形成

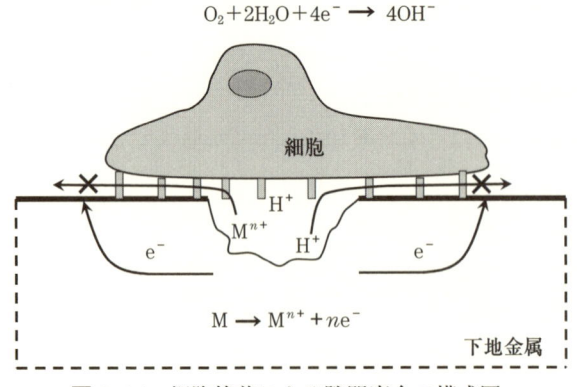

$O_2 + 2H_2O + 4e^- \rightarrow 4OH^-$

図 2-14 細胞接着による隙間腐食の模式図.

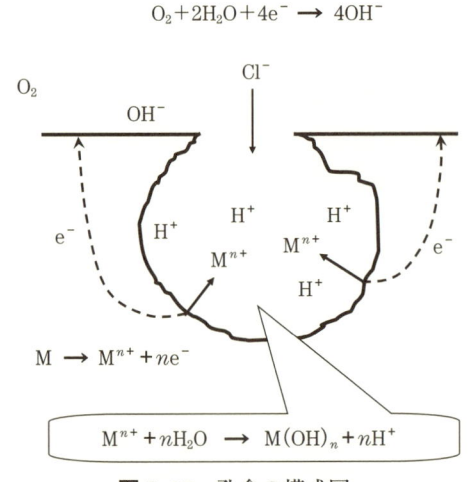

$O_2 + 2H_2O + 4e^- \rightarrow 4OH^-$

$M \rightarrow M^{n+} + ne^-$

$M^{n+} + nH_2O \rightarrow M(OH)_n + nH^+$

図 2-15 孔食の模式図.

されない.

　ガルバニー腐食とは，水溶液中で異種金属が接触したとき貴な金属がカソードに，そして卑な金属がアノードになり，電池が形成されて電流（ガルバニー電流）が流れ，そのためにアノード側の金属が腐食する現象のことである（Appendix 2-6 参照）．インプラントにおいては，人工股関節の骨頭とステム

との間で異種金属が使用される場合(図2-4参照)を除いて，異種金属が接触することは稀である．しかし，歯冠修復用材料では，頻繁に異種金属が接触した状態で使用される．例えば，歯科用合金のろう着において，Ag-Pd-Cu-Au合金と金合金ろうの組み合わせではAg-Pd-Cu-Au合金がアノードに，Ag-Pd-Cu-Au合金と銀合金ろうの組み合わせでは銀合金ろうがアノードになる．

2.7 金属系バイオマテリアルの耐久性

　生体中に埋め込まれた材料は，必要な期間破壊することなく，十分にその機能を発揮することが求められる．しかし，稀に使用中に破損することがある．

2.7.1 疲　　労

　人体に埋入された材料には体重や体の動きによる荷重が常にかかっている．正常な歩行運動の場合，下肢には体重の数倍の力がかかる．成人男性では，踵で着地の際，踵に体重の約4倍，全身の体重がかかる際に体重の約7倍の荷重が加わっている．日常の活動によって人体の各部分にかかる荷重と繰り返し数を**表2-9**に示す．

　人は年間2×10^6回の歩行運動をするので，人工股関節や人工膝関節にはその回数だけの繰り返し荷重が加わる．心臓ペースメーカーの電極には心筋の動きに対する繰り返し荷重が加わる．入れ歯や人工歯根には咀嚼(そしゃく)による繰り返し荷重が加わる．

　インプラント破損の多くは，繰り返し荷重が原因の疲労(新聞などでは金属疲労という)が関与している．針金を繰り返し曲げていると，いつの間にか破断する．これは，疲労が原因である．稀にではあるが，飛行機のような動く構造物には繰り返し荷重がかかるので，疲労が原因で事故を起こすことがある．

　金属材料の疲労破壊とは，**図2-16**に示すような時間とともに変動する荷重(応力)が繰り返し加えられた結果，き裂が発生・伝播し，最終的に急速破壊する現象である．しかし，それが純粋な疲労であることは稀である．ほとんどは腐食が関係した疲労(腐食疲労(corrosion fatigue)という)や微小摩耗が関係し

表2-9 人体各部分にかかる荷重と繰り返し回数.

	荷　重
海綿骨	0-4 MPa
緻密骨	0-40 MPa
動脈壁	0.1-0.2 MPa
心筋	0.02-0 MPa
骨格筋（最大）	40 MPa
腱（最大）	400 MPa
	荷重繰り返し数
心筋収縮	5×10^6-4×10^7 回/年
指関節運動	10^5-10^6 回/年
歩行	2×10^6 回/年

Black, J. : Biological Performance of Materials, Marcel Dekker, New York (1981)

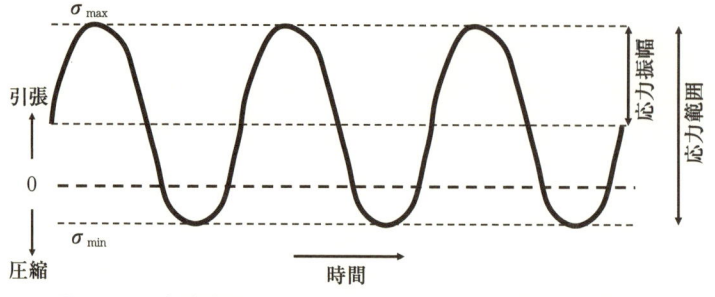

図 2-16　疲労試験に用いられるサイン曲線の繰り返し荷重.

た疲労(フレッティング疲労(fretting fatigue)という)である．疲労強度は，腐食や摩耗の影響を受けると，著しく低下する．

　人工股関節のステム／ボーン・プレート／ワイヤー／人工歯根のようなインプラントでは，実際に使用中に破損している．原因は，摩耗と腐食を伴った疲労，つまりフレッティング腐食疲労(fretting corrosion fatigue)である．破損の例を，**図 2-17** に示す．

　応力振幅一定の繰り返し応力下で試験片が破損したとき，その応力振幅(あるいは応力範囲や最大応力)を疲労強度という．応力振幅が小さいほど，破壊

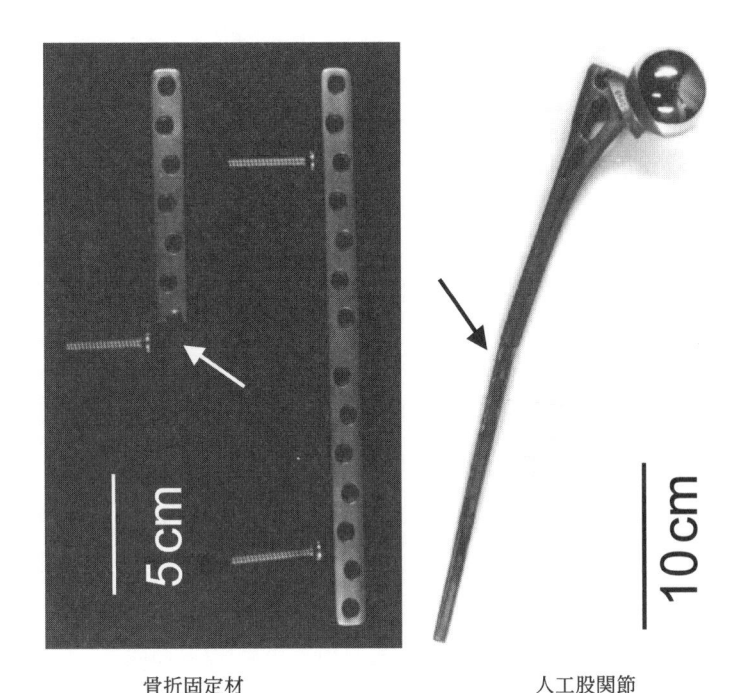

2.7 金属系バイオマテリアルの耐久性　59

骨折固定材　　　　　　　　人工股関節
図 2-17　骨折固定材と人工股関節の生体中での破壊例.

するまでの繰り返し数は多い．縦軸に応力振幅（あるいは応力範囲）を，そして横軸に破断までの繰り返し数をとった曲線を，S-N (stress amplitude-number of cycles to failure) 曲線という．この S-N 曲線は材料の疲労強度を表す代表的方法である．1本の S-N 曲線は，応力振幅を変えて最低 10 本程度の試験片を用いて求めることができる．

各種 S-N 曲線の模式図を，図 2-18 に示す．この曲線は腐食やフレッティング（摩耗）の影響を，低サイクル側ではほとんど受けないが，高サイクルになるほど強く受けるようになる．大気中の疲労強度が最も高く，フレッティング腐食疲労強度が最も低い．それは，腐食環境下では大気中に比べてき裂の発生と伝播は加速され，フレッティング箇所が存在すると，き裂発生は加速されるからである．

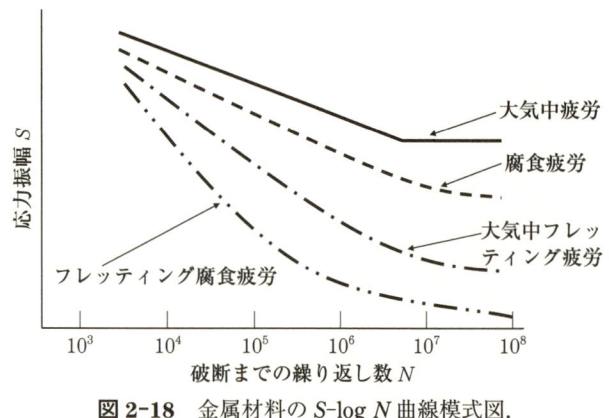

図 2-18 金属材料の S-$\log N$ 曲線模式図.

引張強さは材料全体の平均的性質を表している．疲労強度は引張強さに比べて低い．大気中では 10^7 回のような高サイクル側の疲労強度は，引張強さの $1/2 \sim 1/3$ である．それは下記の理由による．

(1)疲労損傷は，結晶の局所的塑性変形(すべり)によって始まる．生じた塑性変形が，力を除くと元に戻って消えるならば疲労は生じない．しかし，繰り返し応力下で，すべりは可逆的ではなく，非可逆的である．その非可逆的部分が疲労損傷として，応力の繰り返しのたびに蓄積されていく．つまり，応力振幅を大きくしなくても，破壊に向けて累積損傷が増加していく．

(2)最初に塑性変形を生じる結晶が存在する場所は，ランダムではなく，試験片の最も弱いところである．通常最初にすべりが生じるのは，試験片の応力軸に 45° 傾いた剪断応力が最大となるすべり面とすべり方向に近い面と方向を有する結晶粒内においてである．試験片表面(自由表面)にある結晶粒は内部の結晶粒に比べて，周りからの拘束力が低いので力学的に弱い．

疲労き裂発生の模式図を，**図 2-19** に示す．繰り返し初期では，すべり帯は応力の繰り返しに対応して出現と消滅を繰り返す(同図(1))．これは，転位が動いたりまた元に戻ったりする可逆運動として説明される．やがて転位運動の非可逆部分が蓄積されて，固執すべり帯になる(同図(2))．そして表面に小さい鋭い形状のくぼみ(応力集中部)ができ，やがてそこから微小き裂が発生する

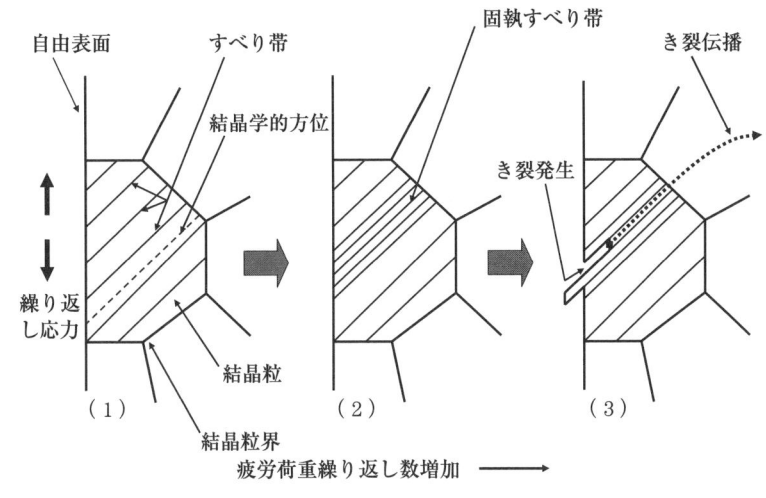

図 2-19　金属の疲労き列発生模式図.

(同図(3)). 固執すべり帯(persistent slip band)とは，局所的に非可逆部分が蓄積されて，すべり帯の幅が狭くなり表面の凹凸が顕著になったすべり帯の状態をいう.

　試験片に，ノッチ(切欠き)／深い傷／孔食のような深い鋭い先端を有する穴が存在すると，その周辺では試験片に加えられている平均応力に比べて高くなる(応力集中という)ので，その周辺にある結晶内で疲労損傷は選択的に蓄積され，やがてそこから疲労き裂が発生する. そのために疲労強度は低下する. それで，インプラントをつくるときには，深いノッチがない構造にする. また，手術の際，インプラント表面に深い傷をつけないように注意が必要である.

2.7.2　摩　　耗

　二つの材料が接触して相互に運動しているとき，接触面(摺動面)で生じる抵抗を「摩擦」という. 摩擦力によって接触面が受ける損傷を摩耗という.
　現在使用されている多くの人工股関節(図 2-4 参照)の摺動部は，Co-Cr-Mo 合金製の骨頭と超高分子量ポリエチレン製ソケットの組み合わせである. その

場合ポリエチレンが摩耗する．摩耗粉がステムと大腿骨の隙間に侵入して骨吸収(1.4.3(6)参照)や周辺の生体組織の炎症を起こすことがある．摩耗量が多くなると，ソケットはいずれ変形して脱臼のような支障をきたし，股関節の機能を維持できなくなる．骨頭やソケットの摩耗量は，これらの材質によって異なる(**図 2-20**)．この摩耗量を減らすために，セラミック-セラミックの組み合わせや金属-金属の組み合わせによる人工股関節が注目されている．

人工股関節以外の人工関節も，多くは金属とポリエチレンの摺動面を有している．摺動面を潤滑している体液中に，金属粉・セラミック粉・骨セメント内の造影剤などが混入すると，それらの粉体はポリエチレン側に埋没してやすりのようになり，金属面を激しく摩耗させる場合がある．臨床分野では，金属系バイオマテリアルが大量の摩耗粉を生じて，周囲の生体組織を黒変させる現象を，メタローシスと呼ぶ．再手術が必要となる．

組み合わせ	摩耗速度 (mm³/年)
金属／ポリエチレン	55.71
セラミック／ポリエチレン	17.10
金属／金属	0.88
セラミック／セラミック	0.04

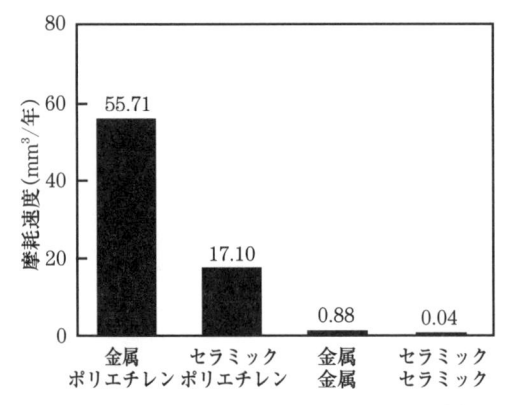

図 2-20 人工股関節の摺動部の組み合わせによる摩耗量の相違．
NEDO：医療福祉機器技術研究開発 生体用人工関節の開発・評価技術の開発調査報告書(その 2)(2000)による．

2.8 金属材料の安全性
2.8.1 金属材料の毒性

　金属材料の毒性とは，主として炎症，肉芽組織形成によるカプセル化，アレルギー反応(皮膚炎)である(1.4.3参照)．人体内にある金属製インプラントによる発癌性は報告されていない．

　人体内にある金属材料の毒性は，化学的要因と力学的要因に分けられる．前者は溶出した金属イオンとその誘導体(酸化物，水酸化物，塩，錯体)による化学的刺激による毒性であり，後者は摩耗粉や材料自体の形状が周辺の生体組織に与える力学的刺激による毒性である．また，人体内におけるインプラントの存在自体も人体には異物であるので，毒性反応を示すことがある．いずれの場合も，生体反応は，分子レベル → 細胞レベル → 組織・器官レベル → 個体(ヒト)レベルの順に進む．例えば，皮膚に現れるアレルギー症状は，分子・細胞レベルでの反応が引き金になっているということである．

　人体内にある金属の毒性の強さは，状態/種類/量によって決まる．

　状態：材料自体(バルク)，金属イオン，酸化物，塩化物のように，その金属元素がとっている状態によって，毒性の強さは異なる．また，バルクであれば，球状，針状，線状のような形状のうちどの形状をしているかにも，毒性の強さは依存する．形状に関しては，アスベストと発癌性の因果関係から，鋭い先端を有する短い繊維状のものは，他の形状のものに比べて，人体に強い毒性を有することが予想される．

　種類：金属イオンであればどの金属元素のイオンであるかによって，毒性の強さは異なる．金属化合物の細胞毒性(Appendix 2-7参照)の強さは，同じ量で比較した場合，種類によって最も強いものと最も弱いものの間で1,000-10,000倍の差がある．

　量：すべての物質は，その量によって毒性の程度は異なる．強いアレルギーを起こすNiイオンでも，少量であれば無毒である．一方，食塩のような人体に必要な栄養素でも多量の摂取は有毒である．すべての物質には，「生体が許容できる濃度範囲」がある．

2.8.2 毒性評価

新しい材料が体内埋入部材として使用される前には,「細胞毒性試験」「動物実験」「臨床試験」が行われ,この順序でスクリーニングされる.

細胞毒性試験の重要性は増しているが,動物実験を完全に代替できるものではない.それは,両者の試験法による結果の相関性が高くないからである.

細胞毒性試験法の長所は,ヒトの細胞が使える／再現性が高い／費用や日数がかからない／毒性発現機構を調べるための実験が可能である,などである.同試験法の短所は,細胞は生体組織や器官との関わりが失われている／臓器・器官に特有の薬物代謝機能を失っている／個体全体としての修復能力が評価できない,などである.細胞毒性試験結果の例として,マウス線維芽細胞による金属化合物の細胞毒性の強さを表 2-10 に示す.

動物実験には,マウス,ラット,ウサギのような動物が使用される.動物実験の長所は,哺乳動物を使って個体の毒性試験ができることである.動物実験の短所は,再現性が低い／統計的処理が難しい／費用や日数がかかる／動物愛護団体の反対が強い／動物とヒトは種が違うので動物実験の結果をそのままヒトには使えない,などである.動物実験では,ヒトには認められていない Cr, Ni, Cd, 鉛(Pb), Zn のような元素の金属塩に発癌性が認められている.

細胞毒性試験と動物実験を組み合わせて行うことは,両者の短所を補い合うことになる.臨床試験の前段階として,細胞毒性試験と動物実験を行うケースが増えている.

表 2-10 L929 細胞に対する金属イオンの毒性の相対的強さ.

Cd^{2+} > In^{3+} > V^{3+} > Be^{2+} > Sb^{3+} > Ag^+ > Hg^{2+} > Cr^{6+} > Co^{2+} > Bi^{3+} > Ir^{4+} > Cr^{3+} > Hg^+ > Cu^{2+} > Rh^{3+} > Tl^{3+} > Sn^{2+} > Ga^{3+} > Pb^{2+} > Cu^+ > Mn^{2+} > Tl^+ > Ni^{2+} > Zn^{2+} > Y^{3+} > W^{6+} > Fe^{3+} > Pd^{2+} > Fe^{2+} > Ti^{4+} > Hf^{4+} > Ru^{3+} > Sr^{2+} > Sn^{4+} > Ba^{2+} > Cs^+ > Nb^{5+} > Ta^{5+} > Zr^{4+} > Al^{3+} > Mo^{5+} > Rb^+ > Li^+

Yamamoto, A., Honma, R. and Sumita, M. : J. Biomed. Mater. Res., **39**, 331-340 (1998)

2.8.3 金属アレルギー

アレルギーを起こす頻度が高い金属元素は，Ni, Co, Cr, Hg, Cu である．稀に Au, Pt, Ti でも起こることが報告されている．Ni によるアレルギーの報告が最も多く，北欧では Pd の症例が増加している．Ni アレルギー対策として，1999 年に EU 指令(1999/C 205/05)が発令された．それによると，人工汗による溶出試験で $0.5\,\mu g\,cm^{-2}\,week^{-1}$ 以上の Ni を溶出する金属材料は，皮膚に接触する装飾品として EU では使用できない．

金属アレルギーによる，皮膚炎，発疹，かぶれ，口腔扁平苔癬[*11]，膿疱炎症[*12] は，軽度の場合でも日常生活を著しく阻害する．強度の場合一度発症すると 20～30 年あるいは一生続く．原因物質である金属イオンは，インプラント用金属材料／歯科修復用合金／装飾品はもとより，家庭用品，スポーツ用品，楽器，石けん，顔料，皮革のような日常品からも溶出する[*13]．金属アレルギーの予防法と治療法はまだ確立されておらず，対症療法によっているのが現状である．日本では，特に歯科修復物によるアレルギー報告が多い．それは，口腔内環境は酸性になる場合が多いために pH の低下により腐食量が多くなるから，および口腔粘膜から急速に金属イオンが吸収されるから，と考えられている．心臓ペースメーカーやボーン・プレートによるアレルギーが疑われるケースもしばしば報告されている．

2.8.4 発 癌 性

動物実験では，金属元素を含む化合物の発癌性に関しては多くの報告がある．しかし，人体内に埋め込まれた金属材料による発癌に関する学術論文は存在しない．世界保健機構(WHO)の癌研究センターは，整形外科用金属製イン

[*11] 扁平紅色苔癬ともいう．皮膚と口腔粘膜における慢性の角化異常を伴う病変の一つ．
[*12] 皮膚炎の一種．膿疱を伴う炎症．
[*13] 製造過程で金属が混入する．例えば，皮革をなめす際には六価クロムが使用され，これが微量に残留する．

プラントが発癌性を示す証拠はないとしている．

2.9 生体適合性に優れているチタン系材料

　材料の生体適合性(biocompatibility)という言葉は，バイオマテリアルに関してよく使われる．しかし，この言葉の明確な定義はない．生体適合性という言葉が使われるとき，免疫反応，組織反応，血栓反応，癌化反応，石灰化反応，骨吸収，のような異物反応(1.4.3参照)に対する感受性を意味することが少なくない．生体適合性は，材料表面の性質に依存するもの／バルクの性質に依存するもの，に分けられる．表面生体適合性の優れた材料は，一般に生体組織との密着性がよい．

　Ti系材料は，他の金属系材料に比べて生体の硬組織と軟組織に対する表面生体適合性が優れているだけではなく，同時に両生体組織との密着性も高い．この特性は，Tiの化学的性質に依存する．

　Tiは，実用金属のなかで熱力学的に活性な，つまり卑な金属である．酸素などと強く結合して安定化しやすい．そのために，Tiは酸素と強固に結合したルチル(TiO_2)やイルメナイト($FeTiO_3$)のような鉱石として地殻中に存在する．酸素との結合が強いので還元(製錬)がしにくく，実用化は20世紀半ばになってからであった．

　Tiは非常に活性な金属であるにも関わらず，材料としてのTiは耐食性が極めて高い．それは，Tiは高活性であるので，溶液中や水分子と直ちに反応して，表面に薄い酸化Ti皮膜(1-5 nm)を生成するためである．Ti表面が傷つけられて新生面が露出しても，すぐに酸化皮膜がつくられる．その皮膜によって，反応はほぼ遮蔽される．その結果Ti材料は見かけ上不活性な性質になる．

　Tiの表面皮膜は，水溶液中の溶解度が小さい／孔がない／密着性がよい．これらが，高耐食性の原因である．このような皮膜を，不動態皮膜という．Tiの皮膜は，不完全なアモルファスまたは結晶性の低い非化学量論組成のTiO_2から成っている．TiO_2以外にTiOやTi_2O_3が少量含まれている．この皮膜は，基本的には非晶質である．

2.9 生体適合性に優れているチタン系材料

Tiの表面皮膜は，体内で微視的には部分的溶解と再析出を繰り返している．皮膜は，時間と共に，組織を変えていく．例えば，純Ti製歯科インプラントが人の顎骨に埋入されている間に，皮膜内にCa・P・Sが取り込まれる．骨折固定に使用されたTi-6Al-4V合金の表面には，りん酸カルシウムが形成される．

成犬の大腿骨に4週間埋入した純Tiと骨との界面の試料を，収束イオンビーム法で作成し，それを透過電子顕微鏡で観察した結果によると，界面には原子レベルで連続した3種類の層が存在している．界面層の厚さは，数十nmである．純Ti表面から順番に，酸化チタン，CaとPを含有する無構造(非晶質)層，生体由来物質層と続く．模式図を，図2-21に示す．このような界面層の存在が，Ti系材料の優れた界面生体適合性と高生体組織密着性に関係していると考えられる．

ステンレス鋼やCo-Cr合金のような金属材料の場合，骨との界面層には線維組織が入り込んできて原子レベルで連続した層にはならない．その理由は分かっていない．

地殻中に存在するTiの割合は，0.56％である．しかし，Tiは生体必須元素ではなく，人体中にほとんど含まれていない．それは，Tiイオンは水溶液中で水分子と直ちに反応して安定化するために，生命の発生と進化の過程で生命

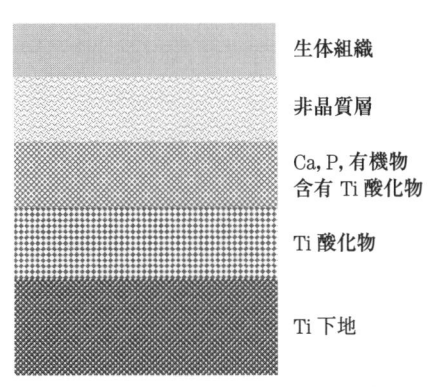

生体組織
非晶質層
Ca, P, 有機物含有Ti酸化物
Ti酸化物
Ti下地

図2-21　Tiと骨界面のTi側の構造模式図．

分子の構成元素として取り込まれることができなかったためではないか，と考えられている．

2.10 新しい生体用金属材料

現在使用されている金属系バイオマテリアルは，溶出金属イオンや摩耗粉に起因する生体毒性／人体内でのフレッティング腐食疲労による破損／高い剛性（剪断応力による弾性変形が骨に比べて著しく少ない）に起因する骨吸収／生体組織との低い親和性（なじみ）に起因するゆるみ／メタローシスの生成（2.7.2参照）／X線遮蔽に起因する人体のX線検査妨害，のような問題点を抱えている．そのために，新しい金属系バイオマテリアルや表面改質法が研究・開発されている．

2.10.1 合金の開発

（1） チタン合金

Ti-6Al-4V 合金自体の毒性による事故の報告はないが，成分元素の V が強い細胞毒性を示すので，細胞毒性の低い元素で構成される Ti 合金の開発が行われている．生体用 Ti 合金の開発は，細胞毒性の高い V を低い Nb, Ta, Zr, ハフニウム(Hf)で置換することで行われる．これらは周期律表で4族と5族の元素である．Ti-6Al-7Nb 合金($\alpha+\beta$型)がスイスで開発され，欧州を中心に実用化されている．

金属製インプラントの場合，骨への力学的刺激が不足(ストレスシールディング：荷重遮断)するために，骨が吸収されることがある(1.4.3(5)参照)．Ti合金の場合，β型はα型に比べてヤング率が低い．それでβ型 Ti 合金として，米国では Ti-13Nb-13Zr が，国内では Ti-29Nb-13Ta-4.6Zr が開発されている．

（2） Ni フリーステンレス鋼

オーステナイト系 Ni フリーステンレス鋼を製造するためには，Ni の代わりにオーステナイト相形成元素である C，マンガン(Mn)，N，Co，Cu を含有さ

せる必要がある．Ni フリーステンレス鋼には，Fe-18Cr-18Mn-2Mo-0.9N，Fe-(19～23)Cr-(21～24)Mn-(0.5～1.5)Mo-(0.85～1.10)N（BioDure® 108），Fe-(15～18)Cr-(10～12)Mn-(3～6)Mo-0.9N，Fe-23Cr-2Mo-1.4N などがある．

(3) Ni フリー形状記憶・超弾性合金

Ni-Ti 合金は，生体用として唯一の実用的形状記憶・超弾性合金である（Appendix 2-3 参照）．Ni-Ti 合金は，原子濃度で約 50％の Ni を含有しているために，Ni の毒性，特に金属アレルギーが問題視されており，Ni フリー形状記憶・超弾性合金開発に対する要求は強い．

2.10.2 表面処理

表面処理とは，表面の性質のみを改良するために，物理的あるいは化学的に表面の組成や構造を変えることである．金属系バイオマテリアルでは，耐食性・耐摩耗性・生体組織適合性のような表面の性質を改善するために，歯科インプラントではこれらに加えて抗菌性を改善するために，表面処理が行われる．表面処理技術法を分類して，**図 2-22** に示す．

材料に対して行われる表面処理技術法は，大きくハイドロプロセス（ウェットプロセス）とドライプロセスに分けられる．

ドライプロセスは，イオンビームを利用した技術であり，半導体産業を初めとする各工業分野において不可欠のものになっている．このプロセスでは，原子・分子レベルでの薄膜形成や加工，イオンの効果を利用した低温合成ができる．また，自然界に存在しない物質の合成が可能である．このプロセスの短所は，大型の設備導入が必要であること，複雑形状の均一な処理が難しいことである．

現在バイオマテリアルに適用されている表面処理法は，ドライプロセスだけである．この方法を用いて，純 Ti および Ti 合金表面に対して，耐摩耗性向上のために TiO_2 や TiN 皮膜が，骨生成促進のために水酸アパタイト皮膜が付けられている．

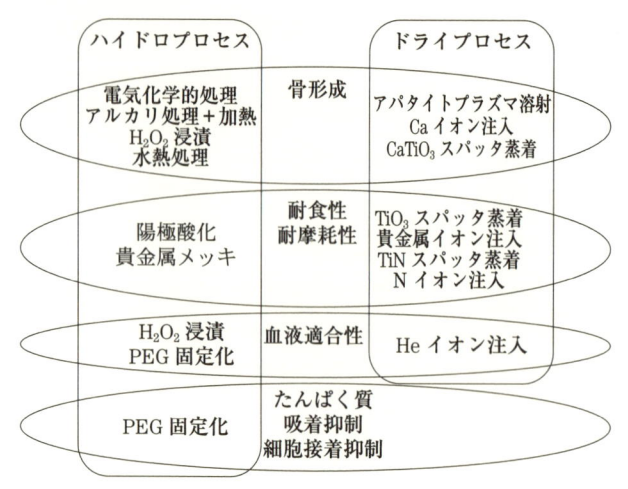

ハイドロプロセス		ドライプロセス
電気化学的処理 アルカリ処理＋加熱 H_2O_2浸漬 水熱処理	骨形成	アパタイトプラズマ溶射 Caイオン注入 $CaTiO_3$スパッタ蒸着
陽極酸化 貴金属メッキ	耐食性 耐摩耗性	TiO_3スパッタ蒸着 貴金属イオン注入 TiNスパッタ蒸着 Nイオン注入
H_2O_2浸漬 PEG固定化	血液適合性	Heイオン注入
PEG固定化	たんぱく質 吸着抑制 細胞接着抑制	

図2-22 生体用金属材料に対する表面処理の分類.

骨と金属材料の界面結合強度は，金属の種類だけでなく（1.6参照），材料表面の形態の影響も受ける．材料表面にビーズ・溝・繊維状メッシュ・多孔体被覆のようなさまざまな形態を付与し，それらについて動物実験などで接着状況や耐久性が検討されている．材料表面の凹凸が大きいと生体組織は凹部の奥まで進入するので，結合力は高くなる．しかし，高い繰り返し荷重が加わる人工股関節のようなインプラントの場合，その凹凸のために疲労強度は低下する．バイオマテリアル表面の凹凸の例として，歯科インプラント表面の酸化チタン多孔体を，**図2-23**に示す．

人工股関節のステムの大腿骨への固定には，骨セメントによるセメント固定タイプと骨セメントを使用しないセメントレスタイプとがある．セメント固定の場合は，重合熱や残留モノマーの毒性によって，患者が重篤な状態に陥る場合がある．セメントレスの場合には，ステムの上部に微細な溝を付けたり，Ti多孔体をプラズマ溶射したりして，機械的嵌合によって骨との結合力を確保する．

人工歯根は歯槽骨内に埋入され，その一部は軟組織である結合上皮と接触し，別の一部は半生体内である口腔内にも露出する．天然歯と歯槽骨の結合と

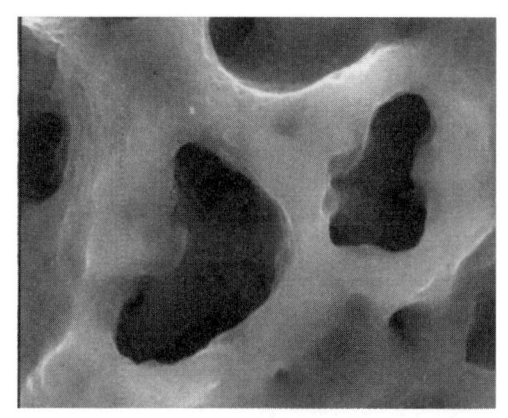

図 2-23 歯科インプラント表面の酸化チタン多孔体.
Brånemark System® TiUnite™ カタログ,Nobel Biocare.

咀嚼によるストレスの緩衝材の役割を果たしている歯根膜は,人工歯根と歯槽骨との間には存在しない.そのために硬組織適合性・軟組織適合性・抗菌性が人工歯根の接触する各部位に応じて要求され,それぞれの要求を満たす多目的表面処理法が研究されている.

第2章 参考書

（1） 増本健 監修：金属何でも小辞典，ブルーバックス，講談社（1997）
（2） 小原嗣朗：金属材料概論，朝倉書店（1991）
（3） 講座・現代の金属学 材料編3 材料強度の原子論，日本金属学会（1985）
（4） 下平三郎：腐食・防食の材料科学，アグネ技術センター（1995）
（5） 藤嶋昭，相澤益男，井上徹：電気化学測定法（上・下），技報堂出版（1984）
（6） 林紘三郎：バイオメカニックス，コロナ社（2000）
（7） 桜井弘：金属は人体になぜ必要か，ブルーバックス，講談社（1996）
（8） 角田方衛，筏義人，立石哲也 編著：金属系バイオマテリアルの基礎と応用，アイピーシー（2000），著者は計39名
（9） 塙隆夫，米山隆之：金属バイオマテリアル，コロナ社（2007）
（10） Helsen, J. A. and Breme, H. J. eds.：Metals as Biomaterials, Wiley（1998）
（11） Brunrtte, D. M., Tenvall, P., Textor, M. and Thomsen, P.：Titanium in Medicine, Springer（2001）
（12） 日本機械学会 編：生体材料学，オーム社（1993）
（13） 筏義人，立石哲也，中林宣男，山下修蔵 編：生体適合性材料，日本規格協会（1993）
（14） 筏義人 編：バイオマテリアル入門，学会出版センター（1993）
（15） 筏義人：生体材料学，産業図書（1994）
（16） 佐藤温重，石川達也，桜井靖久，中村晃忠 編：バイオマテリアルと生体―副作用と安全性，中山書店（1998）
（17） 井上昌幸，中山秀夫：歯科と金属アレルギー，デンタルダイヤモンド社（1993）
（18） International Agency for Research on Cancer：IARC monographs on the Evaluation of carcinogenic risks to humans, Vol.74, Surgical Implants and other foreign bodies, IARC, WHO（1999）
（19） 小園凱夫，井上勝一郎：歯科理工学入門 第2版，学建書院（2000）
（20） 長谷川二郎 編：明解歯科理工学，学建書院（2002）
（21） 三浦維四，井田一夫 編：チタンの歯科利用，クインテッセンス（1988）
（21） 塙隆夫：チタンの生体適合性の本質，日本材料科学会，188-193（2005）

Appendix

Appendix 2-1　応力と変形

　断面積 A_0，長さ l_0 の棒（試験片）の両端に加重 F を加えて引張ると，任意の断面に見かけの引張内力（以後，応力という）σ が生じる．F と σ の間には次式が成立する．

$$\sigma = F/A_0 \tag{2A-1}$$

引張加重により，試験片の長さが l になったと仮定すると，伸びは $(l-l_0)$ である．単位長さの伸びである見かけの引張歪み（以後，歪みという）ε は，次式で表される．

$$\varepsilon = (l-l_0)/l_0 \tag{2A-2}$$

ε に 100 をかけると，歪みはパーセント（%）で表せる．σ は試験片の断面積によらず材料に依存して一定の値を示す．応力が大きくなれば，歪みも大きくなる．そして応力がその材料に耐えられないほど大きくなると，破断する．応力の変化とそれに対応する歪みの変化を示す図を応力-歪み線図と呼ぶ．金属材料の代表的な応力-歪み線図を**図 2A-1** に示す．

　通常の金属材料では，応力-歪み線図上で初めに直線が現れる．ここではよく知られるフックの法則が成り立っている．この傾き E は

$$E = \sigma/\varepsilon \tag{2A-3}$$

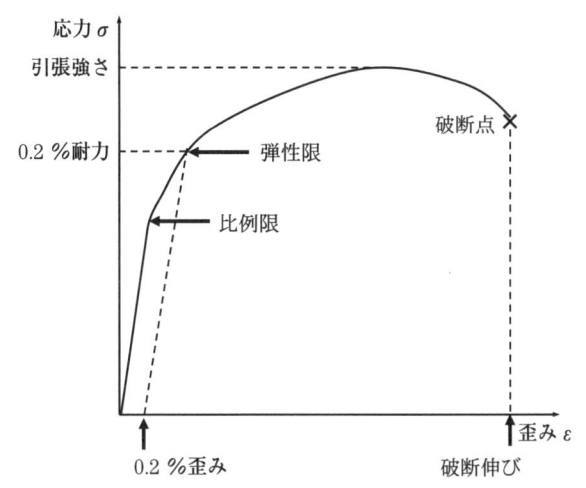

図 2A-1　金属材料の応力-歪み線図．
応力-歪み線図の下の面積が靭性の大きさを示す．

で表される．E は一般的には弾性率であるが，一軸方向の引張変形の場合にはヤング率と呼んでいる．直線部分の終点を比例限と呼ぶ．直線部分は弾性変形の範囲であるが，弾性変形は比例限よりも多少大きい応力まで続く．弾性変形の終点を弾性限という．弾性限から塑性変形が始まり，さらに応力が大きくなって最大値を示す．このときの応力を最大引張強さあるいは単に引張強さと呼ぶ．その後応力-歪み線図上で応力は低下し破断するが，これは以下の理由による．試験片の形の変化に注目すると，最大値を示した応力以上では試験片にくびれを生じ断面積が小さくなる．応力は試験前の断面積 A_0 で割った値であるので，試験中に断面積が小さくなれば見かけ上の応力も小さくなる．したがって，試験中に刻々と小さくなる断面積で割って応力を計算すれば破断まで応力(真応力という)は上昇し続ける．塑性変形の開始する応力を降伏点(弾性限と同じ)といい，材料を選択する上で重要な値である．しかし，これは応力-歪み線図上には現れない．そこで，0.2％の歪みから直線部分に平行な直線を引き，応力-歪み線図との交点の応力を 0.2％耐力と呼び，降伏点の代わりに用いる．0.2％耐力は便宜的に降伏応力の代わりに用いられる値であり，塑性変形開始の目安とされる．つまり，0.2％耐力が大きければ弾性限度が大きく塑性変形しにくいものと考える．破断したときの歪みを破断伸びあるいは単に伸びと呼ぶ．靭性の大きさは，応力-歪み線図の下の部分の面積，つまり積分値に対応する(図 1-3 参照)．上で述べた一連の性質を力学的性質あるいは機械的性質と呼んでいる．

Appendix 2-2　金属の結晶構造

結晶の面と方向を表すために，ミラー指数を用いる．面と座標軸 X, Y, Z の交点の位置を，単位格子の辺の長さの単位として表す(**図 2A-2**)．この図の場合，面は X 軸，Y 軸，Z 軸とは，それぞれ 1, 3, 2 で交わっている．逆数にすると，1/1, 1/3, 1/2 となる．それぞれに分母に最小公倍数 6 を乗じると，6, 2, 3 となる．この面を，(623)と表す．結晶方位の表示法も，面の場合と同じである．ただし，逆数をとらないだけである．

bcc，fcc，hcp の各結晶格子には，その格子特有のすべりやすい面と方向がある．すべりやすい面は，その結晶の中で原子密度が最も高い面である．すべりやすい方向は，原子が最も密に並んだ方向である．それは，最密面ではバーガースベクトルの大きさが最小になっているためである．すべり方向は，すべり面により一義的に決まる．bcc の場合，主なすべり面は(110)，すべり方向は(111)である．

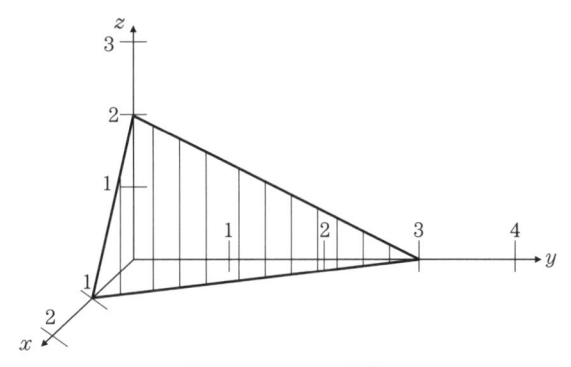

図 2A-2　ミラー指数.

Appendix 2-3　形状記憶と超弾性

　生体用に使用される Ni-Ti 合金は，形状記憶と超弾性を示す．金属材料に応力を加えて塑性変形を起こさせると荷重を除いても塑性変形が残る (**図 2A-3**(a))．しかし，形状記憶合金では塑性変形が残った後に加熱すると元の形状に戻る (図 2A-3(b))．超弾性合金では応力-歪み線図上では塑性変形を起こしているように見えるが，荷重を除くと元の形状に戻る (図 2A-3(c))．

　形状記憶の機構は相変態の仕方にある．相変態には，原子の拡散を伴う変態と伴わない変態がある．形状記憶と超弾性は原子の拡散を伴わない変態であるマルテンサイト変態によって起こる．マルテンサイト変態は，ステンレス鋼のような Fe 合

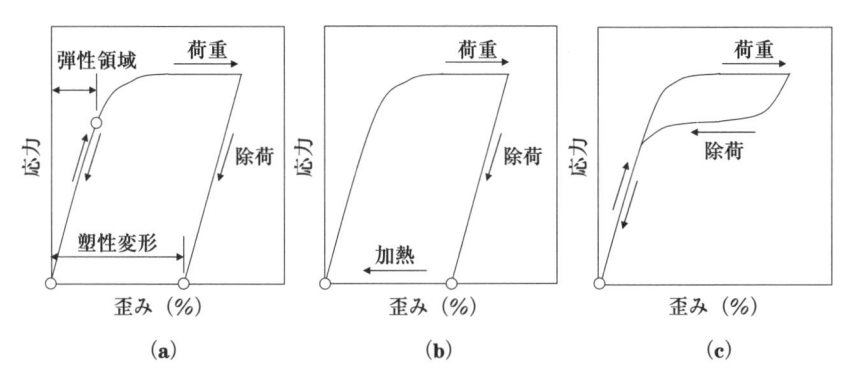

図 2A-3　通常の金属材料 (a)，形状記憶合金 (b)，超弾性合金 (c) の応力-歪み線図の比較.

金,Ti 合金などで見られ,各原子が一原子間隔以内の運動を一定方向に連鎖的に行うことによって結晶構造が変化する.Ni-Ti 合金に見られる形状記憶効果は,マルテンサイト変態によって現れる.Ni-Ti 合金では,温度の変化に伴ってマルテンサイト変態が進行する非等温変態といわれる変態をする.温度変化に伴って弾性変形のように元の状態に戻るために熱弾性型変態ともいわれ,形状記憶を示す合金はほとんどすべてこの熱弾性型マルテンサイト変態を示す.

Ni-Ti 合金の場合,形状記憶効果を示すのは,Ni と Ti が原子比で 1:1 に近い狭い組成範囲に限られる.図 2A-4(a)に示すように,変態温度以上ではオーステナイトと呼ばれる相であるが,温度を下げていくと①からマルテンサイト変態が始まる.この温度をマルテンサイト変態開始温度 M_s 点と呼ぶ.さらに温度を下げると②の M_f 点ではすべてマルテンサイト相になる.逆に温度を上げていくと,③の A_s 点でオーステナイト相への逆変態が始まり,④の A_f 点で元のオーステナイト相になる.この変態を結晶構造の変化で考えると,図 2A-4(b)に示すように,オーステナイト

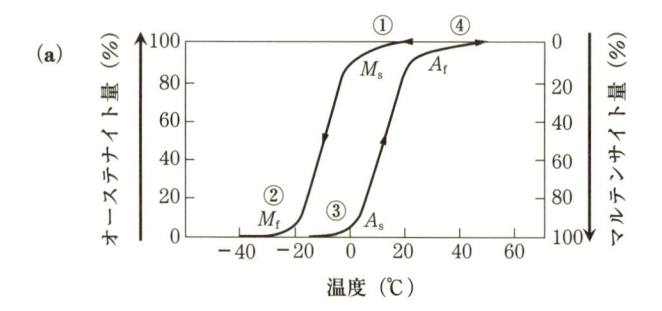

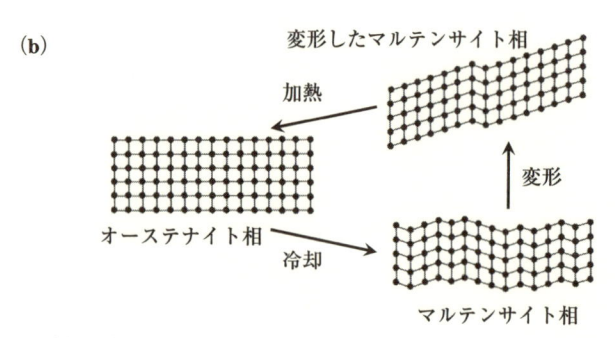

図 2A-4 (a)温度に対するマルテンサイト量とオーステナイト量の関係,(b)形状記憶効果発現のメカニズム.

相にある合金を M_s 点以下に冷却するとマルテンサイト相に変態する．このとき，結晶が幾分歪むが，外見上は変化がない．ここで外力を加えると変形するがこのときはすべりではなく双晶(図 2A-6 参照)[*14] によって変形するため原子の相対的位置には変化がない．そのため，温度をあげると全体としては元の状態に戻る．双晶変形でまかなえるのは，引張歪みに対して 8％程度であり，それ以上ではすべり変形が生じるため，もとの形状には戻らない．

一方，超弾性は温度変化ではなく，同一温度で起こる．A_f 点よりも少し高いオーステナイト相では，結晶が不安定な状態にあり，力を加えると容易にマルテンサイト変態が起こる．このように応力が加わることで起こる変態を応力誘起変態と呼んでいるが，応力誘起によってマルテンサイト相が生じると，双晶変形が起こりやすくなり，双晶によって変形が進行する．応力誘起マルテンサイトは応力が取り除かれると逆変態が起こり，形状記憶の場合と同様に元の形状に戻ろうとする．これにより，双晶による塑性変形が起こっているにも関わらず，荷重の除去によって元の形に戻り弾性変形しているかのような挙動を示す．これが超弾性である．

Appendix 2-4 平衡状態図

簡単な 2 元状態図の模式図(**図 2A-5**)を使って説明する．2 元とは，A と B の 2 種類の元素という意味である．

横軸は元素 A に対する元素 B の重量分率である．縦軸は温度である．この図から，組成を決めると，その合金がある温度で液体か固体か，固体ならばどのような結晶構造をしているかが読み取れる．

図 2A-5 において，α と β はそれぞれ異なった結晶構造をした固溶体である．共に固相(固体)である．α 相は純金属 A の結晶構造を維持しつつ，金属 B の元素を固溶する領域である．すなわち，純金属 A の結晶格子点に B 元素がランダムに置き換わって存在する．β 相は純金属 B の結晶構造を維持しつつ，金属 A 元素を固溶する領域である．α+L は，α 相(固相)と液相が共存する領域である．α+β は，α 相と β 相が共存する領域である．

T_A と T_B は，A, B 各純金属の融点である．組成 C_E, 温度 T_E では，液相，固相の α, 固相の β の 3 相が共存する．冷却の際起こる反応は，L → α+β である．液相から固相の α と β が同時に析出する反応である．この反応は組成 C_E の合金ばかりでな

[*14] 結晶構造が全く同じの二つの結晶が，特定の面を境にして一定の対称の関係で連結した状態．

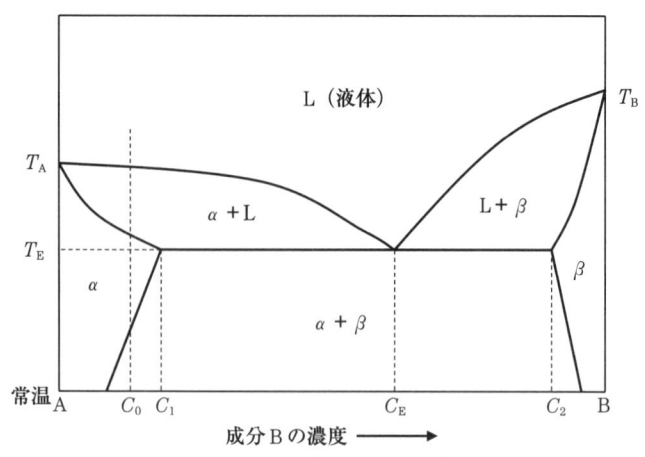

図 2A-5 固溶限のある共晶型2元平衡状態図の例.

く，C_1 から C_2 の間の組成の合金なら液体状態から冷却中に温度 T_E で必ず起こる.

　純 Ti の強度を高めるために，Al で合金化する場合を例にとって説明する．Ti と Al の2元状態図によると，室温では純 Ti は稠密六方格子の相（α 相という）である．しかし，Al の組成が7%以上になると，Ti_3Al 相が析出するようになる．この相が析出すると，延性と靱性が劣化する．それで，2元系のままでは，Al を7%以上添加できない．そこで，Ti_3Al 相の析出を抑えて，Al をなるべく多量に添加して固溶させるために Sn や Zr を添加する．

Appendix 2-5　双晶変形

　すべりによらない塑性変形の機構として，双晶がある．双晶とは，図 2A-6 に示すように，特定の面を境界にして，元の結晶と鏡面対象の関係にある原子配列を持つ結晶の部分を指す．その境界面を双晶面という．双晶形成の特徴は，原子の剪断的な移動によって形成されることである．すべり変形では，すべった部分とすべらない部分の結晶の向きは変わらないが，双晶変形では，双晶面の両側で結晶の向きが異なる．双晶変形は，Ni-Ti 合金における形状記憶と超弾性の機構を理解するうえで重要である．

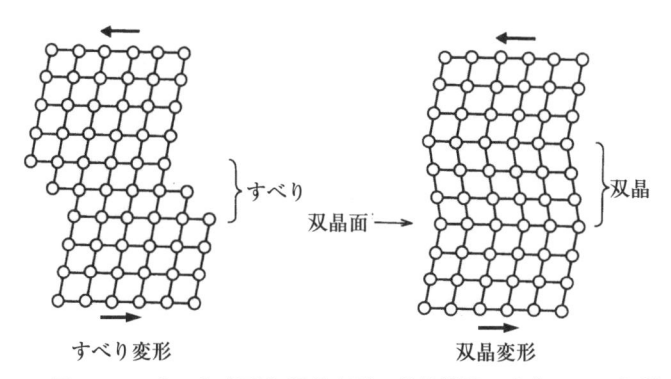

図 2A-6 すべり変形と双晶変形の結晶構造の変化による比較.

Appendix 2-6　腐食の電気化学の基礎

金属の溶解あるいは酸化反応は，金属元素を M とすれば，

$$M \longrightarrow M^{n+} + ne^- \tag{2A-4}$$

の式で表され，Fe を例に取れば，

$$Fe \longrightarrow Fe^{2+} + 2e^- \tag{2A-5}$$

となる．この反応をアノード反応と呼ぶ．アノード反応(2A-4)あるいは(2A-5)で生成した電子を消費する反応がどこかで起こらなければ，アノード反応は進行できない．この場合同じ金属上で，

$$2H^+ + 2e^- \longrightarrow H_2 \text{（酸性水溶液）} \tag{2A-6}$$

$$O_2 + H_2O + 4e^- \longrightarrow 4OH^- \text{（中性・アルカリ性水溶液）} \tag{2A-7}$$

の反応によって電子が消費される．式(2A-6)，(2A-7)の反応をカソード反応という．ここで重要なのは，アノード反応には必ずカソード反応が伴うということである．これらの反応を起こす目的で設けられた電子伝導体を電極という．アノード反応の起こる電極をアノード，カソード反応の起こる電極をカソードと呼ぶ．

アノード反応とカソード反応が電子の過不足を生じずに，自発的に式(2A-4)〜(2A-7)の反応が進行する場合に腐食が起こる．例えば，酸性水溶液中で，Fe は式(2A-5)と式(2A-6)の和から，

$$Fe + 2H^+ \longrightarrow Fe^{2+} + H_2$$

$$\text{（一般的には } M + nH^+ \longrightarrow M^{n+} + (n/2)H_2 \text{）} \tag{2A-8}$$

のように水素を発生しながら腐食する可能性があるが，式(2A-8)の反応が自発的に進行するかどうかは，式(2A-8)の反応の Gibbs 自由エネルギー ΔG の大きさで示さ

れる．この ΔG は図2-12で示したエネルギーである．金属が水溶液中に存在するとき，酸化体 O_x と還元体 R_{ed} が平衡にあるときの金属電極の電位は，平衡電位あるいは酸化還元電位 E_{eq} と呼ばれ，a を活量(濃度)とすれば，

$$E_{eq}=E^0(O_x/R_{ed})+(RT/nF)\ln\{a(O_x)/a(R_{ed})\} \qquad (2A\text{-}9)$$

で示される．R は気体定数，n は酸化体の価数，F はファラデー定数である．式(2A-9)はネルンスト(Nernst)の式と呼ばれる．E^0 は水素の標準電極電位を0とした(水素電極(NHE：Natural Hydrogen Electrode)，あるいは SHE：Standard Hydrogen Electrode を基準とした)ときの電極電位であり，標準電極電位と呼ばれる(表2A-1)．例えばTi電極では，Tiは固体でその活量 $a(\text{Ti})=1$ であるから，$\text{Ti} \Leftrightarrow \text{Ti}^{2+}+2e^-$ の反応の平衡電位は，

表2A-1 水素電極基準の25℃での標準電極電位．

電極反応	標準電極電位（V vs. SHE）
Au $\longrightarrow$ Au^{3+} + 3e$^-$	1.50
Pd $\longrightarrow$ Pd^{2+} + 2e$^-$	0.987
Hg $\longrightarrow$ Hg^{2+} + 2e$^-$	0.854
Ag $\longrightarrow$ Ag$^+$ + e$^-$	0.800
Cu $\longrightarrow$ Cu$^+$ + e$^-$	0.521
H$_2$ $\longrightarrow$ 2H$^+$ + 2e$^-$	0.00（基準）
Sn $\longrightarrow$ Sn^{2+} + 2e$^-$	-0.136
Ni $\longrightarrow$ Ni^{2+} + 2e$^-$	-0.250
Co $\longrightarrow$ Co^{2+} + 2e$^-$	-0.277
In $\longrightarrow$ In^{3+} + 3e$^-$	-0.342
Fe $\longrightarrow$ Fe^{2+} + 2e$^-$	-0.44
Ga $\longrightarrow$ Ga^{3+} + 3e$^-$	-0.53
Ta $\longrightarrow$ Ta^{3+} + 3e$^-$	-0.6
Cr $\longrightarrow$ Cr^{3+} + 3e$^-$	-0.74
Zn $\longrightarrow$ Zn^{2+} + 2e$^-$	-0.763
Mn $\longrightarrow$ Mn^{2+} + 2e$^-$	-1.18
Zr $\longrightarrow$ Zr^{4+} + 4e$^-$	-1.53
Ti $\longrightarrow$ Ti^{2+} + 2e$^-$	-1.63
Al $\longrightarrow$ Al^{3+} + 3e$^-$	-1.66
Mg $\longrightarrow$ Mg^{2+} + 2e$^-$	-2.37
Na $\longrightarrow$ Na$^+$ + e$^-$	-2.71
Ca $\longrightarrow$ Ca^{2+} + 2e$^-$	-2.87
K $\longrightarrow$ K$^+$ + e$^-$	-2.93
Li $\longrightarrow$ Li$^+$ + e$^-$	-3.05

表 2A-2 実用上(見かけ上)の金属の貴な序列

Nb, Ta, Au, Ir, Pt, Ti, Pd, Hg, Ga, Zr, Ag, Sn, Cu, Al, In, Cr, W, Fe, Ni, Co, Cd, Zn, Mo, V, Mn, Mg

M. Pourbaix : Atlas of Electrochemical Equilibria in Aqueous Solution. National Association of Chemical Engineers, Houston, TX, p. 80 (1974).

$$E_{eq} = E^0(\text{Ti}^{2+}/\text{Ti}) + (RT/4F)\ln a(\text{Ti}^{2+}) \qquad (2\text{A-}10)$$

で表される.詳しい説明は避けるが,E^0 が負で大きいほど ΔG が負で絶対値が大きいことに対応し,金属の溶解あるいは酸化反応が起こりやすい.E^0 は,金属のイオン化傾向に対応している.このように,金属電極の電位は必ずある基準電極(参照電極,あるいは照合電極ともいう)に対する電位として表される.

表 2A-1 の標準電極電位は,金属の熱力学的な貴な度合を示す.Au, Pd, Hg, Ag, Cu では E^0 が正であり,酸化が自然に進行しにくいことが分かる.歯科用の Au 合金や Ag-Pd 合金のような貴金属合金は,比較的貴な元素が主成分となっているために耐食性が高い.一方,Ti, Zr, Ta のような生体用金属材料にとって重要な金属元素は極めて酸化しやすい.そのため,酸化物皮膜がその表面を覆って腐食の進行を抑制し,見かけ上貴な金属であるかのような性質を示す.したがって,実用上の酸化のしやすさは標準電極電位の序列とは異なり,腐食電位から**表 2A-2** の順になる.このように表面酸化物皮膜に覆われることで,見かけ上化学的に安定になった状態を不動態という.Ti の場合,常温水中で次式のように反応が起こり,不動態化する.

$$\text{Ti} + 2\text{H}_2\text{O} \longrightarrow \text{TiO}_2 + 4\text{H}^+ + 4e^- \quad (アノード反応) \qquad (2\text{A-}11)$$

このときのカソード反応は,式(2A-6)および式(2A-7)と同じである.大気中においても,空気中の湿分によって式(2A-11)が進行するため,バイオマテリアルとしての製品の状態では,Ti は常に表面酸化物皮膜に覆われ不動態化している.このように金属を不動態化させる酸化物皮膜を不動態皮膜と呼ぶ.

金属を水溶液に浸漬したときの電位は腐食電位と呼ばれ,金属と水溶液の種類によって決まるが,実際には電極表面の状態にも左右される.この電位では,アノード反応とカソード反応が釣り合っており,見かけ上電流は流れないが,体液中では刻々と金属表面の状態が変わるので,浸漬電位は変化する.

ある電位よりも高い電位を貴な電位,低い電位を卑な電位といい,それぞれアノード側電位,カソード側電位という.電極の電位を平衡電位から動かすことを分極という.分極によって,アノード反応とカソード反応のバランスが崩れ電流が流

れる．この現象は電気化学的測定に応用されている．

図 2A-7 に腐食電位を基準としてアノード側およびカソード側に分極したときの分極曲線の模式図を示す．Ti や Ti 合金のような不動態合金の場合，浸漬電位がすでに不動態電位にあるので活性帯域は現れず，分極する前の浸漬電位がすでに不動態域に入っている．不動態保持電流密度はその電位で不動態皮膜の部分的溶解と再析出に必要な電流密度，つまり不動態皮膜を通した金属の溶解しやすさを示している．過不動態溶解開始電位を越えると溶解が起こるので，この電位は高いほうがよいとされている．しかし，バイオマテリアルにおいてはむしろ，不動態領域の電位幅のほうが実用上重要である．孔食発生の際には，不動態域内のある電位から急激に電流が上昇する．

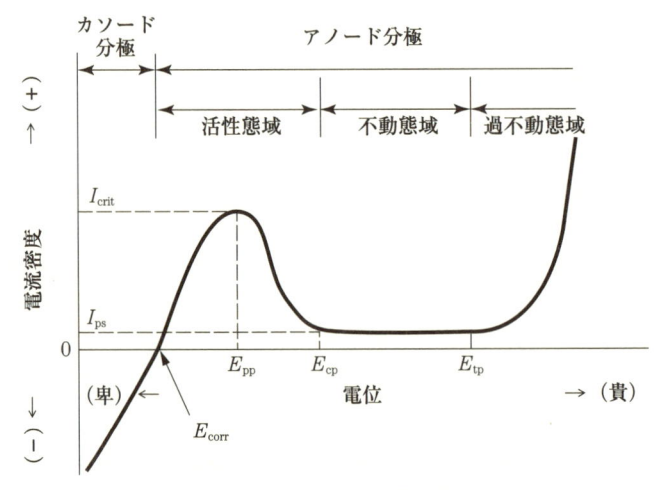

図 2A-7 分極曲線模式図．
E_{corr}：腐食電位，E_{pp}：不動態化電位，E_{cp}：不動態化完了電位，E_{tp}：過不動態溶解開始電位，I_{crit}：臨界不動態化電流密度，I_{ps}：不動態保持電流密度．

Appendix 2-7 細胞毒性

金属元素のうち，ヒトの体の中で比較的多量に存在する必須元素はナトリウム (Na)，マグネシウム (Mg)，カリウム (K)，カルシウム (Ca) であり，微量に存在する必須元素は Cr, Mn, Fe, Co, Cu, Zn, セレン (Se), Mo である．必須と考えられている元素にはリチウム (Li)，ホウ素 (Be), Al, V, Ni, ゲルマニウム (Ge)，ヒ素 (As), Rb, ストロンチウム (Sr), Ag, Cd, Sn, アンチモン (Sb), セシウム (Cs), バリウ

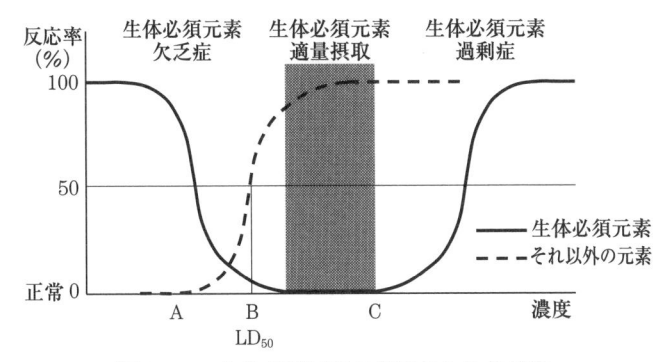

図 2A-8 生体必須元素の摂取量と生体反応．
A：生体非必須元素の最小中毒量，B：生体非必須元素の 50% 反応量，生体必須元素の最小中毒量．LD_{50}：半数致死量（死亡反応のときの 50% 致死量）

ム(Ba)，W，Au，Hg，Pb がある．このうち，As，Cd，Hg，Pb は毒性の強い金属として知られているが，摂取量が微量なら毒性を示さない．Ti のような必須ではない元素も，多量は有毒，少量は無毒である．

生体必須元素は欠乏すれば欠乏症となり，過剰に摂取すれば過剰症と呼ばれる毒性が現れる（**図 2A-8**）．つまり，生体必須元素では適正量の摂取が必要である．毒性を示さない濃度範囲は元素によって異なる．図 2A-8 では，生体必須元素とそれ以外の元素を例に説明したが，これらを化学物質に置き換えても上述の説明は成り立つ．

細胞のコロニー（集塊）形成数を比較する相対増殖率試験（細胞毒性試験の一種）では，50% 細胞増殖抑制濃度（IC_{50}）が指標となる（**図 2A-9**）．縦軸は，検体（毒性を調べたい物質）が入っている容器中で培養した細胞のコロニー数を検体のない容器中で培養した細胞のコロニー数で割った値である．IC_{50} 濃度が低ければ，少ない金属で毒性を示すことになり，毒性が

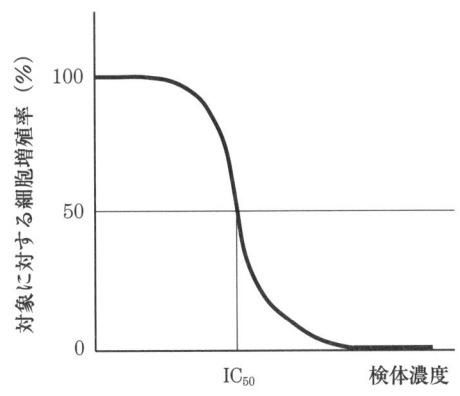

図 2A-9 検体濃度と細胞増殖率の関係．
IC_{50}：50% 細胞増殖抑制濃度．

強いことになる.IC_{50}の比較によって,ほとんどの化学物質の細胞毒性効果を比較することができる.IC_{50}は,図2A-8のLD_{50}を細胞増殖に当てはめたものである.

第3章

セラミック系バイオマテリアル

3.1 セラミックとは何か

3.1.1 概　説

　セラミックは，狭義には，「やきもの(焼き物)」を意味する．セラミックは，「非金属無機物質の粉体を成形・乾燥・焼成して得られる固体」のことである．この場合，ガラスは含まれない．なお，非金属無機物質とは，酸化物，炭化物，窒化物のような物質のことである．

　広義には，「その基本成分あるいはその大部分が無機の非金属物質から構成されている固体を製造しかつ利用する技術および科学」(キンガリー他)も，セラミックの範疇に入る．この場合，ガラスが含まれる．すなわち，非金属の無機質固体を利用した材料とその製造全般を含んでいるのがセラミック科学といえる．本教科書では，広義の定義に従って，無機ガラスもセラミックに含める．

　表3-1に代表的なセラミックの分類を示す．セラミックには，陶磁器のような伝統的なものから，最先端のエレクトロニクスのような分野を支える材料ま

表3-1　セラミックの分類．

分　類	用　途
陶磁器	やきもの，建材
天然材料	石材，宝飾品
セメント	ポルトランドセメント
ガラス	普通ガラス，結晶化ガラス
ファインセラミック	耐火・耐熱材料，構造材料，光学材料，電子材料

である.セラミックは,古くから人類に多くの利益をもたらす材料であった.石もセラミックであるので,セラミック材料と人類との関わりは,石器時代に遡る.その後,土を焼き固めた土器のようなやきものが使われるようになった.それは人類が最初の文明を築く礎となり,現在のさまざまなセラミック製品につながっている.

セラミックの性質を金属や高分子の性質と比べると,一般的な特徴として次の事項を上げることができる.

(1) 耐食性に優れている
(2) 耐摩耗性に優れている
(3) 硬くて脆く,ほとんど変形をしない
(4) 耐熱性に優れている

古代の石でつくられた建物を現在でも見ることができるように,セラミックは非常に耐食耐久性が高い.食器のような器が,古くからやきものでつくられてきたのは,耐食性に優れていたからである.さまざまな食べ物を入れても,やきものは変質したり,成分を溶出したりすることがほとんどない.

セラミックの耐摩耗性に優れている特徴を活かした器具としては,乳鉢がある.乳鉢の多くがセラミックでできているのは,硬いので摩耗せずに擂りつぶすという作業に適しているからである.

しかし,やきものやガラスの食器を高いところから落とすと,簡単に割れてしまう.セラミックは,本質的に脆くて壊れやすいという欠点を持っている.

セラミックを製造する過程は,原料粉末を必要な形状に成形する工程／それを高温で焼き固める工程,からなる.この高温で焼く操作を,焼成という.やきものをつくるとき,粘土で形をつくって,その後焼成するのをイメージすると分りやすい.ばらばらであった原料粉末が高温での焼成により焼き固まる現象を,焼結と呼ぶ.

図3-1に,セラミックが焼結する過程の模式図を示す.固体の表面には,過剰なエネルギー(表面エネルギー)が存在する.固体粉末を加熱すると,融点以下であっても,表面の過剰なエネルギーを低減する方向に拡散による原子の移動が起こり,粉末同士が次第に一体となる.この緻密化現象が焼結である.焼

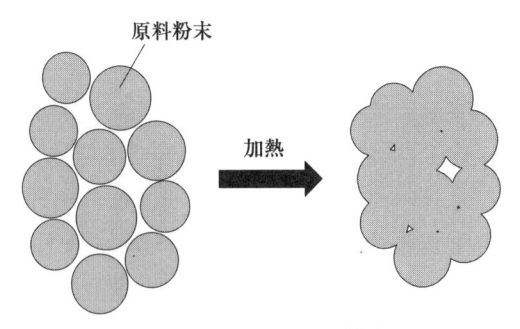

図 3-1 セラミックの焼結.

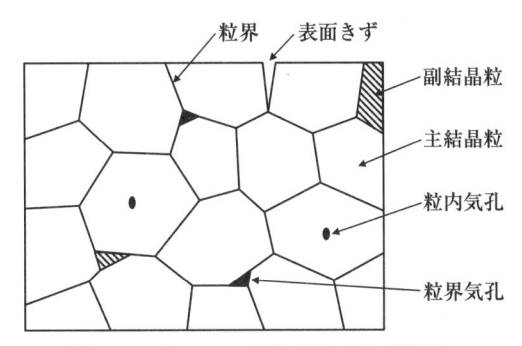

図 3-2 セラミック焼結体の微細構造.

結によって密度が上がり，それに伴って強度が高くなる．焼結の結果得られる物質が，狭義のセラミックに相当する多結晶焼結体である．セラミックの性質は，焼結体の微細構造に大きく依存する．焼結体の一般的な構造を，**図 3-2** に模式的に示す．セラミックの性質を考える際，主構成相の組成や結晶構造だけでなく，粒界の不純物，結晶粒大きさ，その分布，気孔のような事柄も対象にしなくてはならない．

3.1.2 ファインセラミック

やきものという言葉から連想されるのは，伝統的な多結晶焼結体である土器や陶磁器のようなセラミックである．これに対して，電気的特性・磁気的特

性・光学的特性・機械的特性・化学的特性のような，伝統的なセラミックにはない特別な機能を持つセラミックは，ファインセラミックと呼ばれている．ファインセラミックの製造過程も，本質的には伝統的なやきものの製造過程と同じである．しかし，ファインセラミックの場合，原料粉末の純度を高めること／原料粉末の径を小さくし，粒度分布を整えること／精密な組成制御を行うこと／成形や焼成過程を高度に制御すること，が重要である．つまり，目的の機能を発揮させるために，化学組成，微細組織，形状，製造工程を精密に制御してつくられたセラミックが，ファインセラミックである．この章でこれから述べる，バイオマテリアルに用いられるセラミック材料も，生体の機能を修復するという目的のためにつくられるセラミックであり，当然ファインセラミックの範疇に入る．

3.1.3 ガ ラ ス

無機ガラスは，原料を加熱して溶融後，これを急冷する過程を経て得られる．ガラスの定義を理化学辞典で見ると，「無定形状態の一つで，溶融液体を適当に急冷して，結晶させず固化した過冷却状態をいう」と書かれている．図3-3に，ガラス化する物質および結晶化する物質の温度に対するモル容積の変化を示す．Aにある液体状態の物質は，冷却したとき，凝固点(T_m)で固体に相転移後原子がきれいに配列した結晶になるのが，化学的に安定な挙動といえる．それは，融点以下においては，原子がきれいに並んだ固体になる方が全体として自由エネルギーが低くなり，熱力学的に安定だからである．その際，A→B→C→Dの経路を取る．

それに対して，ガラスになる物質は，液体状態から冷却したとき凝固点以下になっても結晶に転移することなく，液体の状態を維持する．それを過冷却という．BからEの間が過冷却液体である．この状態でさらに冷却を続けると，液体の粘度が著しく増大する．その結果，原子配列の変化が温度変化に追従できなくなり，液体の原子配列が凍結された状態で固体になる．それがガラスである．過冷却液体が固体に変わる温度が，ガラス転移点(T_g)である．ガラスには，アルミナやジルコニアのような多結晶焼結体に比べて，以下のような長所

3.1 セラミックとは何か 89

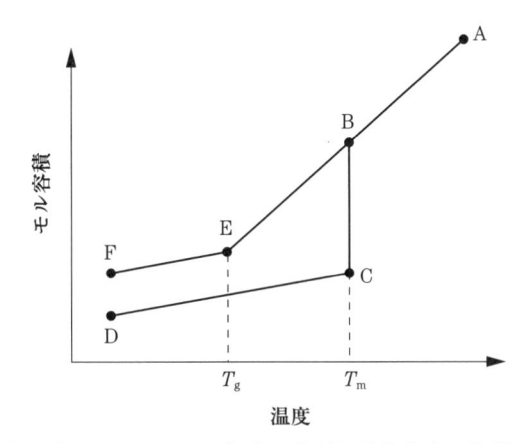

図 3-3 融液の冷却によりガラス化する物質と結晶化する物質のモル容積と温度の関係.
T_g：ガラス転移点，T_m：凝固点(融点)

がもたらされる．
(1) さまざまな形状に成形が可能である
(2) 組成を容易に変えることができる
(3) 光の散乱が非常に少なく，透明である
(4) 等方性である

これらの性質を活用した身近なものに，窓ガラスや食器ガラスがある．ガラスは準安定な状態であるので，適当な条件で再加熱するとガラス中に結晶が生成する．こうして得られた材料が，結晶化ガラス(glass-ceramics)である．以後，結晶化ガラスを意味するときには，単にガラスといわずに結晶化ガラスと断り，従来の非晶質のみからなるガラスを単にガラスと呼ぶ．

結晶化ガラスの中に析出させる結晶の種類や大きさは，ガラスの組成や熱処理条件を変えることにより制御が可能である．結晶を析出させて，強度や加工性のような機械的特性を変化させることができるので，結晶化ガラスをバイオマテリアルとして用いることができる．

3.2 セラミックの特徴

　セラミックは，金属に比べて，一般に硬くて脆い(Appendix 1-1 参照)．この性質の違いは，物質を構成している原子同士の結合様式に強く依存する．セラミックは，イオン結合(結晶中で正負イオンが存在する場合，その静電的クーロン相互作用による結合)や共有結合(スピンの向きの異なる電子対が二つの原子に共有されることによって形成される結合)，あるいはそれらの中間の結合をしている．一方，金属結晶は，金属結合をしている(2.1 参照)．イオン結合や共有結合は，金属結合に比べて，原子間の結合は本質的に強い．したがって，セラミックの応力-伸び曲線の弾性変形域の勾配は，金属に比べて高い(図 1-2 参照)．

　セラミックは力を加えるとほとんど塑性変形することなく破断する．結晶金属が容易に塑性変形するのとは対照的である．金属が塑性変形するのは，すべり面上を線欠陥である転位の助けをかりてすべるからである(2.5.2 参照)．

　セラミックが，金属に比べて脆い(靭性が低い)のは，原子間の結合力が強いことに加えて，次の理由が考えられる．
　(1) 転位密度が低い．実用材料の場合，セラミックの転位密度は，金属に比べて数桁低い
　(2) 転位の移動度が小さい
　(3) すべり系が少ない
　(4) き裂の生成・成長に要するエネルギーが小さい

　低分子の分子を多数共有結合させたものが，(有機)高分子である．高分子の変形は，分子の間のすべりによって起こる．

3.3 バイオマテリアルとしてのセラミックの歴史

　バイオマテリアルとして，セラミックの中で最も古くから利用されているのは，歯冠用の陶材である．1820年代に使われ始め，その後改良が加えられ，現在でも使用されている．体内に埋入するセラミックとしては，1890年頃か

ら石膏($CaSO_4$)が使われ始めた.石膏を骨の欠損部に埋め込んでおくと,石膏は周囲の組織に対して毒性を示すことなく,次第に吸収され骨に置き換わる.しかし,石膏は機械的に弱く,しかも体内で壊れやすいので,バイオマテリアルとして広く用いられるには至らなかった.その後,1960年代終わりから,工業材料として開発された高純度・高密度のアルミナが,人工歯根・人工骨・人工股関節に広く使われ始めた.1970年代初頭には,パイロライトカーボン[*1]が人工心臓弁に使われ始めた.

体内埋入用セラミックは,耐食性が高く,生体内で相対的に安定である.そのために金属イオンの体内での溶出はほとんどなく,したがってそれに伴うアレルギーのような生体毒性は報告されていない.

1971年にアメリカのヘンチ(Hench)らは,骨と直接結合する Na_2O-CaO-

表3-2 生体材料として用いられている代表的なセラミック材料.

用途	用いられているセラミック材料
頭蓋骨修復	生体活性ガラス,水酸アパタイト
耳部インプラント	アルミナ,生体活性ガラス,水酸アパタイト,生体活性コンポジット
顔面修復	アルミナ,生体活性ガラス,水酸アパタイト,生体活性コンポジット
歯科用陶材	正長石や石英を主成分としたセラミック
歯科用インプラント	アルミナ,生体活性ガラス,水酸アパタイト
	水酸アパタイトコーティング,歯内充塡 $Ca(OH)_2$
歯槽骨修復	アルミナ,水酸アパタイト,りん酸3カルシウム,生体活性ガラス
歯周ポケット充塡	水酸アパタイト,りん酸3カルシウム,りん酸カルシウムペースト
経皮デバイス*	水酸アパタイト,生体活性ガラス,パイロライトカーボンコーティング
人工心臓弁	パイロライトカーボンコーティング
脊髄修復	水酸アパタイト,生体活性結晶化ガラス
腸骨置換	生体活性結晶化ガラス
骨充塡材	水酸アパタイト顆粒,りん酸3カルシウム顆粒,りん酸カルシウムペースト,生体活性ガラス顆粒,生体活性結晶化ガラス顆粒
関節修復	アルミナ,ジルコニア,金属上への水酸アパタイトコーティング
固定具	水酸アパタイト-ポリ乳酸複合材料

* 体外から体内に皮膚を貫通して使用する医療用具

[*1] パイロライトカーボン:高温熱分解により生成させた炭素.

SiO_2-P_2O_5系ガラス(Bioglass®)を開発した．Bioglass®は骨と高い親和性を示す材料の開発指針となり，その後開発された水酸アパタイトや結晶化ガラスの研究につながっている．

現在，表3-2に示すようなセラミックがバイオマテリアルとして使用されている．主な生体用セラミックの特性については後の節で述べる．

3.4 骨や関節を修復するためのセラミック

骨や関節を修復するために，これまでに開発されてきた主なセラミックを，表3-3に示す．現在臨床使用されている骨や関節に使われるセラミックは，生物学的な視点から下記のように分類される．

(1) 生体内で化学的に安定な生体不活性セラミック
(2) 骨と直接結合する生体活性セラミック
(3) 生体内で分解吸収される生体吸収性セラミック

生体不活性セラミックは，化学的安定性と高い耐摩耗性を利用して，関節摺動部に使用されている．生体活性セラミックは，異物反応(1.4.3参照)を起こすことなく骨と直接強固に結合するので，人工腸骨や人工椎体などに使用されている．体内で徐々に分解吸収される生体吸収性セラミックは，骨と直接接すると同時に次第に吸収されて骨に置き換わるので，欠損した骨部の一時的代替材料として期待されている．

表3-3 骨や関節を修復するためのセラミックの分類と代表例．

生体不活性材料	アルミナ(Al_2O_3)焼結体 ジルコニア(ZrO_2)焼結体
生体活性材料	Bioglass®（Na_2O-CaO-SiO_2-P_2O_5系ガラス） Ceravital®（Na_2O-K_2O-MgO-CaO-SiO_2-P_2O_5系結晶化ガラス） Cerabone® A-W（Glass-ceramic A-W）（MgO-CaO-SiO_2-P_2O_5-CaF_2系結晶化ガラス） 水酸アパタイト（$Ca_{10}(PO_4)_6(OH)_2$）焼結体
生体吸収性材料	β-りん酸3カルシウム（$Ca_3(PO_4)_2$）焼結体 炭酸カルシウム（$CaCO_3$）

3.4.1 骨の機能と構造

　骨は，体重を支える／運動機能を担う／脳のような重要な臓器を保護する／代謝に必要なカルシウムやりん酸イオンを蓄える，臓器である．骨の構造を図3-4に示す．骨の外側部分は緻密な皮質骨から構成され，内側部分はスポンジ状の海綿骨から構成されている．表面にりん酸カルシウムである水酸アパタイト(化学量論組成では$Ca_{10}(PO_4)_6(OH)_2$)のナノ結晶が析出したコラーゲン線維が編み上げられてロープ状になり，それが束になったものが骨である．コラーゲンはたんぱく質である．水酸アパタイトが骨の約70 wt%を占めているので，骨の機械的性質は水酸アパタイトの機械的性質に大きく依存する．したがって，損傷した天然骨を，人工の水酸アパタイトのようなセラミックで修復しようと考えるのは当然のことである．

　先に述べたように，骨は体を支える臓器であり，さまざまな運動を可能にしてくれる．骨が一部でも欠損すると，患者の生活の質(Quality of Life；QOL)は著しく低下する．実際，骨折により歩行機能に支障をきたすと，高齢の場合には寝たきりの原因にもなる．さらに，ヒトは加齢により，骨密度が低下して骨が弱くなるのに加え，運動能力も低下するために，転倒しやすくなる．そのために，加齢とともに，骨折のリスクが大きくなる．したがって，超高齢社会を迎える現代社会においては，骨を修復する治療技術の役割は，たいへん重要

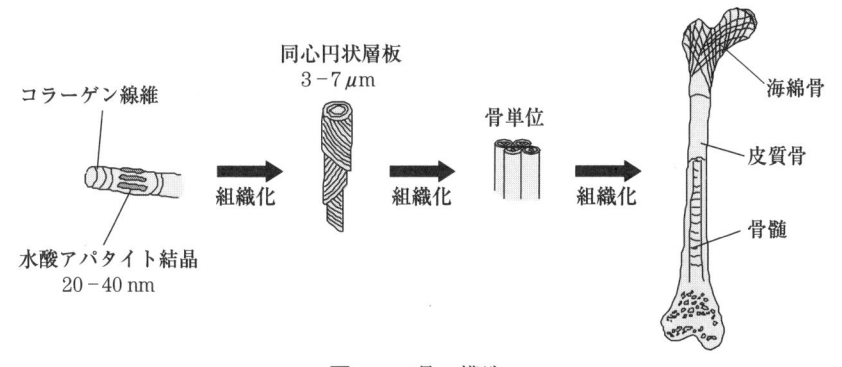

図3-4　骨の構造．

になってきている．

　骨は，骨芽細胞による組織の構築と破骨細胞による分解のバランスを保ちながら，新陳代謝を繰り返している．すなわち，骨組織は自己修復能が比較的高い臓器である．したがって，病気や怪我で骨に欠損を負った場合でも，小さな傷であれば自己修復能力で回復できる．しかし，欠損が大きい場合や病気や老化で回復能力が低下している場合には，自己修復能力だけでは回復できず，移植による修復が必要となってくる．

　骨移植には，自家骨，他家骨，あるいは人工材料が用いられる．

　自家骨移植では，患者の患部以外から健全な骨を採取し，これを患部に移植する．しかし，自家骨移植においては，採取できる骨の量に限界があるとともに，患者の健全な部位を傷付けてしまうという問題もある．

　他家骨移植では，ドナーから提供された骨を移植する．この場合，ドナー数が限られている／ウイルスのような病原体への感染のリスクがある／ドナーごとに骨質に差がある，という問題がある．

　人工材料が骨を修復するために用いられるとき，それを人工骨という．人工骨を用いる場合，次の長所がある．供給量の問題がない／未知の病因物質へのリスクが少ない／安定した品質で提供できる．しかし，自家骨と同じような生物学的親和性と機械的特性を有する人工骨は，未だ開発されていない．

3.4.2　人工関節用セラミック材料

（1）人工関節の摺動部

　関節軟骨や股関節の骨頭が損傷を受け，自己修復できない場合，人工股関節による置換が行われる．1960年代に，Charnleyは，人工股関節のステムと骨頭にステンレス鋼をそしてソケットに高分子量ポリエチレンを用いた，人工股関節のシステムを開発した．その模式図を**図3-5**に示す．骨盤とソケットの固定および大腿骨とステムの固定は，ポリメチルメタクリレート（PMMA）セメントにより行われる．現在では，骨頭にはCo-Cr合金・アルミナ・ジルコニアのような材料が，そしてステムにチタン合金やCo-Cr合金のような材料が，主として使われている．なお，ソケット用材料は，現在，耐摩耗性の優れた超

高分子量ポリエチレン(UHMWPE)*2 が用いられている．

　人工関節では，骨溶解によるゆるみがしばしば問題になる．これは，金属とUHMWPEの摺動部で生じた摩耗粉が原因だと考えられている．体内で生じた摩耗粉は，マクロファージと呼ばれる免疫細胞がこれを取り込んで分解しようとする．その際，マクロファージが出すシグナルが，骨溶解を引き起こす．ステム周辺の骨が溶解すると，大腿骨は人工股関節を十分に支えられなくなり，ゆるみが生じてしまう．したがって，人工股関節では，摺動面における摩耗粉を減らすことは重要である．

　骨頭用材料には，以下の条件が求められる．
(1) 強度が大きく，壊れにくいこと
(2) 摩耗に対して強く，摩耗粉を生じないこと
(3) 摺動面の相手となるソケットを摩耗しないこと
(4) 生体内で安定であること

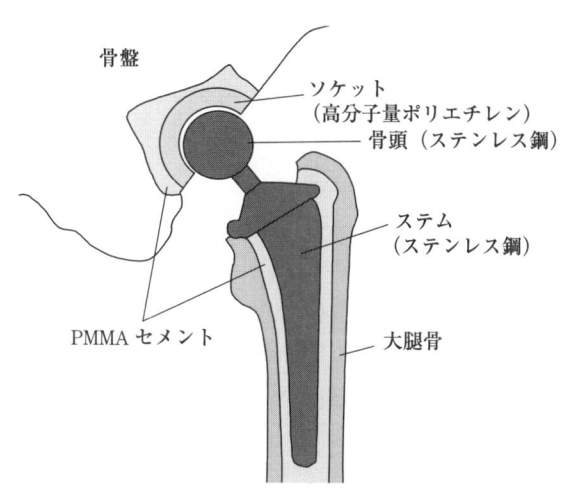

図 3-5　Charnley 型人工股関節の模式図．

---

*2　超高分子量ポリエチレン：分子量が数百万の耐摩耗性に優れたポリエチレン．

(2) アルミナ

摺動面での高分子量ポリエチレン製ソケットの摩耗量を減らすために，生体不活性セラミックであるアルミナ(Al_2O_3)をステンレス鋼の替わりに骨頭に用いた人工股関節が，1970年代に開発された．アルミナは，宝石であるサファイヤやルビーの主成分であり，非常に高強度で硬い．さらに，中性領域では耐食性が非常に高い．したがって，アルミナ製骨頭では，それ自体が体内で摩耗する恐れはほとんどなくなった．その結果，骨頭表面は長期間使用後も滑らかさを維持できるようになったので，高分子量ポリエチレンの摩耗を減らすことができた．

骨頭用アルミナは，アルミナの多結晶体である．曲げ強度や疲労強度は，結晶粒径および不純物量に依存する．十分な強度を得るためには，原料粉末の大きさは0.4 μm 以下で，純度が99.7%以上であることが要求される．焼結中に粒成長が起こると，強度は低下する．この粒成長を防ぐために，原料粉末に微

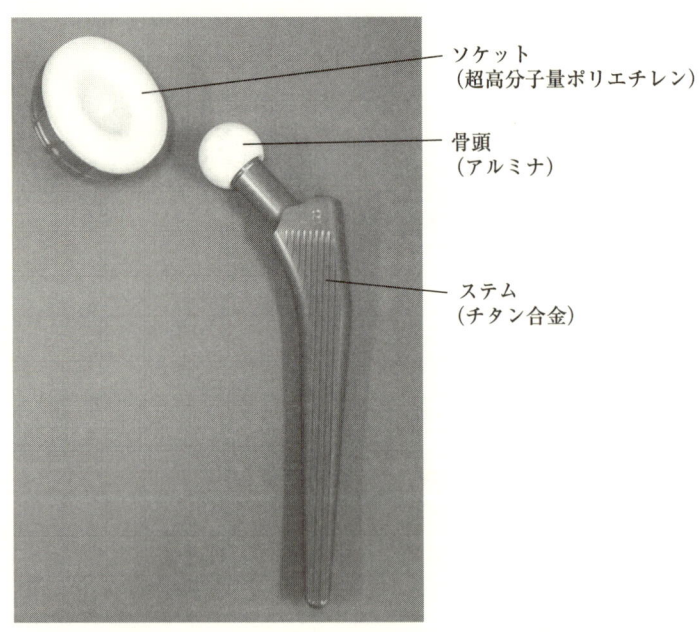

図3-6 セラミックの骨頭を用いた人工股関節.

ソケット
（超高分子量ポリエチレン）

骨頭
（アルミナ）

ステム
（チタン合金）

量(<0.5%)のマグネシア(MgO)が添加される．**図 3-6** に，骨頭にアルミナを用いた，比較的新しいタイプの人工股関節の写真を示す．ステムにはチタン合金が，ソケットにはUHMWPEが用いられている．

人工股関節の骨頭/ソケット摺動面の平均摩耗速度を，**表 3-4** に示す．Co-Cr-Mo合金/UHMWPEの組み合わせに比べて，アルミナ/UHMWPEの組み合わせの摩耗速度は小さい．アルミナ/アルミナの組み合わせでは，摩耗速度はさらに小さくなる．

(3) 部分安定化ジルコニア

ジルコニア(ZrO_2)焼結体も，人工股関節の骨頭として使用されている．ジルコニアは，アルミナに比べて硬さはやや劣る．しかし破壊靭性(Appendix 1-1参照)が大きく，破壊しにくい．

ジルコニアには3種類の結晶系がある．高温から冷却すると，立方晶，正方晶，単斜晶と相転移する．正方晶から単斜晶への相転移のとき，数%膨張する．このために，高温から下げてきたときに割れてしまう．そこで，相転移を起こさせないための工夫が必要となる．相転移を抑えるために，マグネシア・カルシア(CaO)・イットリア(Y_2O_3)のような添加剤を加えて，高温相の立方晶が存在する領域を室温側まで拡大させる．これを安定化ジルコニアという．これは，靭性が低い．そこで，この添加剤の添加量を少なめにして，安定な立方晶ジルコニアの母相の中に，準安定な正方晶ジルコニアの微細相が分散した組織にする．この組織の中をき裂が進展するとき，き裂先端の高い応力のために正方晶が単斜晶に相転移する．その際体積膨張するので，き裂先端に圧縮残留応力が発生し，そのためにき裂成長が抑えられる．その結果，普通のジルコニアに比べて，靭性は高くなる．この複合組織をしたジルコニアを部分安定化ジルコニアという．ただし，ジルコニアは，体液環境下で強度が低下する低温劣化や，放射性同位体を含むことが懸念されており，さまざまな改良が行われている．

耐摩耗性だけを考えれば，表3-4に示したようにソケットも骨頭もセラミック製にするのがよい．しかし，そのような人工股関節はあまり普及していな

表 3-4　人工股関節の摺動面における平均摩耗速度の比較.

材料の組み合わせ（骨頭/ソケット）	摩耗速度（μm/年）
Co-Cr-Mo 合金/超高分子量ポリエチレン	200
アルミナ/超高分子量ポリエチレン	20-130
アルミナ/アルミナ	2

い．それは「セラミックは脆い」という問題が依然としてあるためである．人工関節には大きな衝撃が加わる．それでクッションの機能を果たす UHMWPE がソケットに使われ，ステムには耐衝撃性に優れた金属が用いられることが多い．セラミックが脆く衝撃に弱いために，金属製骨頭の人工股関節を好む臨床医もいる．

3.4.3　人工骨用セラミック材料

（1）　生体活性ガラス

1970 年代以前には，生体内において安定でしかも強度が高いことから，アルミナが骨置換材料として用いられていた．しかし，体内に埋入されたアルミナは，図 3-7 に示すようにコラーゲンでできた線維性の皮膜で取り囲まれ，骨とは直接結合しない．これは生体の防御反応の一つであり，生体は異物である人工材料を線維性皮膜で取り囲むことで周囲の組織から隔離しようとするので

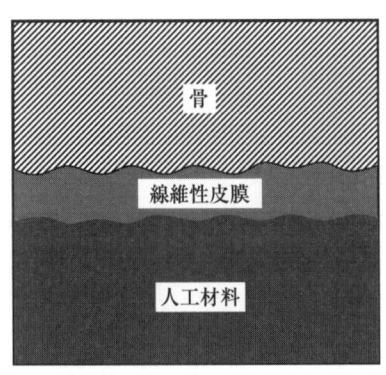

図 3-7　人工材料に対する生体の一般的な反応.

3.4 骨や関節を修復するためのセラミック

ある(1.4.3(2)参照). このように, ヒトは, 生体に備わった防御システムのおかげで, ウイルスや細菌から守られているのである. しかし, バイオマテリアルで体を修復する際には, この防御反応が逆にネックとなる. 骨は体を支える機能を果たしており, 骨には荷重がかかる. したがって, 生体組織と直接結合しない人工材料を長期間体内に埋入した場合, ゆるみを生じてしまう恐れがある. そこで, 骨と直接結合するような材料の開発が望まれていた.

1970年代初頭, アメリカのヘンチ(Hench)ら[1]は, 世界で初めて骨と直接結合する材料を開発した. これは, 特異な生理学的活性を示す材料という意味で, 生体活性材料と呼ばれている. 材料が骨と直接結合する性質は骨結合性と呼ばれ, 人工骨の研究分野では, 材料が生体活性を示すと表現した場合には, 骨結合性を意味する場合がほとんどである. 生体活性材料の表面で新しく骨ができる現象を, 骨伝導性と呼んでいる. ヘンチらが開発した材料は, ある化学組成領域の Na_2O-CaO-SiO_2-P_2O_5 系ガラスであり, 彼らはこれらのガラスを Bioglass® と名付けた. このガラスの特徴は, P_2O_5 を含有すること/SiO_2 含有量が比較的小さいので水と反応しやすい組成を有すること, である.

Bioglass® の中で最も広く研究されているガラス(45S5)の化学組成を, シリカガラスの化学組成および窓ガラスに使われている代表的実用ガラスの化学組成と比較して, 表3-5 に示す.

Bioglass® の化学組成に注目すると, P_2O_5 という成分が加わっているものの, 主な成分が SiO_2・Na_2O・CaO である点は, 一般的な窓ガラスと同じである. しかし, その割合は大きく異なる. 窓ガラスに比べて Bioglass® においては, SiO_2 の割合が小さく, Na_2O や CaO の割合が大きい. このため, Bioglass®

表3-5 代表的な実用ガラスと Bioglass® の組成(wt%).

	SiO_2	Na_2O	CaO	MgO	Al_2O_3	P_2O_5
シリカガラス (石英ガラス)	> 99.5	—	—	—	—	—
ソーダ石灰ガラス (窓ガラス)	70-73	12-15	8-10	1.5-3.5	0.5-1.5	—
Bioglass®	45.0	24.5	24.5	—	—	6.0

の耐食性は窓ガラスより低い．体内で比較的反応しやすい化学組成のガラスが開発されたことで，ガラスと骨との結合が容易になった．無機質である天然骨とは関係がないような組成のガラスであっても，それが骨と結合する性質を示すのは，たいへん興味深い現象である．ガラスが骨と結合する機構については，3.4.3(4)で詳しく述べる．

Bioglass®は，骨だけでなく軟組織とも親和性が高いので，中耳骨(耳の内部の骨)としての使用や，粉末の形で歯周の修復への適用が進められている．

シリカガラスと実用ガラスに関する詳細を，参考のためにAppendix 3-1に示す．

(2) 生体活性結晶化ガラス

Bioglass®は強度が低く，その改善が課題となった．またBioglass®はアルカリ成分が多いために体内で溶解する恐れがあり，それを抑制することも求められた．これらの欠点を解決するために，オキシフルオルアパタイトを析出させたNa_2O-K_2O-MgO-CaO-SiO_2-P_2O_5系結晶化ガラスが開発され，Ceravital®[2]と名づけられた．その後開発された生体活性結晶化ガラスの代表例としては，オキシフルオルアパタイトとウォラストナイト[*3]を析出させたMgO-CaO-SiO_2-P_2O_5-CaF_2系結晶化ガラスであるCerabone® A-W[3](以後，結晶化ガラスA-Wと呼ぶ)や，アパタイトと雲母を析出させたSiO_2-(Al_2O_3)-MgO-Na_2O-K_2O-F-CaO-P_2O_5系結晶化ガラスであるBIOVERIT®[4]が挙げられる．

表3-6に，Bioglass®・結晶化ガラス・ヒトの骨(皮質骨と海綿骨)の機械的性質を示す．結晶化ガラスの曲げ強さは，Bioglass®の強度よりも大きい．結晶化ガラスの中でも結晶化ガラスA-Wの強度は，骨の強度に匹敵する．結晶化ガラスA-Wは，小久保らのグループによって開発された．これは，化学組成MgO 4.6，CaO 44.7，SiO_2 34.0，P_2O_5 16.2，CaF_2 0.5 wt%の無機ガラス粉末を加圧成形後，加熱処理して得られる．加熱処理の過程で，加圧成形材は焼結され，結晶化する．オキシフルオルアパタイトだけではなくウォラストナイト

[*3] 化学式$CaSiO_3$で示される，針状の結晶を持つ鉱物．

表 3-6　Bioglass®, Ceravital®, Cerabone® A-W, BIOVERIT® およびヒトの骨の機械的性質.

物性	Bioglass®	Ceravital®	Cerabone® A-W	BIOVERIT®	皮質骨	海綿骨
密度 (g·cm^{-3})	2.6572		3.07	2.8	1.6-2.1	
硬度 (HV)	458±9.4		680	500		
圧縮強さ (MPa)		500	1080	500	100-230	2-12
曲げ強さ (MPa)	42		215	100-160	50-150	
ヤング率 (GPa)	35	100-150	118	70-88	7-30	0.05-0.5
破壊靱性 (GPa)			2	0.5-1.0	2-6	

も析出するので，高い強度が得られる．結晶化ガラス A-W の破壊靱性は皮質骨にやや劣るものの，強度は皮質骨のそれよりも大きい．生体活性結晶化ガラスも臨床で多くの患者に使用された実績を持っている．

(3) 水酸アパタイト

骨の無機成分である水酸アパタイト ($Ca_{10}(PO_4)_6(OH)_2$) の粉末を化学的に合成し，それを成形・焼成して得られる多結晶焼結体も，骨と結合する人工骨として臨床で使用されている．水酸アパタイト焼結体が骨と結合する性質を有することは，Bioglass® の開発よりも後の 1970 年代後半になって分かったことである．そのころから，水酸アパタイト焼結体製の人工骨を開発する研究が，日本・米国・欧州で盛んに行われるようになった．現在では，それが生体活性セラミックの中で最も多く人工骨として用いられている．図 3-8 に，人工骨として用いられている水酸アパタイト焼結体の写真を示す．頭蓋骨・椎体・腸骨のような骨の補塡材料として用いられている．水酸アパタイトは溶解度が小さく，体内でほとんど吸収されないので，その緻密な多結晶体は残存型の人工骨として使用されている．

水酸アパタイトの結晶構造を簡略化して表した模型を，図 3-9 に示す．水酸アパタイトは，六方晶系の構造をしている．りん酸カルシウム系化合物には，表 3-7 に示すようにさまざまな種類のものが存在する．水酸アパタイトは，約 pH 7 の体液環境で，最も小さい溶解度を示す．つまり，水酸アパタイトは体内で最も溶けにくいりん酸カルシウムである．これは，ヒトが水酸アパタイト

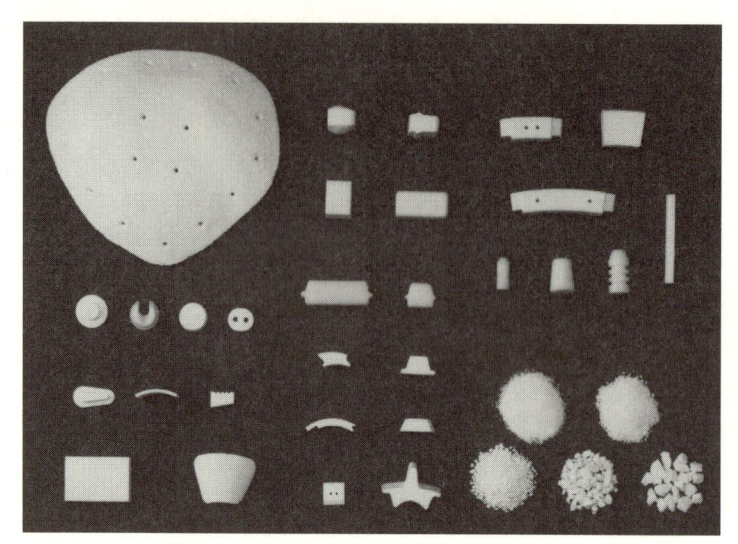

図 3-8　水酸アパタイト焼結体製人工骨.
　　　　写真：HOYA 株式会社提供.

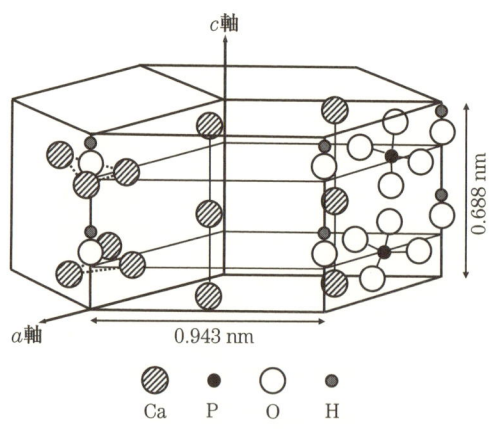

図 3-9　水酸アパタイトの結晶構造を簡略化して表現した模型.

表 3-7 りん酸カルシウムの種類とその溶解度積.

化合物	化学式	Ca/P (モル比)	pK_{sp}*
りん酸 2 水素カルシウム 1 水和物 (MCPM)	$Ca(H_2PO_4)_2 \cdot H_2O$	0.50	highly soluble
りん酸 2 水素カルシウム無水物 (MCPA)	$Ca(H_2PO_4)_2$	0.50	highly soluble
りん酸水素カルシウム無水物 2 水和物 (DCPD)	$CaHPO_4 \cdot 2H_2O$	1.00	6.63
りん酸水素カルシウム無水物 (DCPA)	$CaHPO_4$	1.00	7.02
りん酸 8 カルシウム (OCP)	$Ca_8H_2(PO_4)_6 \cdot 5H_2O$	1.33	95.9
α-りん酸 3 カルシウム (α-TCP)	$Ca_3(PO_4)_2$	1.50	25.5
β-りん酸 3 カルシウム (β-TCP)	$Ca_3(PO_4)_2$	1.50	29.5
水酸アパタイト (HAp)	$Ca_{10}(PO_4)_6(OH)_2$	1.67	117.2
りん酸 4 カルシウム (TTCP)	$Ca_4(PO_4)_2O$	2.00	42.2

* 溶解度積(K_{sp})の負の常用対数をとったもの

を骨格にして進化してきた大きな理由の一つであろう.

　水酸アパタイトの粉末は，さまざまな方法で合成が可能である．代表的合成法に湿式法がある．この方法では，水酸化カルシウム ($Ca(OH)_2$) 懸濁液に Ca/P のモル比が 1.67 となるようにりん酸を加え，さらにアンモニア水を添加することで，pH を塩基性に保つ．そうすると，低結晶性の水酸アパタイトが得られ，これをさらに焼成すると結晶性の高い水酸アパタイト粉末が得られる．その化学式を，式(3-1)に示す.

$$10Ca(OH)_2 + 6H_3PO_4 \longrightarrow Ca_{10}(PO_4)_6(OH)_2 + 18H_2O \quad (3\text{-}1)$$

このようにして得られた水酸アパタイト粉末をプレス成形後，950℃から 1300℃で焼成すると，水酸アパタイトの緻密体が得られる.

　生体組織と水酸アパタイトのより強い結合を期待して，水酸アパタイトの多孔体もバイオマテリアルとして用いられている．多孔体の作製方法には，次のようなものがある.

　(1)焼成したときに気化するナフタレンのような粒子をりん酸カルシウム粉末に混合する．これを焼成すると，ナフタレンのあったところが気孔になり，多孔体が得られる.

　(2)式(3-2)の反応を利用して，水中で水酸アパタイトに転化して硬化するセ

メントに，スクロースのような水溶性高分子を混合しておき，あとでそれを溶解させると，多孔体が得られる．

$$2Ca_4(PO_4)_2O + 2CaHPO_4 \longrightarrow Ca_{10}(PO_4)_6(OH)_2 \qquad (3\text{-}2)$$

(3) 炭酸カルシウムでできた多孔質骨格を有するサンゴに，式(3-3)の水熱反応を起こさせると，多孔質構造を維持したまま水酸アパタイト多孔体が得られる．

$$10CaCO_3 + 6(NH_4)_2HPO_4 + 2H_2O \longrightarrow$$
$$Ca_{10}(PO_4)_6(OH)_2 + 6(NH_4)_2CO_3 + 4H_2CO_3 \qquad (3\text{-}3)$$

気孔径 $100\,\mu m$ 以上の連続気孔を持つ多孔体では，体内に埋め込まれると孔の内部へ新生骨の侵入が認められる．表面積が大きい多孔体は溶解速度が大きいので，少しずつ吸収されて，新生骨に置き換わる．それで，一部吸収性バイオマテリアルとして期待されている．多孔体は，臨床の場で成形や加工が容易にできる．しかし，強度は期待できないので，多孔体は荷重のかからない部位に用いられる．

上述の水酸アパタイト焼結体は，化学量論の $Ca_{10}(PO_4)_6(OH)_2$ の物質である．しかし，天然骨を構成する無機質の水酸アパタイトは，組成や結晶構造が化学量論とは異なる．**表 3-8** に，化学量論の水酸アパタイトとヒトの骨の組成を示す．ヒトの骨を分析すると，ナトリウム・カリウム・マグネシウム・炭酸・塩化物の各イオンが検出される．これらは，体液中に存在するイオンと同じものである．それは，水酸アパタイトがイオン交換を行いやすい性質を持っており，骨の水酸アパタイトがその格子中にこれらのイオンを取り込んでいるからである．化学式で書くと，次の式のようになる．

$$(Ca, M)_{10}(PO_4, CO_3, Y)_6(OH, F, Cl)_2 \qquad (3\text{-}4)$$

M の部分には，Ca^{2+} 以外のカチオンである Mg^{2+}・Na^+・K^+ のようなイオンが入っている．Y の部分には，HPO_4^{2-} のようなイオンが入っている．

天然骨の水酸アパタイトと化学量論の水酸アパタイトを X 線回折測定により調べると，大きな違いが認められる．**図 3-10** にブタの骨(ヒトのものもほぼ同じ)の水酸アパタイトと焼結水酸アパタイトの X 線回折パターンを示す．ピークの位置は同じである．しかし，焼結水酸アパタイトのピークはシャープ

表3-8 ヒトの骨と焼結水酸アパタイトの組成の比較.

成分（wt%）	ヒトの皮質骨	焼結水酸アパタイト
カルシウム	24.5	39.6
りん	11.5	18.5
(Ca/P)モル比	1.65	1.67
ナトリウム	0.7	tr
カリウム	0.03	tr
マグネシウム	0.55	tr
炭酸	5.8	—
ふっ素	0.02	—
塩素	0.10	—
無機成分	65.0	100
有機成分	25.0	—
水	9.7	—

tr：ごく微量混入の可能性あり，—：含まれていない

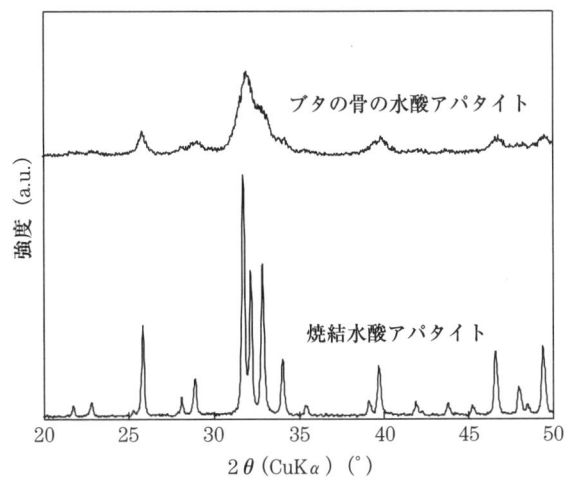

図3-10 ブタの骨の水酸アパタイトと焼結水酸アパタイトのX線回折パターン（骨の水酸アパタイトは，ブタの骨を600℃で熱処理した後に粉砕した試料）.

であるのに対して，天然骨の水酸アパタイトのものはブロードである．X線回折パターンがブロードになるのには，二つの原因が考えられる．一つは結晶性

が低いこと，もう一つは構成する結晶粒サイズが小さいことである．これまでの組成分析から，天然骨中には体液中に存在するイオンと同じイオンの存在が確認されており，結晶性が低いことが確認されている．また，透過型電子顕微鏡による観察の結果から，天然骨の水酸アパタイトの結晶粒粒サイズが小さいことも確認されている．

（4） 生体活性セラミックと骨組織の結合機構

1970年代から始まった生体活性セラミックの開発では，カルシウムやりんを含む材料に重点をおいて設計が進められていた．それは，天然骨の無機成分がりん酸カルシウム化合物の水酸アパタイトであることに起因していた．その後，ガラス，結晶化ガラス，水酸アパタイト焼結体のような骨と結合するセラミックが開発され，無機材料であるセラミックが骨と直接結合する機構が次第に明らかにされてきている．

水酸アパタイト焼結体の結晶構造や組成は，天然骨の無機成分のそれらとは大きく異なっている．しかも，水酸アパタイトを含まないガラスの中にも，水酸アパタイトと同様に短期間で骨と結合するものがある．これらの事実に基づいて，「骨と結合するためには材料そのものに水酸アパタイトの結晶が含まれている必要はない」という仮説が生まれた．

生体活性セラミックと天然骨の界面を観察すると，そこには天然骨の構造に類似した水酸アパタイト（以後，骨類似水酸アパタイトという）から成る層が存在し，それを介して骨と結合していることが分かる．この骨類似水酸アパタイト層は，生体活性を示さないアルミナやジルコニアのようなセラミックと骨の界面には観察されない．それで，先の仮説に続いて，「セラミック表面に骨類似水酸アパタイト層が形成することが，セラミックが天然骨と結合するための条件である」という仮説が生まれた．

小久保ら[5]は，体内における生体活性セラミック表面での骨類似水酸アパタイト層の形成を，彼らの提案した擬似体液(Simulated Body Fluidの頭文字を取ってSBFと略す)中でも再現できることを示した．SBFは，細胞やたんぱく質のような有機物を含んでいない．SBFは，無機イオン濃度だけをヒトの

細胞外液のそれにほぼ等しくして，pHをトリス緩衝剤で7.25または7.40に調節した水溶液である(**図3-11**)．したがって，体内での生体活性セラミック表面における骨類似水酸アパタイト層形成は，細胞やたんぱく質が関係しているのではなく，体液中の無機イオンとセラミックの化学反応による，といえる．SBFに浸漬後の生体活性セラミック表面を薄膜X線回折法とフーリエ変換赤外反射分光法により調べると，表面に析出した骨類似水酸アパタイト層は格子の乱れの多い炭酸イオン含有水酸アパタイトの微粒子から成ることが分かる．このSBF中で生成した骨類似水酸アパタイト層の組成や構造は，天然骨の水酸アパタイトのそれらとよく似ている．

骨類似水酸アパタイト層がセラミック表面に形成されると，生体はこれを異物とは認識しないのであろう．天然骨は，この骨類似水酸アパタイト層を自己(1.4.3(1)参照)と認識して，そこに寄ってくる，そしてこの層を介してセラミックと結合する，と推定されている．これらの知見に基づけば，骨と直接結合する生体活性材料を得るには，**図3-12**に示すように体内で化学反応により表面に骨類似水酸アパタイト層を新たに形成する材料を設計すればよいことになる．厳密にいえば，そのような材料表面を設計すればよい．

体液環境下における材料表面での骨類似水酸アパタイト層の形成速度は，材料の組成や構造によって異なる．形成速度は，焼結水酸アパタイト＜結晶化

イオン	濃度 ($mol \cdot m^{-3}$)	
	擬似体液	ヒトの体液
Na^+	142.0	142.0
K^+	5.0	5.0
Mg^{2+}	1.5	1.5
Ca^{2+}	2.5	2.5
Cl^-	147.8	103.0
HCO_3^-	4.2	27.0
HPO_4^{2-}	1.0	1.0
SO_4^{2-}	0.5	0.5

液温36.5℃
pHをトリス緩衝剤($50\,mol \cdot m^{-3}\,(CH_2OH)_3CNH_2$，$45\,mol \cdot m^{-3}\,HCl$)で7.25または7.40に調整

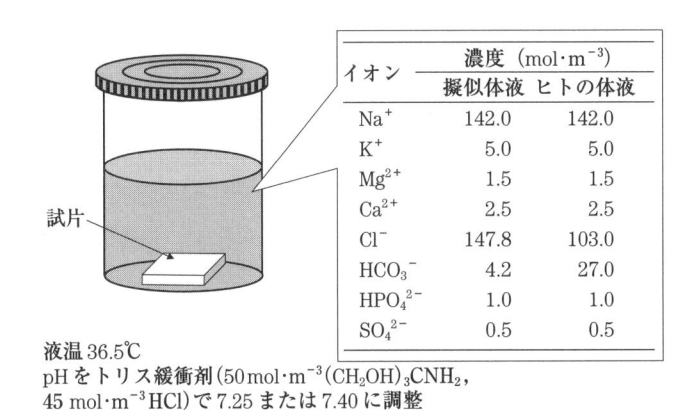

図3-11 ヒトの体液とほぼ等しいイオン濃度を有する擬似体液(SBF)．

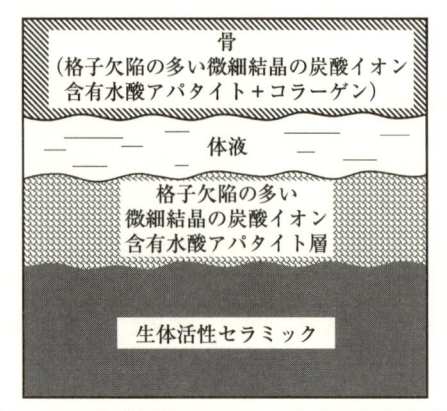

図 3-12 生体活性セラミックと骨の結合機構.

ガラス A-W＜Bioglass® の順に大きくなる.

　焼結水酸アパタイトと体液との反応は，結晶中のイオンと体液中のイオンの交換反応によって進行するので，その反応速度は小さい．焼結水酸アパタイトは化学量論組成($Ca_{10}(PO_4)_6(OH)_2$)に近い組成を有している．それに対して，天然骨の水酸アパタイトは，PO_4^{3-} イオンの一部を CO_3^{2-} や HPO_4^{2-} イオンで置換／Ca^{2+} の一部を Mg^{2+} や Na^+ イオンで置換／OH^- イオンの一部を Cl^- イオンで置換，している．

　結晶化ガラス A-W は，オキシフルオルアパタイトとウォラストナイトの結晶相のほかに CaO と SiO_2 を主成分とするガラス相を含んでいる．骨類似水酸アパタイト層を化学反応で形成するうえで，このガラス相の果たす役割は非常に大きいと推測される．SBF 中における CaO-SiO_2-P_2O_5 系ガラス表面での骨類似水酸アパタイト形成のガラス組成依存性が調べられている．その結果[6] を見ると，骨類似水酸アパタイト層を形成するのは CaO と P_2O_5 を主成分とする組成域ではなく，CaO と SiO_2 を主成分とする組成域においてである．

　水酸アパタイトの成分の一つである P_2O_5 を含有していない2成分系の $50CaO\cdot 50SiO_2$(mol%)ガラスの場合も，SBF 中で骨類似水酸アパタイト層が表面に形成されている．これは次のように説明されている．

　ヒトの体液は，通常水酸アパタイト($Ca_{10}(PO_4)_6(OH)_2$)の溶解度を越えるカ

ルシウムイオン(Ca^{2+})とりん酸イオン(PO_4^{3-})を含有している．体液環境下に $50CaO \cdot 50SiO_2$(mol%)ガラスが曝されると，ガラスから周囲の液に向けて Ca^{2+}が溶出する．その結果，周囲の液の水酸アパタイトに対する過飽和度が上昇する．Ca^{2+}の溶出と同時に，ガラス表面に水和したシリカゲルが形成される．このシリカゲルのSi-OH基が骨類似水酸アパタイトの不均一核形成を誘起する．骨類似水酸アパタイト形成に必要なPO_4^{3-}は，体液側から供給される．骨類似水酸アパタイトが形成されるメカニズムの模式図を，**図 3-13**に示す．すなわち，体内に埋め込まれたガラスや結晶化ガラスのような材料の表面に骨類似水酸アパタイト層が形成されるためには，材料表面から体液方向へのCa^{2+}の溶出が引き金になり，周囲の体液の過飽和度を高めることに加えて，骨類似水酸アパタイトの不均一核形成を誘起する官能基が形成されることが必要である．その後不均一な核形成で生じた骨類似水酸アパタイトが，周囲の体液からCa^{2+}やPO_4^{3-}を取り込んで膜にまで成長する．$50CaO \cdot 50SiO_2$(mol%)ガラスが，実際に骨類似水酸アパタイト層を介して骨と結合することは動物実験により確かめられている．

Bioglass®も，結晶化ガラス A-W と同様に，主な成分はSiO_2とCaOであ

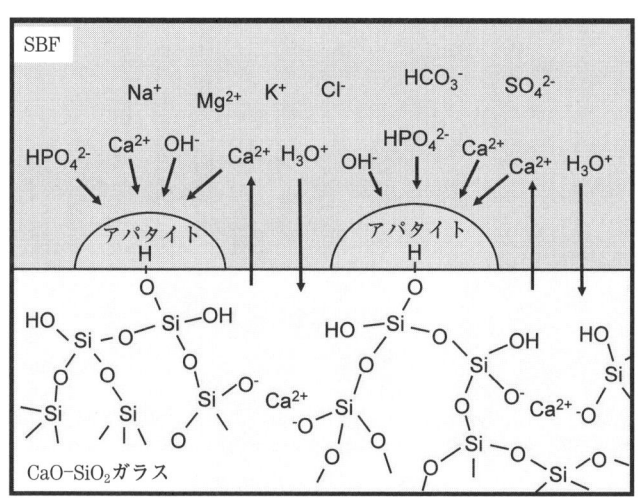

図 3-13 CaO-SiO_2ガラス上に骨類似水酸アパタイトが形成されるメカニズム．

る．Bioglass® が骨類似水酸アパタイトを形成するメカニズムは，CaO-SiO$_2$ 系ガラスの場合と同様である．しかし，Ca^{2+} よりも体液環境への溶出速度の大きい Na$^+$ が含まれるために，イオンの溶出に伴う過飽和度の上昇とシラノール基(Si-OH)の形成が促進され，骨類似アパタイトの形成は，CaO-SiO$_2$ 系ガラスよりも大きくなる．

(5) 天然骨に置き換わる人工骨

1970年代には，体内で徐々に吸収されて骨に置き換わるセラミックが開発されている．それは，天然骨の無機成分である水酸アパタイトと同じりん酸カルシウムの一種の，りん酸3カルシウム(TCP；Tricalcium Phosphate, Ca$_3$(PO$_4$)$_2$)である(表3-7参照)．体液環境下における TCP の溶解度は，水酸アパタイトよりも大きい．そのために，水酸アパタイトがほとんど体内で吸収されないのに対して，TCP は徐々に吸収されて骨に置き換わる．

TCP には，主な結晶相として高温で安定な α 相(α-TCP と呼ぶ)と低温で安定な β 相(β-TCP と呼ぶ)がある．体液環境下では，α-TCP の溶解度の方が β-TCP のそれに比べて大きい．現在，臨床で使用されているのは，溶解度の小さい β-TCP のほうである．気孔径が約 100-400 μm，気孔率が約 75％のものが市販されている(図3-14)．多孔体にしているのは，細胞や生体組織の侵入を期待しているからである．一般に細胞が気孔に侵入してくるためには，少な

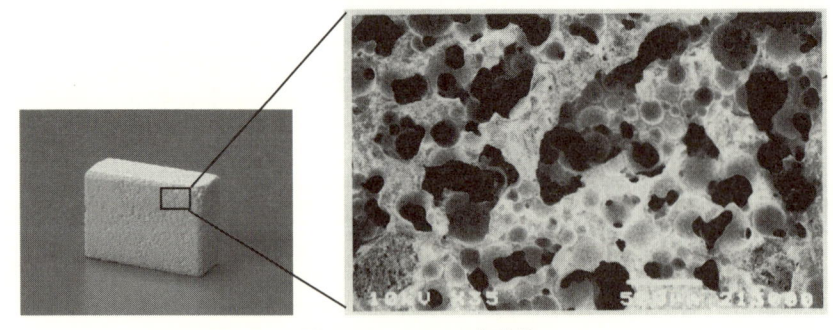

図3-14 β-TCP 多孔体．
写真：オリンパステルモバイオマテリアル株式会社提供．

くとも 100 μm 程度の連続気孔が必要である．多孔体であるので，手術現場で必要な大きさに加工するのが容易である．気孔率は，生体内での吸収速度と引張強さ・曲げ強度・疲労強度のような強度に影響を与える．気孔率を大きくすると，吸収速度は大きくなるが，強度は低下する．したがって，吸収性の人工骨においては，気孔構造を制御することが重要な因子となる．現在，気孔径が約 100-400 μm，気孔率が約 75％のものが市販されているが，より吸収性を求める場合には気孔率を大きくする必要があり，より高い機械的強度を求める場合には，気孔率を小さくする必要がある．

(6) りん酸カルシウムペースト

水酸アパタイトや TCP のような焼結体は，骨補填材料としてブロック状や粒子状で用いられている．しかし，ブロック状の場合，骨欠損部が複雑な形状をしていると，その形状に合わせて成形をするのは困難である．また，粒子状のものを骨欠損部に埋入した場合，粒子が固定されず動いてしまう．そこで，骨欠損部に埋入後短時間で硬化するペースト状の人工骨素材が求められていた．この要求に応えるために，りん酸カルシウムペーストが開発された．

α-TCP 粉末を水と混合して加水分解させると，粉末は水酸アパタイトを生成しながら硬化する．この転化反応が短時間で行われれば，水と粉末を混ぜるだけで硬化する材料が得られる．しかし，α-TCP 単独では水との反応が遅い．そこで，実用製品では α-TCP にりん酸水素カルシウム($CaHPO_4$)やりん酸4カルシウム($Ca_4(PO_4)_2O$)を添加した混合粉末が，短時間で硬化する人工骨用ペーストとして用いられている．さらに，粉末に混合する水に，粘性（操作性）を向上させるためにコンドロイチン硫酸ナトリウムを，硬化時間を制御するために，こはく酸2ナトリウムを加えるような工夫が施されている．

これらの粉末と液剤を適当な配合比で混ぜ合わせると，10 分程度で硬化するペーストが得られる．このペーストは，体液環境下に置かれると次第に水酸アパタイトに転化しながら硬化する．また，この配合比を変えることで，ペーストの粘度を変えることもできる．その結果，注射器で患部に注入できる軟らかい状態から自由な形状にできるやや硬い粘土状態まで，操作性を調整できる

ペーストが得られる．図 3-15 に市販されているりん酸カルシウムペーストの写真を示す．硬化したペーストは，それ自体で荷重を支えるほどの機械的強度は得られないので，臨床では，骨欠損部の修復やネジのような人工材料と骨の隙間を埋めるのに用いられている．

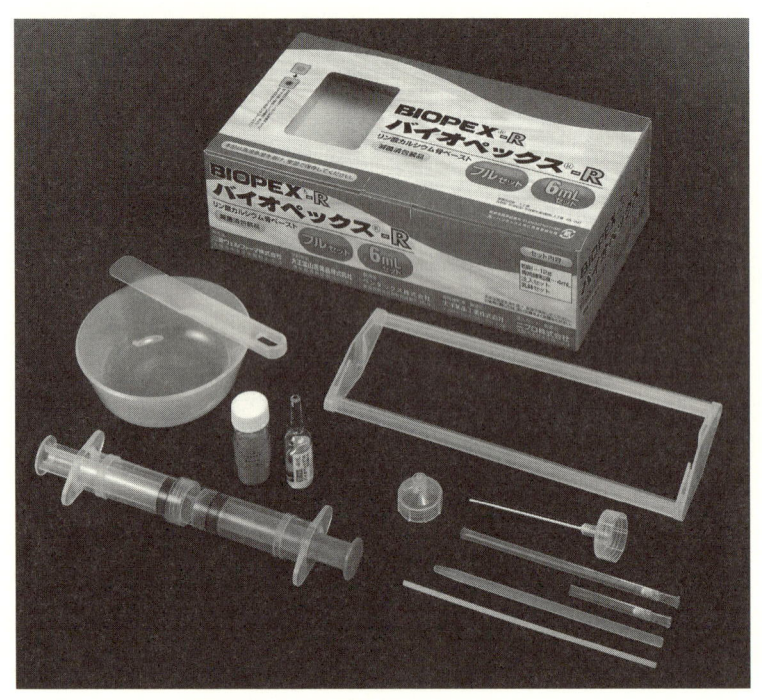

図 3-15　りん酸カルシウムペースト．
写真：HOYA 株式会社提供．

（7）　生体活性複合材料

生体活性セラミックを用いた場合，セラミックは骨と直接結合できる．しかし，従来の生体活性セラミックは本質的に脆く，骨よりも硬すぎるため，限られた部位にしか用いることができなかった．そこで，生体活性セラミックの粉末を有機高分子と複合化した複合材料の開発が進められてきた．ボンフィールド (Bonfield) らはポリエチレンに水酸アパタイトの粉末を機械的に混合した材

料を開発した(**図3-16**).この複合材料は,水酸アパタイト含有量の割合が大きくなるとともに,弾性率が増加し,また骨との親和性も増大する.水酸アパタイトの体積分率が45 vol%を越えると脆くなるが,約40 vol%までであれば適度な柔軟性を示す.一方,水酸アパタイトが20 vol%以下では,複合材料は骨欠損部で線維性皮膜によりカプセル化(1.4.3参照)されるので骨と結合しないが,水酸アパタイトが20 vol%より大きければ,骨結合性を発現する.すなわち,水酸アパタイトの体積分率が20-40 vol%であれば,骨結合性を示しつつ適度な柔軟性を示す.この材料は,人工耳小骨用として臨床で用いられている.

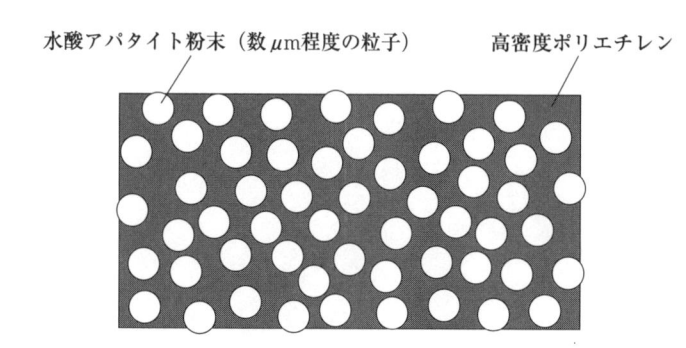

図3-16 ポリエチレンと水酸アパタイトの複合材料の模式図.

3.5 歯科用セラミック

3.5.1 歯の機能と構造

歯は,食事をとるためになくてはならないものである.前歯は食べたものを噛み切る機能を,臼歯は食べたものを擂り潰す機能を持っている.「食べる」ということは,単に生きるためだけでない.食の楽しみは,われわれが豊かに生活していくためには非常に重要なものである.歯は,食べる以外に,力を入れて踏ん張る際にも必要であるし,また咀嚼運動は脳の働きをよくするとも考えられている.さらに,歯は顔の一部であり,美容の観点からも重要な役割を果たしている.

歯は,齲歯(うし:虫歯のこと)・歯周病・怪我のような損傷を受けることが

ある.損傷を受けた場合,それを修復する技術が必要となる.歯の構造を**図3-17**に示す.約95%が水酸アパタイトからできているエナメル質は,人体の中で最も硬い生体組織である.エナメル質中の水酸アパタイトは,結晶性が高い.エナメル質は耐食性と耐摩耗性に優れているので,歯を保護する働きを有している.象牙質は,歯の大部分を占め,エナメル質よりもやや軟らかい生体組織である.水酸アパタイトが,象牙質の約70%を占める.歯髄の部分には,神経や血管が通っている.歯の機能をはたしているのは,エナメル質と象牙質である.それらは主に無機成分からできているので,歯をセラミックで修復するということはイメージしやすいであろう.

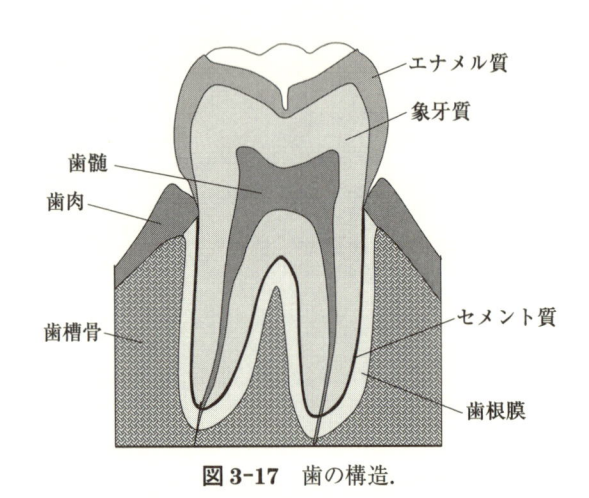

図3-17 歯の構造.

3.5.2 歯科用陶材

義歯(入れ歯)用材料として,セラミックが用いられている.義歯に用いられているセラミック製人工歯の写真を,**図3-18**に示す.義歯床となる高分子材料(多くの場合,ポリメチルメタクリレート)に,人工歯は固定されて使用される.人工歯には,以下のような性質が求められる.

(1) 生体に対して為害性がないこと
(2) 十分な圧縮・曲げ強度を有し,摩耗に対して強いこと

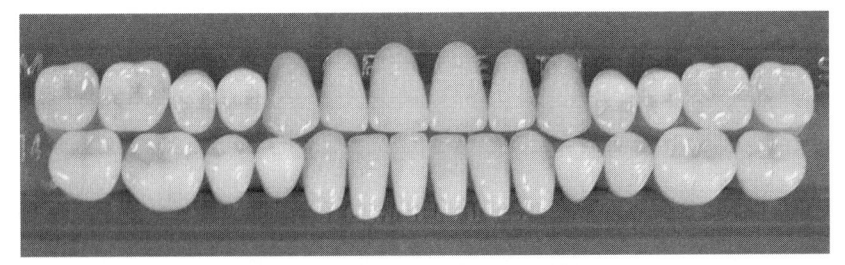

図 3-18 セラミック製の人工歯.
これらを義歯床に並べて義歯とする.

(3) 天然歯と類似した色調,光沢,透明性を具えていること
(4) 口腔内環境で安定なこと
(5) 成形性に優れていること

　歯科材料においては,生物学的性質や機械的性質が重要であるのは当然であるが,他のバイオマテリアルとは異なり,同時に審美性に優れることが非常に重視される.さらに,口腔内環境は食事によりpHおよび温度の変化が起こるので,材質はこれらの変化に対して安定であることが要求される.

　これまで,長石($KAlSi_3O_8$)や石英(SiO_2)を主成分としたセラミックが人工歯用材料として用いられてきた.しかし,現在では,シリカのようなセラミック粒子を充填材に,そしてポリマーをマトリクス材にした複合材料製人工歯が,主流になってきている.セラミック粒子を複合化することによって,十分な強度と耐摩耗性が得られる.無機と有機の複合材料であるから,コンポジット(複合体)レジンと呼ばれている.コンポジットレジンでは,ポリマー中にセラミック粒子充填材を均一に分散させる技術が重要である.

　臼歯の歯冠の修復には,多くの場合,金属材料が用いられている.それは,金属材料は靱性が高く,しかも成形しやすいからである.しかし,金属材料は金属光沢を有するので,審美性の点から好まれない.そこで,特に前歯のような審美性が求められる部位では,審美性の高いセラミックが用いられている.このように,セラミックは,天然歯によく似た色調や透明性を有し,また,生体親和性,耐摩耗性,化学的安定性に優れている.そのために,セラミックは

歯科分野において審美修復を目的とした治療に欠くことのできない材料となっている.

3.5.3 充塡材およびセメント

齲歯などの処置により,窩洞(かどう:歯の欠損部のこと)が生じる.欠損部が小さいときは直接充塡するために／欠損部が大きいときはクラウンやインレーのような修復物を合着させるために,グラスアイオノマーセメントや上記のコンポジットレジンが広く用いられている.ここでは,ガラスの特性をうまく利用しているグラスアイオノマーセメントについて概説する.

グラスアイオノマーセメントは,$CaO-Al_2O_3-SiO_2-F$系ガラス粉末を,ポリアクリル酸のようなポリアニオン水溶液と混合したものである.ポリアニオンが酸性であるので,混合相手であるガラス粉末からカルシウムイオンおよびアルミニウムイオンが溶出する.これらがポリアニオンを架橋して,強固なゲルを形成して硬化する.このゲル中に反応したガラス粉末が分散した形で硬化体ができ上がる.硬化機構を図3-19に示す.

このようなセメントには,次の性質が求められる.
(a)操作中には十分な流動性(適度な可塑性と硬化性)があること
(b)使用後急速に硬化し,十分な強度を示すこと
(c)硬化後歯質や金属などと接着性が高いこと
(d)硬化後口腔内で強度と耐食性が高いこと
(e)生体に為害性がないこと

グラスアイオノマーセメントの優れている点は,歯質に対して高い接着強度を示すこと／その内部からふっ化物イオンを徐放するので齲歯を予防する効果があること,である.歯質に対して高い接着性を示すのは,ポリアクリル酸のカルボキシル基が歯質の水酸アパタイトのカルシウムイオンとイオン結合するからである.ふっ化物イオンは,硬化時に反応したガラスから溶出し,これが硬化体中のゲル中に取り込まれていると考えられる.このふっ化物イオンが,ゆっくりと口腔内で徐放される.徐放されたふっ化物イオンは,歯質の水酸アパタイトの格子内に取り込まれる.水酸アパタイトはふっ化物イオンを取り込

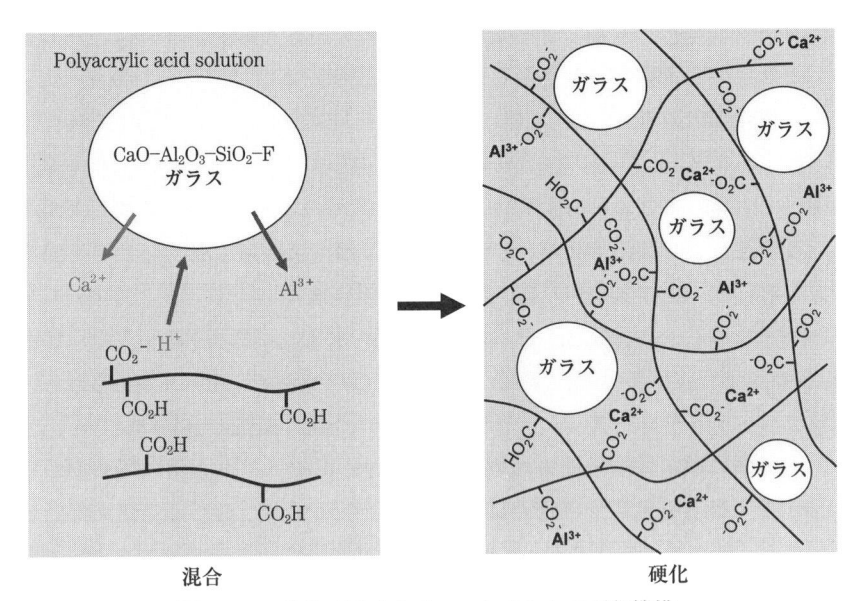

図 3-19 グラスアイオノマーセメントの硬化機構.

むとその溶解度が小さくなって溶けにくくなるので，歯質は齲歯になりにくくなる．

　グラスアイオノマーセメントは，ガラス粉末を用いているので，ガラスの組成を変えることでその特性を調整できる．このセメントの硬化は，ガラスとポリアクリル酸の酸塩基反応に基づいたものであり，ガラスの化学的特性をうまく利用した材料といえる．

3.6　セラミックの金属材料基板へのコーティング
3.6.1　水酸アパタイトのコーティング

　金属材料表面へのセラミックのコーティングは，古くから装飾目的で琺瑯（ほうろう）として古くから用いられていた．金属材料表面にセラミックをコーティングする技術は，バイオマテリアルにも利用されている（2.10.2参照）．

　骨のような荷重がかかる部位の修復には，金属材料が用いられている．しか

し，金属材料は，相対的に体内耐食性が低く，また生体組織との適合性も低い．これらの金属材料の欠点を補うために，表面に水酸アパタイトのコーティングが行われている．

水酸アパタイトは，骨の無機成分と同じであるので，他のセラミックや金属に比べて生体組織との親和性が高い．しかし，そのままでは脆いので，荷重を支える部材としては使えない．そこで，荷重のかかる部位に用いるバイオマテリアルとして，生体親和性の高い水酸アパタイトをコーティングした金属材料が開発されるようになった．そうすることで，水酸アパタイトの優れた生体組織親和性と金属の高い強度・靭性を併せ持ったバイオマテリアルが得られる．

水酸アパタイトをコーティングした金属材料は，生体組織と容易に結合し，生体内で早期に固定する．そのために固定のためにセメントを用いる必要がない．骨セメントを使用する場合に比べて，長期間にわたって安定性が保たれる．人工股関節のステム用や人工歯根用金属材料の表面に，水酸アパタイトをコーティングしたものが開発されている．**図3-20** に水酸アパタイトをコーティングした人工歯根の写真を示す．骨に埋入される部分に，水酸アパタイトがコーティングされている．

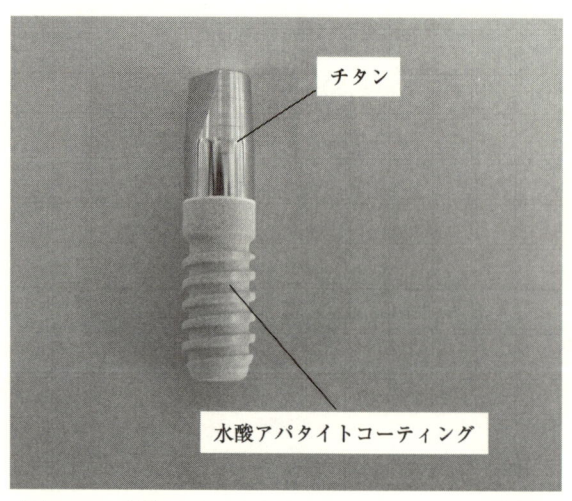

図3-20 水酸アパタイトコーティングした人工歯根．

金属系バイオマテリアルのコーティング膜には以下の性質が求められる．
(1) コーティング膜は，生体組織に対して親和性を有すること
(2) コーティング膜は，十分な強度と靭性を具えていること
(3) 生体内でコーティング膜から溶出するイオンは，生体に有害でないこと
(4) コーティング膜は，金属材料表面と強く結合していること

コーティング法には，プラズマ溶射法，電気泳動堆積法，スパッタ法，熱間等方加圧式焼結(HIP)法，フレーム溶射法などがある．その中で，水酸アパタイトのコーティングにはプラズマ溶射法が広く用いられている(Appendix 3-2(1)参照)．

3.6.2 カーボンのコーティング

カーボンも生体との親和性が高いので，コーティング材料として使用されている．パイロライトカーボンは，耐食性が高い／強度が高い／耐摩耗性が高い／抗血栓性が高い．それで，パイロライトカーボンは，人工心臓弁の表面のコーティングに用いられている．パイロライトカーボンとは，炭化水素を熱分解することにより化学気相蒸着したカーボンのことである．

3.7 癌治療用セラミック

セラミックは，癌治療にも用いられている．現在，癌治療法は，外科療法・化学療法・放射線療法に大別される．外科的に器官を切除してしまうと，その形状は維持されず，機能の回復も望めない．化学療法は，強い副作用を伴う．それに対して，癌細胞を放射線で死滅させる放射線療法は，癌細胞だけを死滅させて器官の形状や機能を温存できるので，注目されている．しかし，同時に正常細胞にも放射線を照射してしまうので，正常細胞もダメージを受ける．それで，いかにして局所的に放射線を癌細胞だけに照射するか，その工夫が必要となる．現在，CTのような画像診断をもとに，放射線治療は急速に進歩してきている．外部から放射線を照射する際，治療部位に効果的に放射線が照射され，同時に周囲の正常組織があまり照射されないように，放射線の照射方向を

制御する工夫がなされている.

さらに一歩進んで，治療部位に直接放射線源を挿入して，局所的に放射線照射する方法も開発されている．ここでは，局所的に放射線を照射するために開発されたセラミック微小球について述べる．

デイ(Day)らは，癌に侵されている肝臓の部分に直接放射線照射をして局所的に治療するために，直径 15-35 μm の Y_2O_3-Al_2O_3-SiO_2 系ガラス微小球を開発した．このガラス球に中性子線を照射すると，ガラス中の非放射性の^{89}Y が，半減期 64.1 時間の β 線放射体の ^{90}Y に変化する．中性子線照射の際，Y 以外の元素が放射化されないようにガラスの成分が選択されている．この放射化されたガラス球を，カテーテルを用いて動脈を通して肝臓に送り込むと，ガラス球は肝臓癌内の細動脈を詰める．つまり，このガラス球は癌への栄養補給を絶つと同時に，β 線を直接照射して周囲の癌細胞を死滅させる(図 3-21).

一般に，肝臓の癌組織への血流量は，正常組織へのそれよりも多いので，微小球は癌部位に蓄積しやすいと考えられている．さらに，粒径が制御してあるので，正確に注入すれば，微小球が肝臓の毛細血管以外の部位に流れ出る恐れはほとんどない．β 線は 5 mm 程度の距離しか到達しないので，周囲の正常組織まで放射線照射する恐れは少ない．また，耐食性が高くなるようにガラス組成を選択しているので，放射性の ^{90}Y が溶出して他の部位に障害を引き起こす

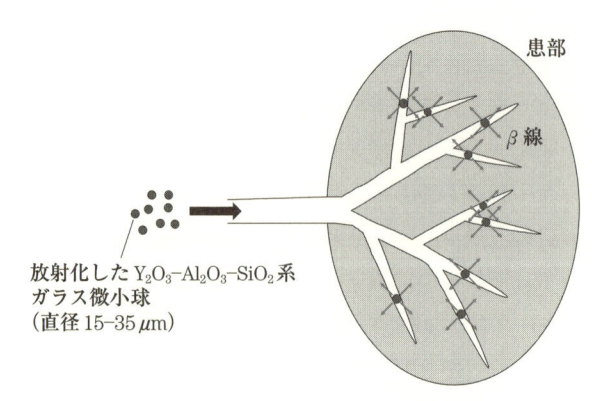

図 3-21 ガラス微小球による癌治療．

恐れも少ない．したがって，体内に残存してもそれほど問題はないと考えられている．このガラス球は，カナダで実用化されている．

3.8 将来への展開
3.8.1 薬理機能を持つセラミック

　人工骨用セラミックへの，骨形成促進および骨吸収緩和の薬理機能を付加する試みが行われている．例えば，生体の微量必須元素である亜鉛は，骨芽細胞による骨形成を活性化する一方，破骨細胞による骨吸収を抑制する機能を有している．亜鉛含有 TCP をりん酸カルシウム系ペーストに添加すると，骨芽細胞様細胞の増殖率が高くなる．Bioglass® や結晶化ガラス A-W から溶出するけい素も少量であれば，骨形成に有効な微量元素として働く．亜鉛やけい素のような元素を微量利用して，薬理機能を持つ新しいバイオマテリアルが開発されるのではないかと期待されている．

　水酸アパタイトの電気的特性を利用することで，生体組織や体液の生理学的活性を制御する技術も開発されつつある．水酸アパタイト焼結体を加熱下で直流電界中に置くと，分極（Appendix 2-6 参照）した水酸アパタイトが得られる．この分極効果は，室温に戻して外部電界を取り除いても，6ヵ月以上の長期間保持される．そのため分極させた水酸アパタイトを体内に埋入すると，局所的な電場を生体組織に長期にわたって作用させることができる．分極水酸アパタイトを SBF に浸漬すると，負電荷が誘起された水酸アパタイト表面では骨類似水酸アパタイトの生成が促進される．一方，正電荷に誘起された表面では，その生成は抑制される．動物実験によれば，負電荷を誘起された水酸アパタイトの表面近傍は，正電荷に誘起された表面近傍に比べて，骨芽様細胞の活動が旺盛であり，新生骨と材料の接合が認められる．

　以上の知見は，水酸アパタイトのようなセラミックの電気的特性が，生体組織や体液の生理学的活性の制御に寄与できることを示唆している．

3.8.2 有機と無機のナノ複合材料

　現在使用されている人工骨用生体活性セラミックは，天然骨に比べて，破壊靭性(Appendix 1-1参照)が低い／ヤング率が高い，特性を持つので限られた部位にしか用いることができない．先に述べたように，これを解決するために，水酸アパタイトのような生体活性セラミック粉末とポリエチレンのような高分子を複合化した材料が開発されている．しかしながら，この手法では生体活性セラミック粉末が高分子中に埋もれてしまうので，十分な生体活性が発現されない．そこで，分子レベルで生体活性成分と有機成分を複合化したバイオマテリアルの開発が行われている．それを，ナノ複合材料あるいはハイブリッド材料という．

　CaO-SiO_2系ガラスが生体活性を発現する機構に基づくと，体内で骨と結合する材料を開発するには，Ca^{2+}を放出する成分とシラノール基(Si-OH)を生成する成分を具えた材料にする必要がある．これらの基礎成分を高分子で修飾すれば，骨結合性と種々の機械的特性を併せ持つ新しいバイオマテリアルが得られる可能性がある．

　具体的には，Si-OH基を含有する有機物質を合成するプロセスとして，アルコキシシラン化合物の加水分解と縮重合を利用するゾル-ゲル法が用いられている．有機成分であるポリジメチルシロキサン(PDMS；$(Si(CH_3)_2$-$O)_n$)とテトラエトキシシラン(TEOS；$Si(OC_2H_5)_4$)および無機成分である硝酸カルシウムを用いて，ゾル-ゲル法で無機成分と有機成分を分子レベルで複合化したナノ複合材料が開発されている．この材料のモデル構造を，**図3-22**に示す．TEOSは，ゾル-ゲル過程において加水分解し，無機物のシリカゲルと同じ構造になりSi-OHを与える．この材料は，生体活性ガラスと同じようにSBF中で表面に水酸アパタイト層を形成する．

　有機鎖の側鎖にSi-OH基を導入したナノ複合材料も研究されている．3-メタクリロキシプロピルトリメトキシシラン(MPS；H_2C=$CCH_3COO(CH_2)_3Si(OCH_3)_3$)を用いて，2-ヒドロキシエチルメタクリレート(HEMA；H_2C=$C(CH_3)COOCH_2CH_2OH$)を主成分としたポリマーを調製する．得られた高分子

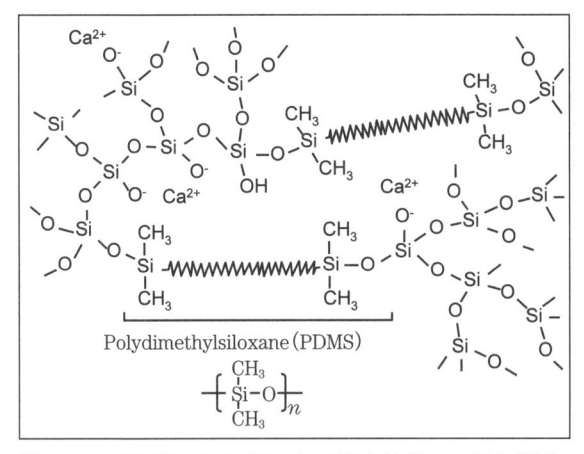

図 3-22　PDMS-CaO-SiO$_2$ ナノ複合材料のモデル構造.

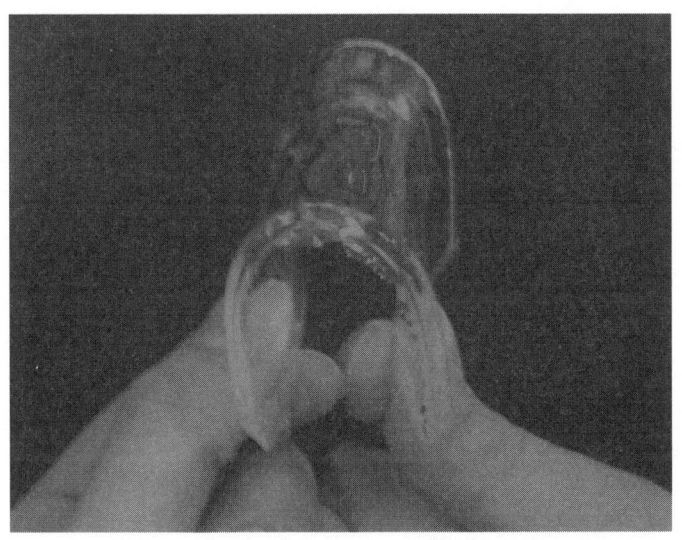

図 3-23　MPS-HEMA-CaCl$_2$ ナノ複合材料の柔軟性.

溶液に CaCl$_2$ を添加後乾燥させて，水酸アパタイト形成を誘導する成分を導入したナノ複合材料とする．得られた材料は，図 3-23 に示すように柔軟性を示しており，SBF に浸漬すると表面が水酸アパタイト粒子で覆われる．この種

の有機・無機のナノ複合材料は，それ自体で柔軟性と生体活性を併せ持つ材料となり得る．さらに機械的特性の優れた高分子材料にコーティングすることや従来の高分子材料にブレンドすることで，より広範囲のバイオマテリアルに応用できる可能性がある．このような有機・無機ハイブリッドの技術を応用すれば，生体活性セラミックの示す骨結合性と有機成分の示す機能性を併せ持つ新素材が開発されると期待できる．

3.8.3　生体中の反応を模倣した材料設計

　生物は，骨や歯のような無機成分を含む高度な生体組織を，常温常圧下で見事に合成している．その機構は，体液からの無機固体の析出反応である．そこで，生体内で起こる反応を手本として，それらを模倣したプロセスで，有機高分子の基板上に水酸アパタイトを形成させるバイオミメティック（生体模倣）な合成法が注目されている．SBF は体液と同様に水酸アパタイトが過飽和な溶液であるので，生体活性セラミックを SBF に浸漬すると，その表面に自発的に骨類似水酸アパタイトが形成される．そこで，水酸アパタイトの核形成を誘起する官能基を導入した有機高分子の板を SBF に浸漬し，液中 Ca^{2+} イオンの濃度を高めると，その表面に骨類似水酸アパタイトが析出する．この方法で作製した複合材料は，生体組織親和性の高い天然骨に類似した水酸アパタイトで表面が覆われているので，体内に埋入されたとき生体親和性を十分に発揮できる．

　一例として，SBF 中で骨類似水酸アパタイトを析出させたアルギン酸多孔体表面の走査型電子顕微鏡写真を，**図 3-24** に示す．アルギン酸は多糖類であり，化学反応により Si-OH 基とカルシウムイオンが導入されている．アルギン酸の多孔体表面は鱗片状の骨類似水酸アパタイトで覆われている．

　体液に類似した SBF 中の水酸アパタイトの結晶成長速度は，
　(1) 溶液の温度を上げること
　(2) 溶液中の水酸アパタイトの成分であるカルシウムイオン，りん酸イオン，水酸化物イオンの各濃度を高くすること
により速くできる．さらに，SBF の構成イオンの割合を変えることにより，

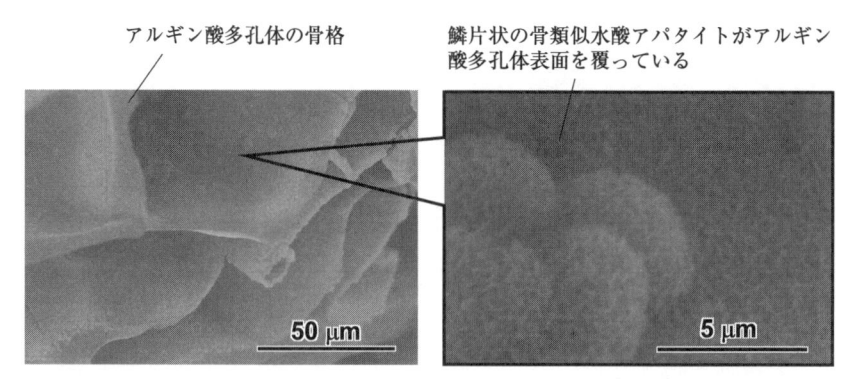

図 3-24　アルギン酸-骨類似水酸アパタイト複合材料の走査電子顕微鏡(SEM)写真.

生成する水酸アパタイトの組成も制御できる．例えば，二酸化炭素の分圧を高くして，SBF 中の炭酸イオン濃度を高めると，生成する水酸アパタイトは大気下で生成する場合に比べて，炭酸イオンの含有率は高くなる．このように，生成する水酸アパタイトの構造や組成を制御できるので，より天然骨に近い水酸アパタイトを形成させることも可能である．さらに，細胞に対して活性なたんぱく質や薬剤を SBF に添加しておくと，生成する水酸アパタイトにそれらを担持することが可能である．一般に，たんぱく質は熱や pH の変化により容易に変性し，その機能を失う．しかし，この方法であれば，穏やかな環境で水酸アパタイトを形成させることができるので，たんぱく質や薬剤をその機能を損なうことなく担持させることができるのである．

3.8.4　再生医療を目指したセラミックの足場材料

再生医療の足場材料用セラミックについては，第 6 章で詳述される．

第3章 参考書

(1) 曽我直弘:初級セラミックス学,アグネ承風社(1993)
(2) W. D. キンガリー 他;小松和蔵 他共訳:セラミックス材料科学入門 基礎編,内田老鶴圃(1980)
(3) 山根正之:はじめてガラスを作る人のために,内田老鶴圃(1989)
(4) 加藤誠軌:標準教科セラミックス,内田老鶴圃(2004)
(5) 作花済夫 編:ニューセラミックスの活躍,アグネ(1985)
(6) 筏義人:生体材料学,産業図書(1994)
(7) 中林宣男 他:バイオマテリアル,コロナ社(1999)
(8) Hench, L. L. 他 編:An Introduction to Bioceramics, World Scientific Publishing(1993)
(9) 西山實 他監:スタンダード歯科理工学―歯科バイオマテリアル・歯科材料―,学建書院(2005)

第3章 引用文献

(1) Hench, L. L., Splinter, R. J., Allen, W. C. and Greenlee, T. K.:"Bonding mechanism at the interface of ceramics prosthetic materials", J. Biomed. Mater. Res. Symp., **2**, 117-141 (1971)
(2) Gross, U. M., Miller-Mai, C. and Voigt, C.:"Ceravital® bioactive ceramics", in An Introduction to Bioceramics, ed. By Hench, L. L. and Wilson, J.:World Scientific Publishing Co. Pte., Singapore, 105-124 (1993)
(3) Kokubo, T., Shigematsu, M., Nagashima, Y., Tashiro, M., Nakamura, T., Yamamoto, T. and Higashi, S.:"Apatite-and wollastonite-containing glass-ceramics for prosthetic application," Bull. Inst. Chem. Res., Kyoto Univ., **60**, 260-268 (1982)
(4) Höland, W. and Vogel, W.:"Machinable and phosphate glass-ceramics," in An Introduction to Bioceramics, ed. By Hench, L. L. and Wilson, J.:World Scientific Publishing Co. Pte. Ltd., Singapore, 125-137 (1993)
(5) Kokubo, T., Kushimatu, H., Sakka, S., Kitsugi, T. and Yamamuro, T.:"Solutions able to reproduce in vivo surface-structure changes in bioactive glass-ceramic A-W," J. Biomed. Res., **24**, 721-734 (1990)

(6) Ohtsuki, C., Kokubo, T., Takatsuka, K. and Yamamuro, T. : "Compositional dependence of bioactivity of glasses in the system $CaO-SiO_2-P_2O_5$: its *in vitro* evaluation", J. Ceram. Soc. Japan (Seramikkusu Ronbunshi), **99**, 1-6 (1991)

Appendix

Appendix 3-1　シリカガラスと実用ガラス

　光ファイバーに用いられるシリカガラスは，ほぼシリカ(SiO_2)100％からなるガラスである．シリカガラスは，SiO_4正四面体が頂点で酸素を共有してランダムにつながった構造をしている．純粋なシリカの融点は約1700℃であり，融点での粘度が非常に大きい．そのために，それを溶融するには2000℃以上を必要とする．

　実用ガラスは，溶融を1400-1500℃で行えるソーダ石灰ガラス(Na_2O-CaO-SiO_2)であり，シリカを主成分としたものが多い．それは，シリカがガラスになりやすいという性質に加え，資源として豊富に存在するからである．クラーク数，すなわち地球の地殻を形成する元素の量を調べると，酸素が最も多く，次いでけい素が多い．酸素とけい素は，SiO_2(シリカ)として岩石や土壌中に存在している．窓ガラスは，シリカにアルカリ金属の酸化物であるNa_2Oやアルカリ土類金属の酸化物であるCaOやMgOを加えた化学組成である．

　一般に，物質は多成分になると，融点が低下する．シリカへNa_2Oを添加すると融点は下がり，また非架橋酸素が生成するので，融液状態における粘度が低下する．しかし，Na_2O添加は，耐食性を悪くする．一方，CaO添加は融点を下げるが，粘度を低下させない．しかし，CaO添加はNa_2O添加に比べて耐食性をあまり下げない．それで，シリカにNa_2OとCaOを添加すると，ガラスの融点は下がり，操作性は格段に向上する．しかし，同時に耐食性も低下する．シリカへのAl_2O_3の添加は，耐食性を向上させるとともに，ガラスの結晶化を抑える効果を持っている．

Appendix 3-2　水酸アパタイトのコーティング法

(1)　プラズマ溶射法

　模式図を図3A-1に示す．プラズマとは，自由に運動をする正，負の荷電粒子が共存して電気的中性になっている物質の状態のことである．溶射とは，材料を溶融させ，これを吹き飛ばして基板表面に付着積層させて被膜を形成させる技術のことである．10000℃以上の高温のプラズマ中を粉末を通過させて，水酸アパタイト粉末の表面を融解させ，これを基板に吹きつける．プラズマガスの種類，温度，基板との距離のような因子を変えることにより，膜厚，結晶相，膜組成のような物質の特性を制御できる．水酸アパタイト粉末を原料に用いると，多くの場合コーティング層には水酸アパタイトに加えてかなりの量のアモルファスのりん酸カルシウムが含ま

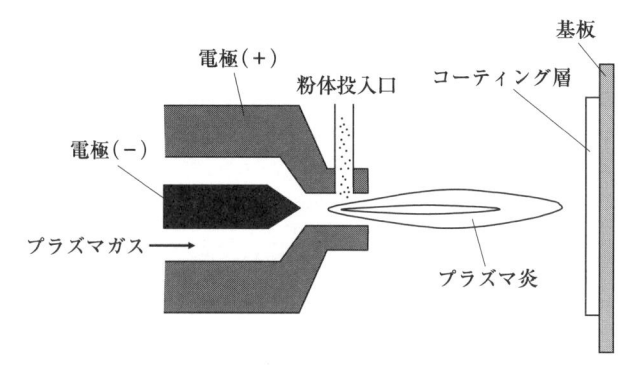

図 3A-1　プラズマ溶射法.

れている．これは，高温で融解された水酸アパタイト粒子が金属基板表面で急速に冷却されるために，水酸アパタイトが結晶になれないからである．そこで，コーティング後に加熱処理すると，コーティング層の結晶性が高められる結果，コーティング層と金属基板の強度は高くなる．

(2)　電気泳動堆積法

　水酸アパタイト粉末を適当な溶媒に分散させて，これに電場をかけると，粉末は金属材料製基板上に堆積する．この手法は，多孔質な金属表面に水酸アパタイトを堆積させるのに適している．しかし，電場で堆積させただけでは，基板と水酸アパタイトの結合強度が小さい．それで，堆積させた後に加熱処理して，水酸アパタイトを基板に強固に結合させる必要がある．

(3)　熱間等方加圧式焼結(HIP)法

　水酸アパタイト粉末を金属基板上に載せておき，これを加熱しながらプレスする．この方法では，900℃程度でコーティングが可能なので，金属基板の劣化を抑えることができる．

(4)　スパッタ法

　イオンビームを水酸アパタイトのターゲットに照射し，これにより飛び出た水酸アパタイトの構成原子を金属材料製基板にコーティングする．この方法では，アモルファスのりん酸カルシウム層が形成されるので，水酸アパタイトにするために500℃程度の加熱処理を必要とする．非常に薄い水酸アパタイト層をコーティングできるのが特徴である．

(5) フレーム溶射法

　燃焼ガス中を水酸アパタイト粉末を通過させて，水酸アパタイト粉末の表面を融解させ，これを基板に吹きつける．プラズマ溶射法よりも低温でコーティングできるので，コーティングした時点ですでに，コーティング層中の水酸アパタイトの結晶性が高くなっている．

　いずれの方法においても，(a)膜厚，(b)膜の結晶化，(c)膜と金属材料製基板との結合強度をいかに制御するかが課題である．ここでは，水酸アパタイトのコーティングについてふれたが，生体活性ガラスのインプラント表面へのコーティングも試みられている．

第4章

生体用高分子材料

4.1 高分子材料の定義

　高分子材料は，われわれの生活になくてはならない材料である．その多くはプラスチックと呼称されている．高分子材料には，安価，軽量，丈夫のような肯定的な側面がある．他方，高分子材料には，燃えると健康に有害なダイオキシンを発生する／経年劣化するので長期使用に耐えない／いつまでも分解せず残存するので環境を破壊する，のような否定的な側面がある．高分子材料のこれらの特徴は，金属材料やセラミック材料にはない特徴である．

　高分子材料はバイオマテリアルとしても多量に使用されている．その用途は，使い捨て注射器から人工心臓まで広範囲に及ぶ．

　高分子(polymer，ポリマー)とは，"大きな分子量を持つ分子"という意味である．分子量10,000以上の分子もしくは分子の結合数(重合度)100以上の分子が高分子である，と専門家の間で考えられている．高分子に対する英語は，(high) polymer あるいは macromolecule と表現される．この考えに従えば，ガラスも高分子である．しかし，通常高分子材料と記述する場合には，主鎖あるいは側鎖に有機物を含むものを指し，純粋なガラスのような無機材料については，高分子材料として扱わない場合が多い．ここでも，高分子材料は有機高分子材料と同義に取り扱う．

4.2 高分子材料の分類

　高分子材料は，天然高分子材料と合成高分子材料に分類できる．天然高分子

材料は，文字どおり天然から得られる高分子材料である．歴史的には，麻・羊毛・絹・綿のような衣料用繊維のことを指す．また，天然ゴムも天然高分子材料である．

当初の合成高分子の開発の動機は，これらの天然高分子材料を人工的に合成的手法で得ることであった．今から 60 年ほど前に開発されたナイロンが，当時日本の花形輸出品であった絹糸に大打撃を与えた事例は，象徴的である．絹はナイロンに駆逐され，近年では特殊品としてしか用いられていない．一方，綿は現在でも，衣料品用原料として多く用いられている．それは，天然綿の代わりになる合成繊維が開発されていないからである．

繊維用合成高分子材料として最も多く生産されているのは，ポリエチレンテレフタレート（poly(ethylenetelephthalate)：PET）である．PET 繊維はいわゆ

表 4-1 臨床で用いられている主な高分子材料．

分　類	高分子材料の種類
ディスポーザブル製品	
注射器	ポリプロピレン
カテーテル	ポリ塩化ビニル，シリコーン
血液バッグ	ポリ塩化ビニル
輸液バッグ	ポリ塩化ビニル
縫合糸	ナイロン，絹，ポリグリコール酸
体外使用人工臓器	
人工腎臓（透析器）	
中空糸	再生セルロース，ポリスルフォン，ポリアクリロニトリル
ハウジング	ポリカーボネート
人工肺	ポリプロピレン，ポリエチレン，シリコーン
人工関節	ポリエチレン（超高分子量）
人工弁	パイロライトカーボン
人工心臓	ポリウレタン
人工血管	ポリエチレンテレフタレート，ポリテトラフルオロエチレン
人工靱帯	ポリエチレンテレフタレート
眼内レンズ	ポリメチルメタクリレート
コンタクトレンズ	ポリメチルメタクリレート（ハードコンタクト）
	ポリ(2-ヒドロキシエチルメタクリレート)（ソフトコンタクト）
齲歯（うし）充填材	ポリメチルメタクリレート誘導体

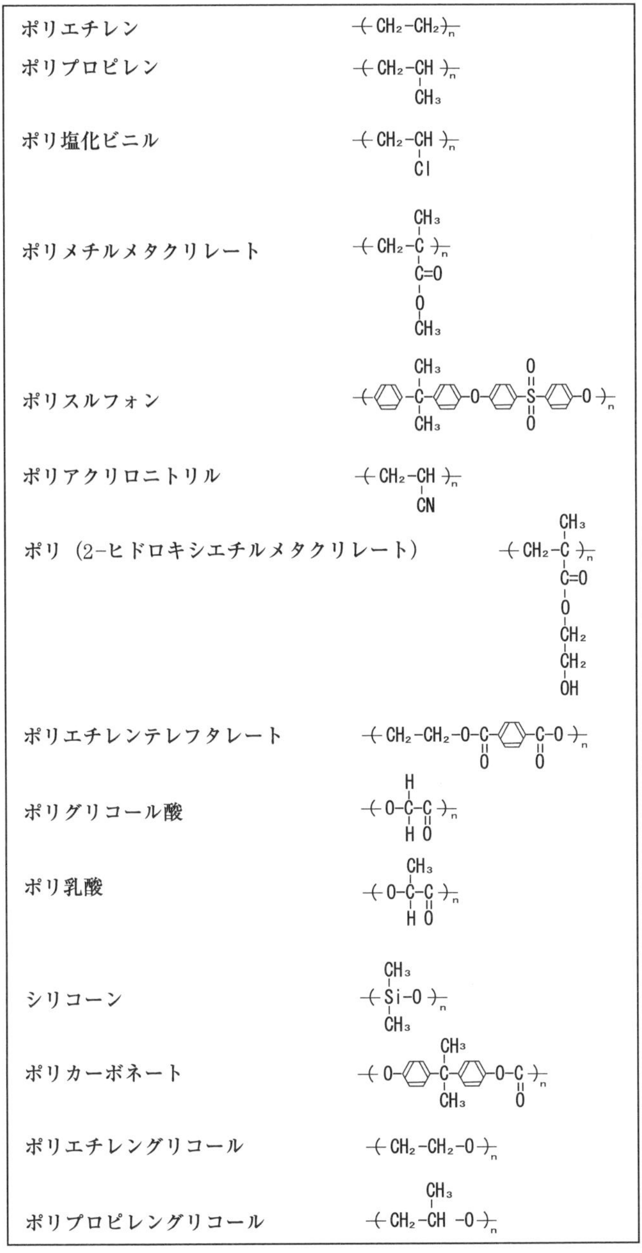

高分子名	構造式
ポリエチレン	$-(CH_2-CH_2)_n-$
ポリプロピレン	$-(CH_2-CH(CH_3))_n-$
ポリ塩化ビニル	$-(CH_2-CH(Cl))_n-$
ポリメチルメタクリレート	$-(CH_2-C(CH_3)(COOCH_3))_n-$
ポリスルフォン	$-(C_6H_4-C(CH_3)_2-C_6H_4-O-C_6H_4-SO_2-C_6H_4-O)_n-$
ポリアクリロニトリル	$-(CH_2-CH(CN))_n-$
ポリ(2-ヒドロキシエチルメタクリレート)	$-(CH_2-C(CH_3)(COOCH_2CH_2OH))_n-$
ポリエチレンテレフタレート	$-(CH_2-CH_2-O-CO-C_6H_4-CO)_n-$
ポリグリコール酸	$-(O-CH_2-CO)_n-$
ポリ乳酸	$-(O-CH(CH_3)-CO)_n-$
シリコーン	$-(Si(CH_3)_2-O)_n-$
ポリカーボネート	$-(O-C_6H_4-C(CH_3)_2-C_6H_4-O-CO)_n-$
ポリエチレングリコール	$-(CH_2-CH_2-O)_n-$
ポリプロピレングリコール	$-(CH_2-CH(CH_3)-O)_n-$

図 4-1 生体用高分子材料の化学構造式.

るポリエステル繊維として知られており，医療用にも広く用いられている．

当初，PETは合成繊維を目指して開発された．しかし，現在では，繊維の形態以外に，シート・容器のような形態でも幅広く用いられている．繊維以外で用いられている合成高分子を合成樹脂と呼称することがある．これは，有機溶媒に溶解する／加熱すると溶融する／松ヤニのような天然樹脂に類似している，という特性に由来する．

生体用高分子材料として，天然高分子材料と合成高分子材料の両者が使用されている．大部分の合成高分子材料については，バイオマテリアルとしての可能性が探索されている．現在用いられている生体用高分子材料と用途を**表 4-1**に，そしてそれらの構造式を**図 4-1**に示す．

4.3 高分子材料の呼称法

高分子材料を取り扱う際に混乱を招く要因として，その呼称法がある．上にも示したように，ポリエチレンテレフタレートはポリエステルとも呼ばれ，この両者の区別がつかずに混乱する場合が多い．ここで高分子材料の呼称法を整理しておく(**表 4-2**)．

表 4-2　高分子材料の呼称法の整理．

結合法-合成法，総括	物質名	製品名，商標名の例
ポリオレフィン	ポリエチレン	―
	ポリプロピレン	Marlex, Mesh, Prolene
ポリエステル	ポリエチレンテレフタレート	―
ポリウレタン	―	Pellethane, Tecoflex
脂肪族ポリアミド	―	Nylon
芳香族ポリアミド	―	Kevlar
シリコーン	ポリジメチルシロキサン	Silastic
―	ポリテトラフルオロエチレン	Teflon, Goretex
アクリル樹脂	ポリメチルメタクリレート	―
スチロール樹脂	ポリスチレン	―

4.3.1 構成成分を主体とした呼称

この呼称法は最も多く使われている．出発物質である単量体[*1]の名称に"ポリ"をつけたものが多い．ポリエチレン，ポリプロピレン，ポリエチレンテレフタレート，ポリ塩化ビニルなどである．これらは，名称だけで化学式が判明する．

4.3.2 結合法，合成法などの総称

出発物質である単量体を連結するための化学構造をもとに，その構造を持つ高分子を総称する場合がある．ある結合で連結された構造を持つものについて，その結合名に「ポリ」の接頭語をつける場合が多い．例えば，ポリエステル，ポリウレタン，ポリアミド，ポリペプチド，ポリオレフィン，ポリサッカライドである．また，代表的な素材の名称がそのまま，それらの派生物を代表して使われている場合もある．例えば，スチロール樹脂，アクリル樹脂，シリコーンである．

これらの呼称については，素材を表す総称であることを踏まえて取り扱うことが重要である．例えば，ポリエステルとは一般にはPETを指すことが多いが，生分解性高分子はその大部分が脂肪族ポリエステルと呼ばれており，両者の特性には大きな違いがある．

4.3.3 商　　標

現在，一般的に知られている特定の高分子材料を指す商標には，テフロン，ゴアテックス，ナイロン，ケブラー，ノーメックス，サイラスティックなどがある．ナイロンはすでに脂肪族ポリアミドの総称としても使用されているが，もともとはデュポン社の商標である．またゴアテックスは，延伸ポリテトラフルオロエチレン（テフロン）のことである．いずれもデュポン社の商標であり，混同しないように注意してほしい．

[*1] 単量体：同種あるいは異種分子と反応して高分子を形成することができる低分子化合物のこと．モノマー（monomer）と呼ぶ．

4.4 日常生活に密着している高分子材料
4.4.1 衣類用高分子材料

衣料には,古くから天然高分子繊維が用いられてきた.素材は,木材などの構成成分であるセルロース(天然繊維素)からつくられた繊維である.セルロースは,天然の高分子である.1938年ナイロンの工業化によって,初めて合成繊維が衣類の素材に用いられた.その後,ポリエステルやアクリルのような合成繊維が衣類の素材として用いられるようになった.

繊維工業は,先進国の重化学工業の象徴的分野であるが,量的には発展途上国にその地位を奪われつつある.わが国の繊維工業では,先端機能繊維の開発で世界をリードしている.例えば,抗菌性繊維・アイロン不要の防皺加工された繊維・湿度制御を可能にする複合繊維・水を浄化する中空糸膜・眼鏡拭きや空気浄化に用いられている超極細繊維のような特徴のある素材が次々と開発されている.

4.4.2 構造物用および電気機器用高分子材料

高分子は,軽くて丈夫で,自然界では容易に分解[*2]しない.この特性は,材料としての長所になることが多い.一方,高分子は,耐熱性が低い/変形しやすい/経年劣化する.これらの性質は短所になることが多い.コンクリートや鉄鋼材料と違って,高分子材料は住宅やビルのような大型構造物の荷重を支える用途には適さない.しかし,壁,雨樋,床,カーペット,カーテン,パイプのような部材に用いられている.

通常の高分子材料の強度が低いという欠点を補うために,高分子系複合材料や高強度高分子材料の開発が進められている.例えば,不飽和ポリエステル・エポキシ・ポリイミドのようなマトリックスとガラス繊維・カーボン繊維・ボロン繊維のような強化材を組み合わせた繊維強化複合材料が,開発されている.これらは,ボート,漁船,潜水艦,戦闘機のような高比強度(引張強さを

[*2] 分解:高分子に対する分解は,金属に対する腐食と同義である.習慣として,高分子は腐食する,あるいは金属は分解するとはいわない.

比重で割った値)が必要な構造材料として使われている．高強度高分子材料は，アラミド繊維(商標名ケブラー)やカーボン繊維として知られており，前者は防弾チョッキ，後者はゴルフクラブのシャフト部分に使用されている．これらは，高強度鋼と比較して，引張強さで約1.5倍，重量当たりの強度(比強度)で5倍の強度を有する．

電気機器においては，その絶縁性と高比強度を生かしてコンピュータ，テレビ，オーディオ機器のケースなどに用いられている．自動車産業においては，タイヤ，シート，スポンジ，ダッシュボード，バンパー，内装部品などに広く用いられている．

4.4.3　情報関連製品用高分子材料

磁性体や光を用いた情報記録媒体は，近年，著しい進歩を遂げている．ポリエステルフィルムのような高分子が，IDカード・磁気テープ・フロッピーディスク用の磁気記録媒体として／最近ではCD・DVD用の光記録媒体として，ベース材料に使用されている．また，ガラス製光ファイバーと並んでポリマー製光ファイバーが開発されており，今後伝送効率が向上すれば後者の使用量拡大が見込まれている．薄型テレビのような液晶ディスプレイの中心素材にも液晶分子を配列させるような機能を有する高分子膜が用いられている．

4.4.4　シート用高分子材料

食品や日用品を包装するためのシート用材料に，高分子が用いられている．このシートには，酸素を通さない／油成分により変形しない／水分を逃さない／電子レンジ加熱に耐える，などの特性が要求される．そのために，複数の高分子素材を貼り合わせた複合フィルムが用いられる場合が多い．また，スーパーマーケットなどで使用されている持ち帰り用袋には，ポリエチレンが使用されてきたが，近年環境問題を考慮して，澱粉を混入させた自然崩壊性袋が使用されつつある．

ほかに，釣り糸用やPETボトル用素材も高分子である．これらの分解耐性は高いので，回収して再処理を行う必要がある．接着剤(家庭用から飛行機用

まで)やペンキの成分なども高分子材料である．

4.5 初期の生体用高分子材料

臨床応用例を歴史的背景に沿って記述する．

4.5.1 コンタクトレンズ

臨床に用いられた最初の合成高分子材料は，1937年にコンタクトレンズ(**図4-2**)としてアメリカで用いられたポリメチルメタクリレート(PMMA，通常アクリル樹脂と呼ばれる)である．その後，1960年に含水材料であるポリヒドロキシエチルメタクリレート(PHEMA)が，ソフトコンタクトレンズとして実用化された．白内障の治療に用いられる眼内レンズもPMMA製である．この場合，普通のコンタクトレンズにはない紫外線吸収性のような機能が付与されている．

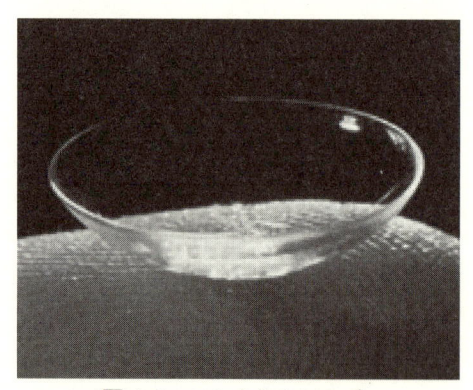

図4-2 コンタクトレンズ．
アクリル樹脂製ハードコンタクトレンズ．ソフトコンタクトレンズは，親水性アクリル樹脂製である．

4.5.2 人工腎臓

世界で初めての透析治療は，1944年のKolfとBerkによるセロファン製平

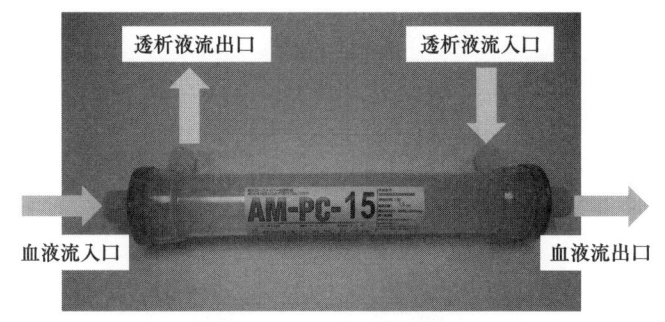

図 4-3 人工腎臓（透析膜）．
再生セルロース型透析器である．ポリカーボネート製ハウジング内に再生セルロースの中空糸が束ねられて入っている．

膜によるものである．人の命を1年以上延長することに成功した最初の人工臓器は，人工腎臓(**図 4-3**)である．彼らは，そのとき透析膜を通過した血液に酸素が付加されていることに気づき，後にポリプロピレン製人工肺を開発している．現在，透析治療を受けている患者は，わが国で20万人を超えており，最も成功した人工臓器の一つである．その膜素材として，長らくセロファン(セルロース)系が使われていたが，現在の主流はポリスルフォン系になっている．また，当初は平膜であった形状は，現在では繊維の内部がマカロニ状空洞の中空糸が用いられている．

4.5.3 人 工 肺

現在用いられている人工肺(**図 4-4**)は，心臓手術の際一時的に用いられる人工心肺のパーツとしてである．埋め込み型の人工肺は，まだ開発されていない．心臓手術で心臓の拍動を止めると肺循環も停止するために，人工肺は血液ポンプに接続して用いられる．使用するのは心臓手術中に限られるので，3時間から長くても12時間程度である．当初の人工肺は，血液に直接酸素ガスを吹き込むタイプ，あるいは血液を平面に展開して酸素ガスと接触させるタイプのものが使用されており，高分子材料は人工肺には使用されていなかった．これらの人工肺では気体と血液が直接接触するために，血球の破壊やたんぱく質

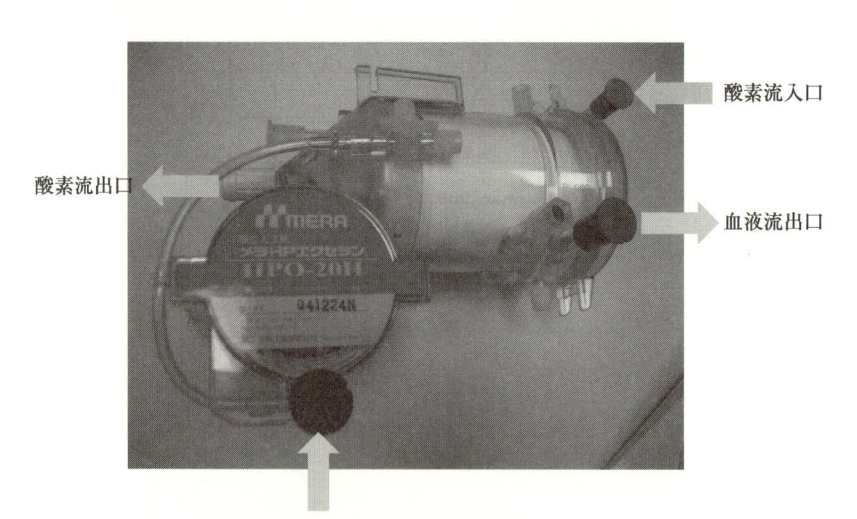

図 4-4 人工肺.
右上部のケース内に,ポリオレフィン製中空糸が多重に巻かれて入っている.左下部は熱交換機部である.

の変性のような血液の損傷が大きく,問題となっていた.1970年代に気体透過性に優れた高分子材料(表4-1参照)が開発された.また成形技術の進歩により,血液を気相と隔離した高分子製膜型人工肺が開発された.その形状は,透析膜と同様に中空糸状である.現在では,機能の低下した肺を代替する目的で,1週間から1ヵ月程度の長期間使用する事例も増加している.

4.5.4 人工心臓

AkutsuとKolfによって犬を用いた人工心臓の埋め込み実験が報告されたのは,1957年である.人工心臓(**図 4-5**)には,当初からポリ塩化ビニルのような高分子材料が用いられている.現在,患者の心臓をそっくり取り替える完全置換型の人工心臓のポンプ部分には,ポリウレタンが用いられている.わが国では,患者の心臓を残したまま人工心臓を装着して,その機能を助ける補助人工心臓2種類が,1990年に世界に先駆けて認可された.これらの人工心臓のポンプ部分には,いずれも機械的強度と血液適合性に優れるセグメント化ポリウ

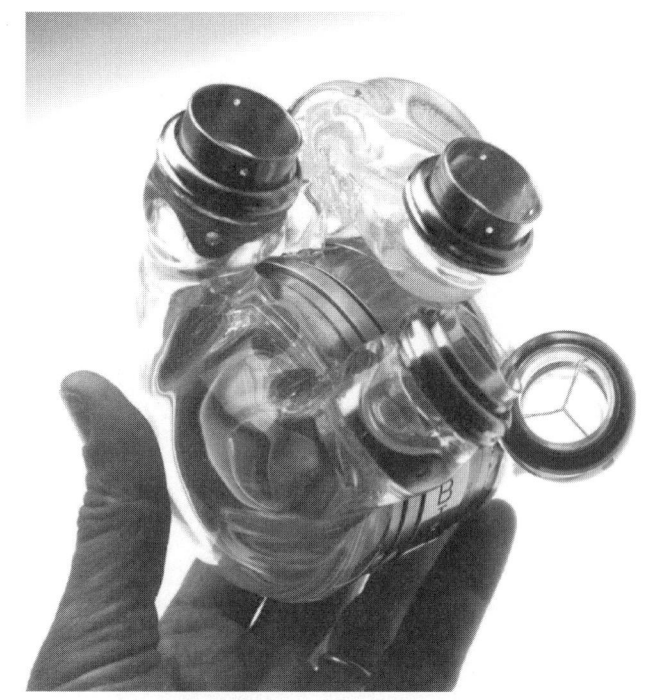

4.5 初期の生体用高分子材料　*141*

図 4-5　米国 ABIOMED 社の全置換型人工心臓 AbioCor．透明なポリマー製ハウジング内にステンレス鋼製ケースに収められた駆動部が入っている．全置換型なので人工弁が4個ついている．

レタンが用いられている．

4.5.5　人工股関節

　摺動機能を回復させるために，不具合になった関節を切除後，人工関節(**図4-6**)は体側と末梢側の骨に取り付けられる．摺動部の片側あるいは両側に，高分子材料が用いられている．人工股関節や人工膝関節のような関節には大きな繰り返し荷重が加わるので，使用年月の経過とともに摩耗や摺動の不具合のような問題が生じてくる．

　1960年代に開発された Charnley 型人工股関節は，これらの問題解決に大き

142   第4章　生体用高分子材料

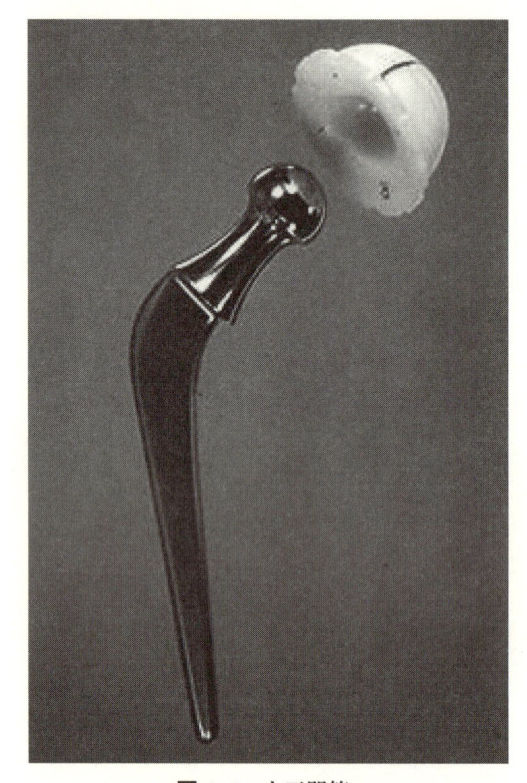

図4-6　人工関節．
右上の樹脂製カップを骨盤に埋め込み，左下の金属製ステムを大腿骨に埋め込んで，不具合になった関節を修復する．

な貢献をした．この人工股関節は，骨盤側には高分子ポリエチレン製カップをはめ込み，大腿骨側にはステンレス鋼製骨頭を接合する方法であった．現在使用されている人工股関節は，Charnley型を基本にして改良を重ねてきたものである．骨頭を付けたステムを大腿骨に埋め込むとき，骨セメントを用いる場合がある．骨セメントはアクリル樹脂を骨内で反応させて生成させるものであるが，反応率が100%にならない．反応率が100%でないと未反応の単量体が残存する．このアクリルの単量体は生体に毒性があるために，しばしば問題を起こしている．そのために，現在では骨セメントを用いないセメントレス固定

型の人工股関節が登場している．

4.6 高分子材料の基礎

　高分子材料・金属材料・無機材料では，原子や分子の結合様式が異なる．そのために，3者間で材料の特性を決める分子間力が異なる．金属材料は金属結合，無機材料はイオン結合あるいは共有結合をしている．両材料では，高分子材料とは異なって，原子が強力な結合力を有する結合方式によって結びつけられている．

　一方，高分子材料は，炭素を主成分とする有機化合物であり，構成する単位は主として炭素からなる長い鎖状分子である．炭素同士は，共有結合で結合している．しかし，高分子は分子同士がファンデアワールス力や水素結合で寄り集まった状態で形をつくっている．鎖状高分子の多くは無定型な形をとっているために，分子内に余分な体積（自由体積）を抱えている．そのために，高分子材料では，外部から加えられた力に対して容易に変形し，大きな伸びを示す．さらに加えられた力が取り去られると，もとの無定型な形にもどろうとする力が働くために，変形から回復することができる．

　高分子の鎖をきちんと折りたたむと，高分子は結晶化し，強度が高くなる．
　高分子材料を理解するためのキーワードの一つは，多分散性である．高分子は種々の分子量の重合体の混合物であるので，高分子を重合する際反応は均一に進まず，さまざまの大きさの高分子が生成される．このことを，多分散性という．

　ある高分子材料をバイオマテリアルとして用いる場合の最も重要な特性評価の一つは，同一性の評価である．細胞毒性や動物実験で生体安全性を評価してきた材料と今まさに患者に用いられようとしている材料が同じものである，ということを示さなければならない．しかし，高分子の多分散性のために，これが容易ではない．分子量分布（4.6.2参照）があるので，分子量による同一性の証明は困難である．薬物のような低分子物質や液体であれば，物理的特性や化学的特性によって，高精度に同一性の証明が可能である．

一般の低分子化合物の同定に用いられる沸点上昇や浸透圧のような束一量[*3]を高分子化合物に適用することも考えられる．しかし，平均値しか求められないので，この方法は高分子の絶対分子量の決定には有効でない．

低分子有機化合物では，分子量の増加とともに比重と融点は高くなるが，あるレベル以上には増加しない．一方，分子量の増加とともに，沸点は高くなるが，蒸気圧は低下する．これは，高分子は蒸留できず，沸点が存在しないことを意味する．すなわち，低分子の定義では，高分子は純物質ではない．

上記のように高分子の分子が分子量によって異なる特性を示すために，個々の高分子材料の特性を一つの値で示すことは非常に困難である．また合成時に開始剤・触媒・溶媒・安定剤のような化合物が用いられるので，高分子にはこれらの化合物が含まれている．これらの化合物の存在・分子量分布の存在・分子量の大きさが，高分子材料の同一性の判定を困難にする場合がある．

以上のような特徴を理解するために，次に示す高分子化学の基礎を理解することが必要である．

4.6.1　高分子の合成法

高分子は，構造単位となる低分子の分子を多数共有結合させることよって得られる．低分子量の分子を，単量体あるいはモノマー(monomer)という．同一種の，あるいは異種の低分子量分子が反応して高分子になる反応を，重合と呼ぶ．単量体が重合して高分子となるには，官能基と呼ばれる反応性を有する原子団が，一つの分子中に二つなければならない．炭素−炭素二重結合は開裂して反応性ラジカル[*4]を生じるが，これは分子中に官能基が二つ存在する，いわゆる二官能性と見なすことができる．

[*3] 束一量：沸点上昇や浸透圧のようなモル濃度に依存するが，化学組成に依存しないもの．

[*4] 反応性ラジカル：原子の状態の一つである．通常は2個1組で軌道上にある電子が，何らかの原因で一つなくなっている状態である．ラジカルな原子は不安定で，周りの原子や分子から欠けた電子を奪おうとするために，反応性は極めて強い．

これらの単量体の官能基が結合して高分子となる過程は，逐次反応と連鎖反応の二つに分類できる．

(1) 逐次反応

逐次反応とは，結合の結果生じる二量体，三量体，…，x量体が単量体と同様の官能基を有し，さらに互いに反応を続けることを意味する．一般的には，

$$M_x + M_y \longrightarrow M_{x+y} \tag{4-1}$$

と表現される．ここで，Mは単量体あるいは重合体，M_xはMという単量体がx個連結したものである．式(4-1)から，逐次反応は，単量体同士，単量体と重合体，あるいは重合体同士で反応することが分かる．逐次反応には，反応に際して水のような低分子を脱離しながら進行する重縮合と，脱離成分のない重付加，および付加と縮合を繰り返す付加縮合がある．

(2) 連鎖反応

連鎖反応とは，反応の片方が必ず単量体の反応のことである．連鎖反応では，成長末端は活性種(ラジカル)であるために，下記のように表現する．

$$M_x^* + M \longrightarrow M_{x+1}^* \tag{4-2}$$

M_x^*は，単量体Mがx個連結した重合体の末端がラジカルとなっている重合体である．

連鎖反応には下記の3種類がある．
(a) ビニルやジエンのように付加反応を繰り返す付加重合
(b) 原子の結合配列が変わる異性化重合
(c) 環状単量体の開裂による開環重合

4.6.2 分子量分布

多分散性は，生成した重合体が同じ連結数を有さないために生じる．これらの重合体の分子量は，連結の度合がある確率に基づいて起こるために，一定の法則を有する分布構造をとる．これを高分子材料の分子量分布と呼ぶ．ここでは分子量分布が生じる原因について，例を用いて考えてみる．

(1) 逐次反応

逐次反応の代表として，広く使用されているポリエチレンテレフタレート(PET)を例にとる．

PETの原料(単量体)はエチレングリコールとテレフタル酸である．エチレングリコールは分子中に二つの水酸基を有し，テレフタル酸は分子中に二つのカルボン酸を有している．水酸基とカルボン酸の間の脱水縮合反応により，水が脱離し，エステル結合が生成する．この反応を表したのが**図 4-7**である．1段階目の反応では，エチレングリコール(1)とテレフタル酸(2)の1分子ずつが反応して，(3)の分子を生成する．生成した(3)の分子も両末端に反応性の水酸基(-OH)とカルボキシル基(-COOH)を有し，反応系の中ではこれらが混合している状態である．そのために，エチレングリコール(1)，テレフタル酸(2)は生成物(3)と反応し，(4)のような比較的小さい分子を生成する．この(4)も両末端に同じような反応性官能基を有しているために，さらに種々の分子の組み合わせで反応が進行することになる．反応の途中段階で，種々の分子量の分子が生じ，反応時間が長ければ長いほど高分子量の分子が生成することになる．この脱水縮合反応は，水の脱離と付加の交換反応が起こる平衡反応である．したがって，もし反応系内から水を取り除くことができれば，エステル結合が生成する反応が進行することになり，高分子量のPETが生成することになる．

① HO-CH$_2$-CH$_2$-OH + HO-C(=O)-C$_6$H$_4$-C(=O)-OH

(1) エチレングリコール　(2) テレフタル酸

⟶ HO-CH$_2$-CH$_2$-O-C(=O)-C$_6$H$_4$-C(=O)-OH + H$_2$O

(3) (モノ)エチレンテレフタレート

② (1)+(2)+(3) ⇌ H-(-O-CH$_2$-CH$_2$-O-C(=O)-C$_6$H$_4$-C(=O)-)$_x$-OH

(4) ポリエチレンテレフタレート

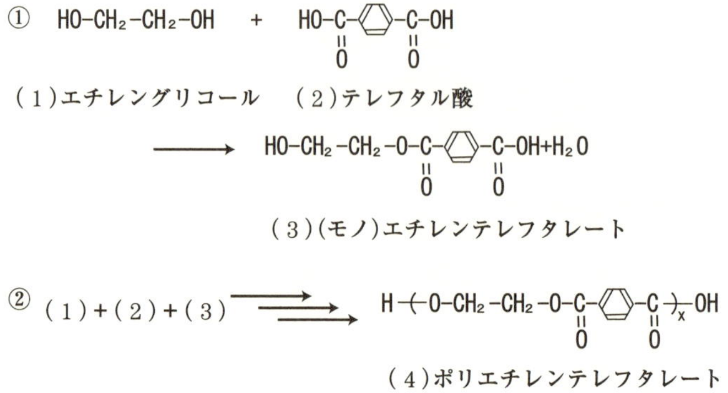

図 4-7 ポリエチレンテレフタレート(PET)の縮合重合スキーム．

究極的には，エチレングリコールとテレフタル酸のいずれかの単量体を消費しつくして，1本の巨大分子が生成されるはずであるが，現実にはそのような巨大分子をつくるほどの重合，すなわち反応率100％となる反応は起こらない．

(2) 連 鎖 反 応

連鎖反応の代表として，発泡スチロールなどの原料であるポリスチレンの合成を例にとって説明する．

図4-8に，一般的なポリスチレン合成の反応式を示す．スチレン(5)が次々と反応してポリスチレン(6)となる反応は，付加重合と呼ばれる．実際は，開始剤と呼ばれる非常に不安定な低分子化合物がまず高反応性の分子種であるラジカルを生成し，これがスチレンの二重結合を攻撃してスチレンと反応し，ラジカルが消失する．反応させられたスチレンは二重結合を開裂し，開裂した結合の反対側に新たにラジカルを生成させる．このスチレンに生じたラジカルが次のスチレンと反応して，さらにラジカルを反応させる．この一連の反応が繰り返されることにより，高分子量のポリスチレンが生成する．この場合，開始剤から発生したラジカルの数は，スチレンと反応を繰り返している間は同数で変化しない．付加重合では，真珠のネックレスをつくるときのように，1本の高分子は成長する末端の分子で次々と反応して成長する．この反応は非常に迅速で，周囲の環境に応じてある長さまで一気に反応する．

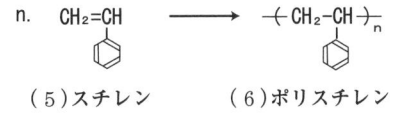

$$n. \ CH_2=CH \ \longrightarrow \ -(CH_2-CH)_n-$$

(5)スチレン　　(6)ポリスチレン

図4-8 ポリスチレンのラジカル重合スキーム．

上記のように，逐次重合と連鎖反応では，低分子から高分子への生成過程が全く異なる．**図4-9**に，両者の重合形式における反応進行度と生成する高分子の平均分子量の関係を示す．いずれの過程で得られる高分子にも，多分散性（分子量分布と同義）の問題がつきまとう．これに関して，平均重合度について逐次反応系であるポリエチレンテレフタレートを例にとって考えてみる．

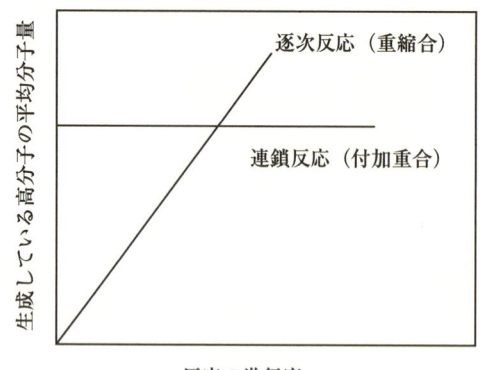

図4-9 ラジカル重合と縮合重合の反応度と平均分子量の関係.

エチレングリコールの分子数 N_1 とテレフタル酸の分子数 N_2 が等しいと仮定する(図4-7参照).反応前の水酸基とカルボキシル基がそれぞれ N_0 個あるとする.図4-7から,$N_0=2N_1=2N_2$ である.分子の総数も N_0 個である.反応の進行とともに,N_0 は減少し,N 個になったと仮定すると,そのときに生成した結合の数は N_0-N であり,結合1個当たり2個の官能基(水酸基1個とカルボキシル基1個)が消費されるので,使用された官能基の数は $2(N_0-N)$ 個である.最初に存在した官能基の総数は水酸基とカルボキシル基を合わせて $2N_0$ 個である.反応度 p は,

$$p=2(N_0-N)/2N_0=(N_0-N)/N_0 \tag{4-3}$$

で定義される.平均の重合度(正確には数平均重合度である)P_n は,初めに存在していた分子の数 N_0 を,そのときに存在する分子の数 N で割った値であるので,

$$P_n=N_0/N$$

となる.この式に,式(4-3)を代入すると,

$$P_n=N_0/N=N_0/\{N_0(1-p)\}=1/(1-p) \tag{4-4}$$

の関係が得られる.この式から,重合度を大きくするためには,反応度 p を高くする必要があることが分かる.式(4-4)の関係を表に示す.表4-3より,重合度1000,すなわち反応を1000回繰り返し起こさせて1分子が得られるよ

表 4-3　反応度 p と数平均重合度 P_n の関係.

p	0	0.5	0.9	0.95	0.99	0.999	0.9999
P_n	1	2	10	20	100	1000	10000

うにするためには，反応度として 0.999 が必要である．

　PET の平均重合度は上述のようにして決まるが，すべての分子が同じように反応するわけではない．PET の場合でも，エチレングリコール・テレフタル酸・生成中の高分子のそれぞれの両端にある官能基の反応性は，その重合度によらずほぼ一定である．そのために，重合反応の各段階において，重合度の大小に関係なくどの反応も同じ確率で起こる．すると，重合度の大きい生成途中の分子同士が結合したものが多い場合は高重合度となり，重合度の小さい生成途中の分子同士が結合したものが多い場合は低重合度となる．このような不均一性は，例えば反応装置内の温度分布や撹拌効率の違いによって生じる．このように生成した高分子はいろいろな重合度の分子の混合物となる．つまり，分子量分布を持つことになる．

　連鎖反応で生成する高分子においても，重合の開始から停止までの間に，反応に参加する単量体と出会う確率は個々の分子で一定であるが，その確率自体は必ずしも高くない．そのために，反応を邪魔するような分子と出会ってしまった高分子は低重合度となり，一方，比較的長い間そのような分子に出会わなければ高重合度の高分子となる．このように，連鎖反応の場合にも統計的な要因によって，分子量分布を持つことになる．

4.6.3　平均分子量

　上述のように高分子は一般に分子量分布を有しているので，高分子の分子量は個別に確定できない．しかし，分子量分布を持つとはいえ，分子量の情報は高分子の材料特性を決定するうえで重要なパラメータである．

　そこで，分子量分布を有する個々の高分子の分子量を平均して表現する平均分子量の考え方が導入された．

　平均分子量を求める方法には，次に示すような種類がある．ある高分子中に

分子量 M_i の分子が N_i 個あるとする.

(1) 数平均分子量

数平均分子量 (M_n) は,高分子の分子数に直接関係する物性値である束一量を測定することによって求められる最も基本的な平均分子量である.

$$M_n = \frac{\sum M_i N_i}{\sum N_i} \tag{4-5}$$

(2) 重量平均分子量

重量平均分子量 (M_w) は,測定される物性値が高分子の重量に直接関係する場合に求められる平均分子量である.

$$M_w = \frac{\sum M_i^2 N_i}{\sum M_i N_i} \tag{4-6}$$

(3) 粘度平均分子量

粘度平均分子量 (M_v) は,式(4-7)で表される.あらかじめ分子量分布のない試料で極限粘度 $[\eta]$ と分子量 M を測定し,Mark-Howink-桜田の式 $[\eta]=KM^a$ の定数 K と a を決定する ($0.5 < a < 0.8$).その後,分子量を求めたい試料の溶液粘度から $[\eta]$ を決定することによって分子量は求められる.実際には基準の試料に分子量分布が存在するために,得られた値は相対的なものになる.

$$M_v = \left(\frac{\sum M_i^{a+1} N_i}{\sum N_i} \right)^{1/a} \tag{4-7}$$

(4) z 平均分子量

z 平均分子量 (M_z) は,式(4-8)で表される.最も高次の平均分子量である.

$$M_z = \frac{\sum M_i^3 N_i}{\sum M_i^2 N_i} \tag{4-8}$$

これらの平均分子量間には,$M_z > M_w > M_v > M_n$ の関係がある.通常分子量分布の目安として,M_w/M_n を採用し,これを分散度と呼ぶ.M_w/M_n が 1 のとき,その高分子は単分散(monodisperse)であるという.このような高分子は,

表4-4 分子量測定法と対応する平均分子量.

方法	平均分子量	有効分子量範囲
沸点上昇	M_n	$<10^4$
末端基定量（線状高分子のみ）	M_n	$<10^5$
NMR（線状高分子のみ）	M_n	
浸透圧	M_n	$2\times10^4 \sim 2\times10^6$
光散乱	M_w	$10^4<$
沈降平衡	M_w, M_z	$10^2 \sim 5\times10^6$
極限粘度*	M_w	$10^3 \sim 10^8$
GPC*	M_n, M_w	$10^2 \sim 10^7$

* 相対法

リビング重合*5 と呼ばれる特殊な重合法で合成が試みられている．

分子量を求める方法は，多数ある．その方法によって，適用できる平均分子量計算式の種類は異なる．それを，表4-4 に示す．

平均分子量と分散度は高分子材料を特徴づける最も重要な因子である．一般に，分子量が増大すると硬くなり，強度が高くなる．分子量分布が増大すると軟らかくなり，強度は低下する．

4.6.4 高分子材料の特性

高分子材料の用途は，多岐にわたっている．求められる特性は，用途によって異なる．特性を，まとめて表4-5 に示す．ここでは，生体用に用いる場合特に重要と考えられる特性を説明する．

金属材料やセラミック材料と異なり，高分子材料は耐熱性が低い．しかし，氷温から約300℃ までの範囲で，多彩な特性変化を示す高分子が種々存在す

---

*5 リビング重合：重合反応の中でも，連鎖重合において移動反応や停止反応のような副反応を伴わない重合のことである．特殊な開始剤と環境を用いて実現することができる．特徴としては，ポリマーの成長末端が常に重合活性である（living である）ために，モノマーが完全に消費されたあと新たにモノマーを加えると重合がさらに進行することや，鎖の長さのそろったポリマーが得られるといったことが挙げられる．

第4章　生体用高分子材料

表 4-5　高分子材料の特性.

特　性	内　　容
物理的性質	比重，融点，ガラス転位温度，溶解性，吸湿性，ガス透過性，寸法安定性
機械的性質	弾性，硬度，屈曲性，引張強さ，衝撃強度，耐摩耗性
熱的性質	耐熱性，耐寒性，可塑性，成形性
光学的性質	透明性，屈折率，着色性，光応答性，フォトクロミズム，光反応性，光架橋性，光崩壊性
電気的性質	誘電率，絶縁性，導電性，磁気能率
化学的性質	耐水性，耐酸性，耐アルカリ性，耐腐食性，化学反応性，触媒作用
生物学的性質	抗血栓性，生体適合性，非毒性，抗原性，生理活性
物理化学的性質	親または疎溶媒性

る．この特性により，高硬度から低硬度までのあるいは不定形から溶解物までの多種類の高分子材料が開発できる．

　よく知られている高分子材料の特性の一つは，ゴム弾性[*6]である．ゴム弾性は，高分子材料に特異的な熱特性である．これは，ガラス転移点以上で現れる特性である．熱可塑性は加熱により変形する特性であり，熱硬化性は加熱により硬化する特性である．例えば温水に浸すことで軟化し成形が可能になる高分子材料がある．これにより，例えば，患者特有の骨形状にきっちり合うように，高分子材料を手術中に成形することができる．この場合，熱可塑性という特性がバイオマテリアルに生かされている．

　ほとんどの高分子には，それぞれが溶解できる溶媒がある．水に溶解するものや，有機溶媒に溶解するものがある．溶解した状態で型に流し込んだ後溶媒を蒸発させることで，フィルムなどに成形することができる．ポリウレタンや軟質ポリ塩化ビニルのような高分子は柔軟で，伸びのような柔軟性は生体組織のそれに近い．それで，これらの高分子材料は傷口を覆う材料として使われる．

[*6]　ゴム弾性：理想的なゴムは力を加えると高度に引き伸ばすことができ，力を解放するともとの長さにもどる．また，急速に伸縮すると温度が上下（伸びのとき上，縮のとき下に対応）し，引き伸ばし前後の体積変化は非常に小さい．このような性質をゴム弾性といい，高分子材料の特性の一つである．エントロピー弾性ともいう．

高分子材料の中には，溶解せずに溶媒を吸収するものがある．溶媒を吸収するものはゲル，水を吸収するものは特にハイドロゲルと呼ばれる．水分と同時に変性しやすいたんぱく質のような薬物を吸収させた後，体内で薬物を必要な箇所で徐放するためのキャリア用材料として使われる．

4.7 生体用高分子材料の応用例

応用例をあげて，生体用高分子材料の問題点とその解決法を述べる．特性とそれを生かした用途との関係を，表4-5に示す．

4.7.1 人工心臓膜用材料

人工心臓用材料には，高強度・高耐久性・高血液適合性が特に要求される．このための高分子材料として，分子レベルで開発が進められた．このような開発法は，例が少ない．現在，人工心臓は，その構造によって回転型と駆動型に分類できる．

回転型は，文字どおり回転する羽根が血液を送る．回転する羽根はステンレス鋼製あるいは高分子製である．回転型ポンプでは使用中材料が変形する部分が存在しないために，材料に要求される性能はそれほど高いものではない．一方，拍動型では，ダイアフラムと呼ばれる高分子膜が空気あるいは油を介して往復運動をすることによって送液する．ダイアフラムは1秒間に1回の拍動を行わねばならず，要求される性能は非常に高度なものである．

ほとんどの拍動型人工心臓の血液接触部分の材料は，ポリウレタンである．ポリウレタンの種類は，出発原料のイソシアナートとアミン[*7]の種類に依存する．その中で，強度と抗血栓性に優れた，セグメント化ポリウレタン(SPU)

[*7] 化学構造式

$$R-N=C=O \qquad R_1-\underset{\underset{R_3}{|}}{\overset{\overset{R_2}{|}}{N}}-R_3$$

　　イソシアナート　　　　アミン

が人工心臓用に用いられている．セグメント化ポリウレタンは，表面特性を考慮して分子設計された生体用材料の例である．図4-10に，これまで開発されてきた生体用ポリウレタンの構造式を示す．これらの中にはすでに開発が終了しているものもある．

　ポリウレタンの表面組成は不均質であり，表面層には異種のドメインが分散している．このような表面のヘテロ構造が抗血栓性を発現するのは，血漿たんぱく質の迅速な吸着層形成による界面不活性化が寄与しているため，と考えられている．1970年代半ばまでに，均質な表面では抗血栓性は獲得できないと結論づけられた．その後，新しい概念として2種類以上の異なるポリマー鎖を有するいわゆる多相性高分子表面による抗血栓性獲得の考え方が，提起された．

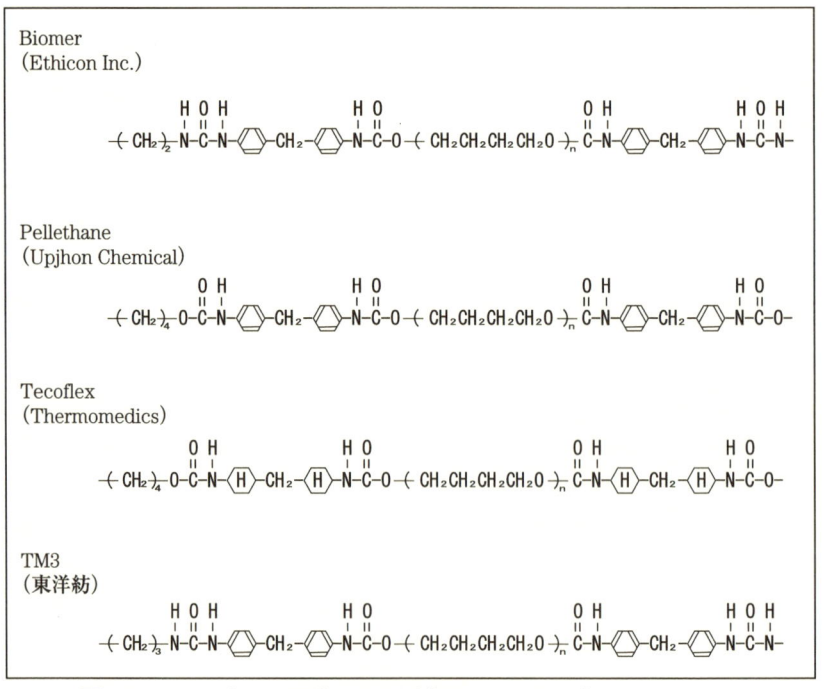

図4-10　これまでに開発された医療用セグメント化ポリウレタン．

SPUは，エラストマー*8 としての優れた弾性に加えて，相対的に高い耐疲労性を示す．これらの特性は，人工心臓用材料に必要な機械的特性である．この特性は，ミクロ相分離構造によって発現される．分子中のハードセグメントのクラスターがソフトセグメントの連続相中に分散した構造をしている（**図4-11**）．これらの材料ではソフトセグメントの主成分であるポリエーテルの鎖長を変えると血液適合性も大幅に変化するので，鎖長の最適値が存在する．

ポリエーテルとして，比較的疎水性の高いポリテトラメチレングリコール（PTMG）がよく用いられる．低親水性ポリプロピレングリコール（PPG）や，高親水性ポリエチレングリコール（PEG）を使うと，親水性表面が形成される．一方，両末端にアミノ基や水酸基を有する反応性ポリジメチルシロキサン（PDMS）をソフト成分として使用すると，PTMGよりも強い疎水性のセグメント化ポリウレタンが合成できる．A-B-A ブロック型のポリエーテル（PEG-PPG-PEG）や PEG-PDMS-PEG を用いることもできる．PEG のような親水性ポリエーテルをベースとするセグメント化ポリウレタンでは，界面張力が極めて小さく，また表面の電位もほぼ 0 であり，水和された PEG の溶解鎖が界面に濃縮された構造をとっている可能性が示唆され，血液適合性の発現が期待さ

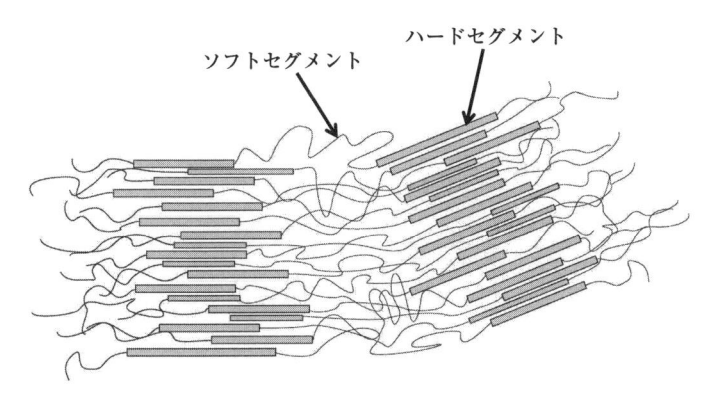

図4-11 セグメント化ポリウレタンのミクロドメイン構造の模式図．

---

*8 エラストマー：非常に大きな弾性係数を持つ高分子材料の総称．天然ゴムを含むが，合成ゴムを指す場合が多い．

れた.

しかしながら,市販のSPUで実用に供されているのは,疎水性SPUである.それは,分子間凝集による強度保持のためには,疎水性ブロックのほうが有利であるからである.上記の親水性SPUについては,表面とバルクにおける分子の局在をコントロールするのが困難なために,血液のような液体中では親水性ブロックに水分が進入し,それが全体の強度を低下させることが問題となっている.強度を必要としない部分へのSPUの使用は可能であるが,繰り返し荷重に対する耐久性が要求される人工心臓用ダイアフラム膜への応用に際しては,分子レベルでの改良が必要である.

SPUの研究は1980年代に数多く行われ,多種多様なSPUが一般用・工業用に使用された.生体用材料としては,SPUが人工血管用や人工心臓用として検討が続けられ,現在そのうちのいくつかが人工心臓用として用いられている.しかし,人工心臓の臨床現場では,抗血栓性および血液適合性のより高度な材料に対する要求は依然として高い.

4.7.2 人工腎臓用および人工肺用材料(物質透過性材料)

人工腎臓には,種々の血中分子の選択的透過機能が求められる.人工肺には,気体の酸素と二酸化炭素の選択的透過機能が求められる.両者には,血液適合性も同時に必要である.

(1) 人工腎臓用材料

人工腎臓には,再生セルロース膜やポリスルフォン膜が使用されている(表4-1参照).再生セルロース膜の場合,抗血栓性の欠如と血中の免疫たんぱく質である補体の活性化とそれに伴う白血球減少が問題となっていた.しかし,表面の水酸基をマスクすることで,これらの問題は解決できることが分かり,改良製品が開発された.現在広く用いられているポリスルフォン膜の場合,補体活性化は起きないが,抗血栓性の不足の問題は依然として残っている.

人工腎臓による透析治療は救命という観点からは十分な効果をあげているが,今後はQOLの向上を目指した高機能人工腎臓の開発が望まれている.腎

不全患者は現在，週3回，1回当たり2時間ほどの透析時間が必要である．抗血液凝固剤であるヘパリンを静脈に注射するために／血液を体外に導くために，その都度穿刺する必要がある．十分な脱血量を得るために太い注射針を使用するので，静脈が肥厚化し，注射ができなくなる．そのために，透析治療が長期化すると，血管の移植が必要になる．また，生体からは持続的に老廃物が産生されるので，週3回の透析では体調の維持が困難である．それで，持続透析に近い能力を持つ腹膜透析も開発されている．しかし，感染，事故，効率の経年劣化のような問題があるので，腹膜透析法は約10年間しか有効でない．

　体内埋め込み型人工腎臓の開発が望まれているが，腎臓の高度な老廃物排泄と水分管理を実現できるシステムは概念設計にも至っていないのが現状である．水を能動的に分離・移動するようなシステム概念の構築がまず必要である．

(2) 人工肺用材料

　人工肺の場合，膜自体の気体の選択的透過機能は非常に高く，現状以上の高度化は困難であるし，その必要もない．問題は，天然肺の毛細血管中を血液が流れる現象を人工肺を用いて実現できないことにある．そのために，埋め込み型の長期使用可能な人工肺は開発されていない．

　天然肺は複雑な形状をしているので，非常に大きな表面積を有している．その表面近傍には毛細血管網が張り巡らされていて，ガス交換が行われている．現在の人工肺は中空糸膜を束ねた構造をしており，単位体積当たりの表面積で天然肺に及ばない．中空糸の口径を小さくして，表面積を増大させることも可能であるが，ある口径以下の中空糸内では血流への抵抗が増大し，通常の血圧では流れなくなることが知られている．これに関して，材料表面と天然血管表面の違いのためである／毛細血管の柔軟性のためである，のような仮説が立てられているが，この血流抵抗増大の原因はまだ明らかにされていない．また，細口径の中空糸内では血液凝固反応も昂進するために，素材自体に高い抗血栓性が必要である．これについても未解決である．

4.7.3　ドラッグデリバリー用材料

必要な時に／必要な場所へ／必要な量だけ，薬物を送り届けることを目的としたシステムを，ドラッグ・デリバリー・システム(Drug Delivery System：DDS)という(Appendix 1-3 参照)．薬の副作用の減少と適当量による高い治癒効果を目指して，現在，DDS は世界的にも広く研究されている．DDS 用材料として，高分子材料が広く用いられている．DDS に求められる機能は，(1)ターゲティング能力，(2)薬物保持能力，(3)薬物放出制御能力，である(図 4-12)．

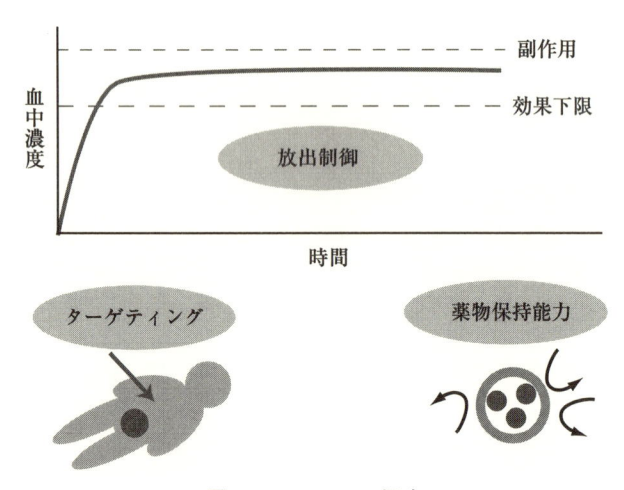

図 4-12　DDS の概念．

(1) ターゲティング能力

文字通り，薬を送り込みたい部位にだけ薬を集積させる能力のことである．実際には，患部に局所的に注射することが最も効果的である．しかし，肝臓のような体の奥深い臓器や脳への注射は危険を伴うので，それは困難である．このような場合，血液中に投与された薬が，標的の臓器に留まるようなシステムがあればよい．

DDS でもっとも多く研究されているのは，抗癌剤に関してである．癌細胞

特有のマーカー分子を用いて，薬物の患部へのターゲティングが試みられている．しかし，癌細胞自体が多種多様である／マーカー分子の発現が一定でない／マーカー分子に結合する化合物やたんぱく質(抗体)の能力が低い，これらのために満足できる成果をあげていない．能動的に患部に到達できる機能が理想的であるが，現時点ではそれを実現する方法論の提唱もされていない．現在，最も有力な手段は，癌組織周囲の血管壁の透過性が高いことを利用した送達システムである．

(2) 薬物保持能力

薬物を失活させるような環境から守り，かつ薬物の最初の濃縮した状態を維持する能力のことである．血液中には種々の分解酵素や不必要な物質を結合して排除するたんぱく質があり，これらから薬物を守る必要がある．また，経口投与の場合には，胃酸(pH 1～2)や胆汁・膵液(約 pH 8)のような消化液の薬物への影響を制御する必要がある．薬物には大きく分けて脂溶性と水溶性の2種類がある．脂溶性の薬物は脂溶性の材料と混合しやすく，水溶性の薬物は親水性の材料と混合しやすい．

後に述べる薬物放出制御能力との兼ね合いで，DDS が薬物をより大量に保持できればよい，ということにはならない．通常，担体材料は薬物の物理化学特性に合わせて既存の高分子材料から選択される．複雑な薬物については，担体材料自体を開発する必要が生じることもある．

(3) 薬物放出制御能力

必要な時に／必要な場所で／必要な量だけ，薬物を放出させる能力のことである．過去には薬物を徐々に放出する(徐放)機能が注目を集めた．しかし，徐放の多くは薬物の拡散によるものであったために，思いどおりのパターンで放出させることは困難であった．特に，放出後に担体材料が分解することが望ましいとされて，生分解性高分子を用いた研究が多く行われた．ポリ乳酸を初めとする脂肪族系ポリエステルは大部分が疎水性(脂溶性)であるために，これらの材料に担がれた脂溶性の薬物は水に対してほとんど溶解しない．それで放出

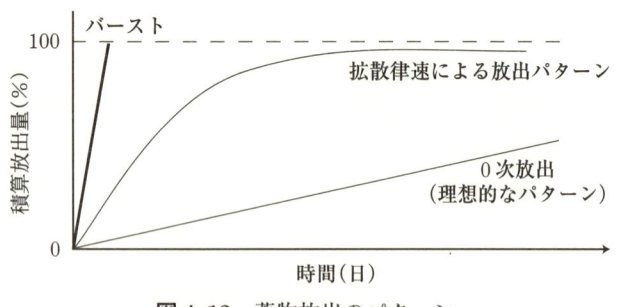

図 4-13 薬物放出のパターン.

が非常に遅い．また水溶性の薬物に用いた場合には，投与後直ちにほぼ全量が放出されてしまう(バースト現象)(**図 4-13**).このような現象を改良するために，親水‐疎水のバランスを調整する試みが行われている．さらに，希望したときに薬物を放出する機能の実現を目指して，温度変化やpH変化によって物性を変化させる刺激応答性高分子を用いた研究が行われている．

4.8 生体用高分子材料の生体安全性

バイオマテリアルの生物学的安全性評価としては，生体安全性(無毒性)と生体適合性の二つの観点がある．無毒性は最も重要な材料特性であり，すべての条件に優先する．これに関しては，法令やガイドラインで定められている．生体適合性に関しては，4.9で述べる．

バイオマテリアルの多くは体内に埋め込んで，あるいは生体と接触して使用される．それらの材料は，使用に先立って，生体への影響を試験しなければならない．市販予定の金属・無機材料を含むバイオマテリアルは，決められた生物学的適合性試験に合格しないと，販売は認可されない．生体適合性試験法は，ASTM (American Society for Testing Materials) や ISO (International Organization for Standardization)で決められている．これらの試験法では，生体適合性という単語は無毒性と同じ意味で使用されている．

試験法としては，生体外(in vitro 試験管内)と生体内(in vivo)で評価する2

種類の方法がある．

　通常は，まず in vitro 試験から実施する．この試験法にはいくつかの試験法がある．その一つに，材料と細胞が直接接触した状態で，材料の毒性を試験する方法がある(Appendix 2-7 参照)．細胞毒性評価法の特徴は，単に簡便であるだけでなく，実際に細胞が材料に接触している状況を現しているモデルであるということにある．他の細胞毒性試験法には，材料を擬似体液中で溶出させた後その抽出液を使った細胞毒性試験法／体内で材料からの溶出物を想定した試薬による細胞毒性試験法，がある．

　細胞毒性試験法は，細胞毒性・免疫系への刺激・慢性炎症の惹起・血液と血液成分への影響・変異原性と腫瘍形成を含む遺伝因子への効果，について検討するようにデザインされている(2.8.2参照)．一般に，カチオン性表面を持つ高分子材料表面では細胞の接着死・接着抑制・増殖抑制が観察さる．カチオン性表面の毒性の原因は，細胞膜表面のたんぱく質や糖鎖と非常に強く相互作用するために細胞の生命活動が妨げられるため，といわれている．

　in vitro 試験で毒性に問題がなかった材料については，次に in vivo 試験が必要である．動物を用いて，生体安全性と生体機能性を評価する．金属やセラミックのような硬組織用バイオマテリアル(人工関節，人工骨など)を試験するには，試験に必要な十分量の緻密骨を得るために，イヌ・ヒツジ・ウサギのような比較的大型動物が必要になる．高分子のような軟組織用高分子材料(人工血管など)の場合，初期の埋入部位は通常皮下である．マウス・ネズミ・モルモットのような比較的小型動物が使用される．一定期間埋入後解剖して，材料周囲に形成された線維性カプセルの厚さや材料周辺組織における炎症の有無などが調査される．

　動物とヒトは，種が異なる．それで，動物試験に特に問題がなかったら，次に臨床試験が必要になる．

4.9　高分子材料の生体適合性

　理想的な傷病の治療法とは，不具合になる前の状態に戻すことである．現在

の高分子系バイオマテリアルは，金属系バイオマテリアルやセラミック系バイオマテリアルと同様に，医療に資するところは大きいが，完全な治癒を実現するには至っていない．それは，生体安全性や生体適合性の問題の解決が容易ではないからである(1.4.3参照).

生体適合性の統一された定義は存在しない．定義の一つに，「必要とする期間，生体に悪影響を与えることなく，必要とする機能を発揮しながら，生体と共存できる材料の性質」がある．

表 4-6 に，高分子材料の特性と対応する用途を示す．生体適合性は，力学的適合性と界面的適合性に大きく分類できる．材料の非異物化のような化学的適合性は界面適合性に含める．力学的適合性は，材料全体のデザインと個々の材料の力学的特性に関係する性質である．界面的適合性は，材料表面とそれに接触する生体組織とのミクロあるいはナノレベルの界面現象に関係する性質である．この両者が満足されて初めて，生体適合性に優れた材料ということができる．

表 4-6 高分子材料の特性と対応する用途．

特　性	医療用材料
機械的強度	心臓弁，人工心臓膜，人工靱帯，人工腱
物質透過性	人工腎臓，人工肺，血漿分離膜
安定性	インプラント材料全般
光学的特性	コンタクトレンズ，眼内レンズ，人工角膜
表面特性	血液接触材料全般，インプラント材料全般
生分解性	縫合糸

4.9.1 力学的適合性

体内に埋め込まれたバイオマテリアルは必ず周囲の生体組織に力学的刺激を与える．特に，骨や歯のような硬組織においては，材料からの力学的刺激に応じて骨組織の吸収と形成が起こる．そのために，材料選択とデザインを誤ると，バイオマテリアルが所期どおりの生体機能を長期間にわたって代行することは不可能となる．人工股関節・人工膝関節・人工歯根・義歯床のような大きな繰り返し荷重のかかる医用機器では，力学的適合性が特に強く要求される．

4.9 高分子材料の生体適合性

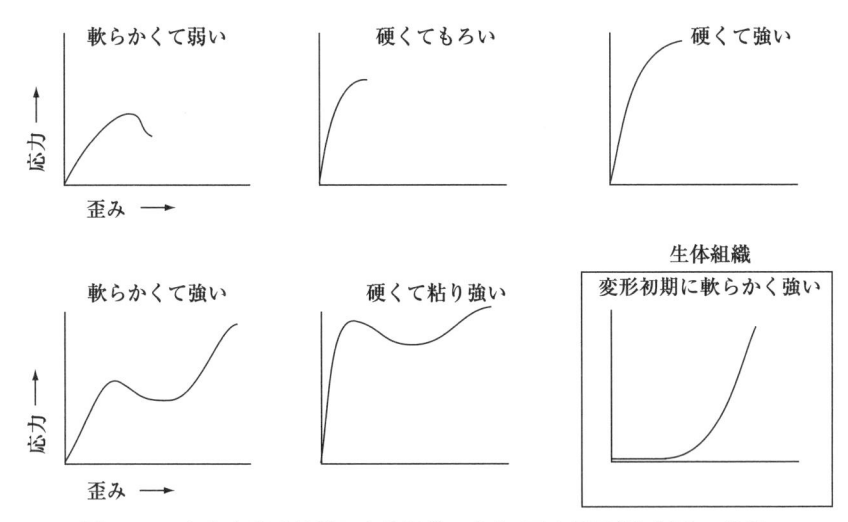

図 4-14 合成高分子材料と生体組織の応力-歪み線図（模式図）の比較.

軟組織の治療用に用いられる高分子材料においても，力学的適合性はおろそかにできない．例えば，損傷した皮膚表面を被覆するための材料に必要なのは伸びのような軟らかさであるが，高分子材料の力学特性を天然皮膚の力学的特性に近づけることは容易ではない．

図 4-14 に模式図を示すように，天然皮膚や天然血管のような生体組織の初期弾性率は，合成ゴムに比較して非常に低い．いいかえると，生体組織には必ず力学的遊びが存在する．これは，生体組織がマトリックスと繊維の複合組織構造をとっているためと考えられる．このように，生体組織と生体用高分子材料とでは応力-歪み曲線が大きく異なるために，既存の高分子材料を皮膚創傷カバーとして使用できない．

人工気管・人工食道・人工血管などにおいても，宿主組織との力学的性質の同等性は重要である．これを実現するには，生体組織のような高次物理構造，つまり複合材料に関する活発な研究の推進を必要とする．

4.9.2 界面的適合性

　材料の界面的適合性の評価では，力学的適合性の評価とは異なって，動物体内埋め込み試験や臨床応用試験の必要はない．そのために，これまでに界面的適合性に関しては，多くの in vitro での研究が積み重ねられてきた．

表 4-7　生体適合性の分類．

分　類	内　容	細　目
バルク的	力学的整合性 デザイン的適合性	
界面的	非刺激性 （非異物性）	物理的非刺激性 補体非活性 抗血栓性(＝血液適合性)
	非カプセル性 接着性	硬組織接着性 軟組織接着性

　界面的適合性は，**表 4-7** に示すように非刺激性・非カプセル性・接着性の3種類に大別できる．この3種類の界面適合性に共通しているのは，材料表面と生体との分子的相互作用が決定的な役割を果たしていることである．ところが，材料の表面特性は後述するように千差万別であり，生体側の応答も多様である．そのために，界面的適合性には多額の研究費が投入されているにも関わらず，いまだに不明な点が多い．

　金属やセラミックの材料表面は非常に硬く，ミクロな分子運動も制限されている．それに対して，高分子材料表面ははるかに軟らかく，ミクロな分子運動が可能である．また，金属やセラミックではプラズマ処理やエッチングによって清浄な表面をつくり出すことができるが，高分子材料表面はそのような処理に耐えきれない．

　このように高分子材料は動的であるために，その表面の構造を明確にすることは，高性能分析機器を用いても容易ではない．バイオマテリアルは，使用中水分が材料周囲に必ず存在する．そのために，水と高分子の界面構造をあらか

じめ知っておくことが必要である．この方面における研究の進展が待たれている．

生体は，水・低分子イオン・糖・アミノ酸・脂質・多糖類・たんぱく質・脂肪・細胞・生体組織のような物質の集合体である．したがって，材料が生体と接触したときまず起こる反応は，これらの生体成分との相互作用である．この中で材料の界面的適合性をほぼ決定しているのは，材料へのたんぱく質の吸着とそれに続いて起こる細胞接着であると考えられている(1.6参照)．そのたんぱく質や細胞の中でも特に重要なのは，免疫系たんぱく質，血液凝固系たんぱく質，免疫系細胞，血小板，などであり，これらの物質は生体防衛を担当している．これらのことを踏まえて，材料表面に界面的適合性を付与しようという試みを紹介する．

(1) 材料表面の抗血栓性化

体内に埋め込まれる材料は，免疫学的に生体がそれを異物と認識しないようにすること(非異物化)が必要である．そのためには，材料表面が生体組織や細胞に与える分子レベルの化学的刺激を防止することが必要になる．このような非異物性が材料表面に最も強く要求されるのは，材料が血液と接触する場合である．生体適合性に関して精力的に研究されたのは，材料表面で全く血栓を生成しない完全抗血栓性化表面をつくる研究である．現在研究されている抗血栓性表面は大きくは次の三つに分類できる．(a)生理活性物質を利用する表面，(b)血清アルブミンを選択的に吸着する表面，および，(c)血漿たんぱく質を吸着しない表面，である．

（a）生理活性物質を利用する表面

抗血栓のために用いられている生理活性物質は，ヘパリンもしくはウロキナーゼである．

ヘパリンは，血液凝固系において中心的な役割を果たすフィブリンの生成を阻止する硫酸基を有する多糖である．したがって，抗血栓性材料を得るには，ヘパリンを材料内部に包含させて血液中に徐放させるか，ヘパリンを材料表面に固定すればよい．ヘパリン徐放材料の欠点は，ある期間が過ぎればヘパリン

が枯渇するために長期間に渡る抗血栓性を期待するのが無理なこと／血小板の凝集をヘパリンが阻止できないこと，である．そこで，強いアニオン性のヘパリンとカチオン性の脂質とを混合した後，アニオン性とカチオン性の静電相互作用で複合化し，それで材料表面をコーティングする方法が開発された．このコーティングを施した表面は，長期にわたって抗血栓性を維持することが明らかとなり，人工肺へのコーティングが実用化されている．この方法の優れている点は，目的の人工臓器だけでなく，血液が流れる人工血管の内面すべてをコーティングできる点である．

一方，ウロキナーゼは，フィブリン溶解酵素のプラスミンがプラスミノーゲンから生成するときに働く酵素であり，血栓を溶解する作用を有する．ウロキナーゼは共有結合によって材料表面に固定され，臨床で用いられている．

ヘパリンは血栓形成を抑制し，ウロキナーゼは血栓を溶解する．作用機序が異なるこれら2種の生理活性物質は，それぞれ目的に応じて使い分けられている．

(**b**) 血清アルブミンを選択的に吸着する表面

血液中には100種類ほどのたんぱく質が含まれている．その中でもっとも含有量が多いのは血清アルブミンであり，血中濃度は35-55 mg/mlである．血液凝固に関して不活性なこのたんぱく質が変性しない状態で材料表面全体を被覆していれば，その上に他のたんぱく質が吸着することも，あるいは血小板が粘着することもない．実際にあらかじめ材料表面に血清アルブミンを吸着させておくと，細胞はその表面にほとんど接着せず，血清アルブミン未吸着の材料表面とは大きな相違がある．しかし，現実には，あらかじめアルブミンを吸着させておいても時間とともに他のたんぱく質による吸着置換が起こるために，良好な成績は得られにくい．

ところが，アルブミンを積極的に吸着し，しかも他のたんぱく質によって吸着置換されにくい表面が開発された[1]．それらは，アルブミン分子が脂肪酸を運搬するための疎水性ポケットを持っていることに着目し，脂肪酸を材料表面に化学結合させることによって固定する方法である．炭素数が16から18の炭化水素鎖で表面をアルキル化した場合に良好な結果が得られている．

(c) 血漿たんぱく質を吸着しない表面

あらゆるたんぱく質を常に吸着しないような材料が存在するならば，それは抗血栓性材料となるはずである．通常の材料表面に血液が接触すると，血漿たんぱく質が直ちに吸着する．それは，血液と材料との間に表面自由エネルギーのギャップが存在するからである．水中にある材料の表面へたんぱく質のような物質が吸着したときの接着(吸着)仕事を計算すると，疎水性が非常に高い表面，あるいは逆に親水性が非常に高い表面を有する材料が，たんぱく質の吸着しにくい材料という結果が得られている．実際に，解離基を含まない均一平滑表面を有する種々の高分子材料に免疫たんぱく質のIgG[*9]を吸着させたときの水接触角を図4-15に，線維芽細胞を培養したときの細胞接着数と接触角との

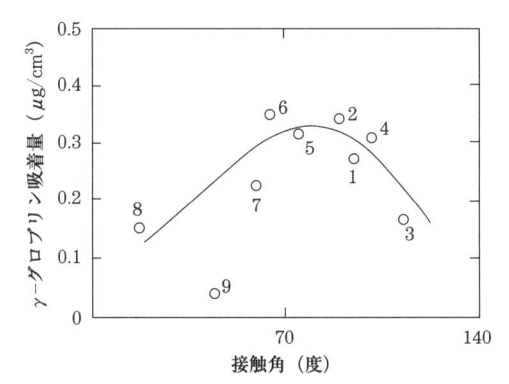

図4-15 種々の高分子材料の対水接触角とγ-グロブリンの吸着．
1. ポリエチレン，2. ポリプロピレン，3. ポリテトラフルオロエチレン，4. シリコーン，5. ポリスチレン，6. ポリエチレンテレフタレート，7. ビニルアルコール-エチレン共重合体，8. セルロース，9. ポリビニルアルコール．

[*9] IgG：免疫を担当するたんぱく質である抗体の一種．抗体は，免疫グロブリン(Immunoglobulin)とも呼ばれる．リンパ球のB細胞が産生する糖たんぱく質で，特定の分子(抗原)を認識して結合する働きを持つ．抗体は，構造の違いにより，IgG, IgA, IgM, IgD, IgEの5種類のクラスに分類される．このうち，IgGはヒトでは免疫グロブリンの70%以上を占め，血漿中に最も多い抗体である．分子量は約15万．

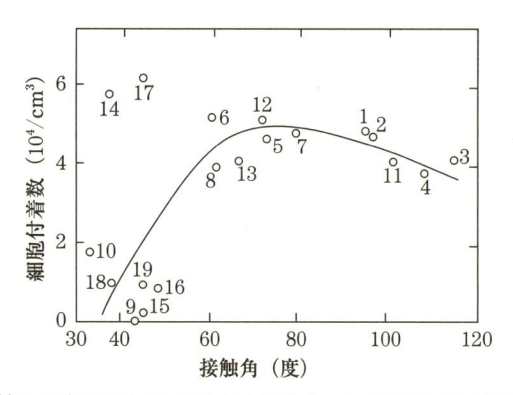

図 4-16 種々の高分子材料の対水接触角と線維芽細胞の接着数との関係. 1. ポリエチレン, 2. ポリプロピレン, 3. ポリテトラフルオロエチレン, 4. テトラフルオロエチレン-ヘキサフルオロプロピレン共重合体, 5. ポリエチレンテレフタレート, 6. ポリメチルメタクリレート, 7. ナイロン-6, 8. ビニルアルコール-エチレン共重合体, 9. ポリビニルアルコール, 10. セルロース, 11. シリコーン, 12. ポリスチレン, 13. 市販培養皿, 14. ガラス, 15. ポリアクリルアミドグラフト化ポリエチレン, 16. ポリアクリル酸グラフト化ポリエチレン, 17. フィブロネクチングラフト化ポリエチレン, 18. コラーゲングラフト化ポリエチレン, 19. BSA グラフト化ポリエチレン.

関係を図 4-16 に示す．これらの図より，接触角が約 70°の材料表面に最も多くのたんぱく質が吸着するとともに細胞もよく接着して増殖すること，逆に親水性や疎水性の高い表面ではたんぱく質の吸着や細胞の接着が少ないことが分かる．

現在のところ，シリコーンやフッ素系高分子より高い疎水性を持つ材料は存在しない．一方，高親水性表面としてよく知られている高分子材料は，含水架橋体であるポリ HEMA（図 4-1 参照）であるが，これはたんぱく質の吸着を完全に抑制できるほどの高い親水性を示さない．そこで，従来にはない，図 4-17 に示すような構造の親水性表面を有する材料が開発研究されている[2]．その一つが水溶性モノマーの表面グラフト重合体である．たんぱく質を吸着するような疎水性の固相表面（図 4-17(c)参照）を親水性に改質する方法として，水溶性高分子を表面に結合する方法がある．表面に高分子鎖が枝付け（グラフト

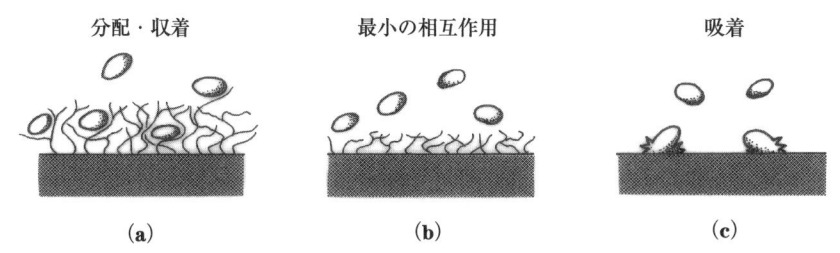

図4-17 グラフト表面とバイオコロイドとの相互作用様式．
(a)グラフト量の多い表面，(b)適度の水溶性グラフト鎖を持つ表面，
(c)固相表面．

されているように見えるために，表面グラフト法と呼ばれている．表面グラフト用水溶性モノマーとしては，ゼロ界面自由エネルギーに限りなく近づけるという考えから非イオン性のものが用いられている．しかし，水溶性鎖の密度が高くなりすぎると，血漿たんぱく質が表面から内部層にまで侵入して数多く吸着(図4-17(a)参照)し，血液凝固の活性化の機会が高くなる．結局，たんぱく質の吸着を生じない表面は，図4-17(b)に示したように，適度の水溶性鎖を持つ表面ということになる．図4-15と図4-16において9番のポリビニルアルコールが最小の生体成分接着を示したのは，このポリビニルアルコール表面そのものが，図4-17(b)のような構造をしているためと思われる．これらの結果を基にして，新しい技術が開発された[3]．

水溶性鎖の密度を極限まで高めると，分子同士の排除体積効果[*10]が働き，

[*10] 排除体積効果：すべての原子・分子は，それが存在することによって，周りの原子・分子が入り込めない空間(排除体積)を実現する．小さな分子と異なり，高分子の原子は鎖状に結合しており，個々の結合の回転・伸縮・移動に大きな制約がかかる．このために，高分子は，それを構成する原子の排除体積よりも数段大きな排除体積を有する．溶媒中に孤立している高分子鎖は最大の排除体積を有するが，濃度が上昇すると互いを排除しようとして，その形態に相互に影響を与える．このために高分子溶液の粘度が上昇したり，浸透圧が生じたりする．濃厚ブラシ表面の場合には，リビング重合反応が表面から開始し，互いに排除しようとする排除体積効果により，ブラシが伸びてゆくように反応が進んで，高密度なブラシ状表面を与える．

表面から外界に向けてグラフト鎖が引き延ばされた構造をとるようになる．この状態を，濃厚ブラシと呼ぶ．濃厚ブラシ環境下では，高分子鎖は極限まで引き延ばされるほど高密度に密集するために，たんぱく質が分子鎖の間隙に侵入することができない．この濃厚ブラシをたんぱく質と相互作用の小さい高分子で構築すれば，たんぱく質との相互作用が非常に小さい表面が得られると期待される．このような濃厚ブラシ表面がリビングラジカル重合を用いて作製された．たんぱく質吸着量を調べたところ，質量が $1\,cm^2$ 当たり ng（ナノグラム）の精度で測定できる特殊な装置の測定限界以下の吸着量しか示さなかった．すなわち，上記の仮説が実証されたと考えられる[3]．

（2） 非カプセル化

材料を体内に埋め込むと，一般に材料表面に結合した生体組織によるカプセル化（1.4.3 参照）が起こる．カプセル化した組織が厚くなると，材料表面と生体組織の界面に必要とする接着強度が得られなくなる．そのために，カプセル化しない材料表面の開発が嘱望されている．材料の表面が周囲の生体組織に強い刺激を与え続けると，カプセルは厚くなる．それで，カプセルの厚さを薄くするためには，刺激をできるだけ弱めなければならないと考えられている．生体に対する刺激は水が最も弱いので，高含水率表面を持つ高分子材料がカプセルを生成しにくくすると考えられている．

（3） 生体組織接着性

上記のカプセル化組織と材料とは完全には接着しておらず，むしろその間には血管が入り込めない隙間である死腔さえ存在する．このような感染の原因となる死腔を生成させずに，生体組織と材料をしっかり接着させるのも生体組織接着性の問題に帰する（1.6 参照）．

材料表面にコラーゲンあるいは骨成分である水酸アパタイトを固定すると，材料表面とそれに接触している生体組織とが強力に接着する可能性が高い．さらに，生体のコラーゲン分子は線維芽細胞から産生されるので，コラーゲン産生が促進されるように線維芽細胞がよく付着できることも材料表面にとって必

要である．実際に，細胞接着に重要な役割を果たしているフィブロネクチンやコラーゲンを表面に固定した材料を動物に埋め込むと，材料表面と生体組織はしっかり接着しており，両者間には死腔は存在しない．

4.10 将来への展開

　バイオマテリアルとしての高分子材料は，今後，ますます重要性を増していく．その理由は，人工臓器・DDS・再生医療・ナノメディシンのような新しい医療技術のコンセプトが次々に提案されてきており，それらを具体化する技術の一翼を高分子材料が担う場面が増加しているからである．高分子材料には多彩な分子種があるために，新規な技術からの要請に迅速に応えることができる．また，材料自体の機能の向上だけではなく，加工技術・成形技術・表面修飾技術・複合化技術のような周辺技術も進歩している．これらが相補的に高分子材料の全体的技術を進歩させ，その結果，バイオマテリアルとしての高分子の使用は量的に増加しそして多様化している．

　将来的には，高分子材料に対して，下記の発展が期待されている．
　(a) 2種類の刺激に対する応答のような，より高次な機能の発現
　(b) 生体からエネルギーを得て仕事をする機能の発現
　(c) 肺や肝臓のような生体部位の超複雑構造を再現するための成型法の開発
　(d) 廃棄物の処理コストのかかるポリ塩化ビニルの代替品の開発

第4章 参考書

（1） 伊勢典夫 他：新高分子化学序論，化学同人（1995）
（2） 筏義人 他：高分子事典，高分子刊行会（1971）
（3） 高分子学会 編：医療機能材料，共立出版（1990）
（4） 筏義人：バイオマテリアル，日刊工業新聞社（1988）
（5） 中林宣男 他：バイオマテリアル，コロナ社（1999）
（6） 石原一彦 他：バイオマテリアルサイエンス，東京化学同人（2003）
（7） 筏義人：生体材料学，産業図書（1994）
（8） 松田武久：医用高分子材料，生体コロイドⅡ（嶋林三郎 他編），廣川書店（1990）
（9） 瀬崎仁 編：ドラッグデリバリーシステム，南江堂（1986）
（10） Williams, D. F.：Definitions in Biomaterials, Elsevier, Amsterdam（1987）
（11） Boss, J. L.：Biomaterials and Bioengineering Handbook（ed. Wise, D. L.），Marcel Dekker, Inc., New York（2000）
（12） 医療用具及び医用材料の基礎的な生物学的試験のガイドライン 1995 解説（厚生省薬務局医療機器開発課監修），薬事日報社（1996）

第4章 引用文献

（1） Eberhart, R. C., Munro, M. S., Williams, G. B., Kulkarni, P. V., Shannon, W. A. Jr., Brink, B. E. and Fry, W. J.：Albumin adsorption and retention on C18-alkylderivatized polyurethane vascular grafts. Artif Organs., **11**(5)：375-82（1987）
（2） Ikada, Y.：Surface modification of polymers for medical applications, Biomaterials, 725-736, **15**(10)(1994)
（3） Yoshikawa, C., Goto, A., Tsujii, Y., Fukuda, T., Kimura, T., Yamamoto, K. and Kishida, A.：Protein repellency of well-defined, concentrated poly（2-hydroxyethyl methacrylate）brushes by the size-exclusion effect. Macromolecules, 2284-2290, 39（2006）

# 第5章

材料工学者のための遺伝子工学と細胞工学

　再生医療研究は，損傷や機能不全を起こした臓器や組織を，薬物，バイオマテリアル，幹細胞などを用いて再生することを目指す研究である．組織再生には，基本的にバイオマテリアル，幹細胞，細胞成長因子の三つの部材が必要である．組織再生は，生体内と生体外のいずれでも可能である．細胞の足場としてのバイオマテリアルは，バイオマテリアル自体が生体機能の代替をする目的で体内に埋入される従来のバイオマテリアルとは異なる．足場材料には，組織再生への寄与という役目が終わると，吸収されて消えて行くことが求められる．

　近年の再生医療研究の進歩により，未分化な細胞(ES細胞や骨髄幹細胞などのことである．5.2.3で詳しく解説する)から目的とする組織や臓器を構成する細胞に分化を誘導することが可能になりつつある．しかし，これらの細胞をばらばらのまま人体に移植しても，細胞は生着できず，組織や臓器は再生されない．そのために，あらかじめ細胞を組織化し，臓器に近い状態をつくる必要がある．組織化とは，一定の形態と特定の機能を保持する細胞の集合体をつくることである．

　細胞を組織化するには細胞の足場となるバイオマテリアルが必要である．再生医療研究で使用されるバイオマテリアルの開発に際しては，幹細胞を含めた細胞と材料との相互作用を理解することが重要である．材料が細胞や再生中の組織にどのような影響を与えるか，そして材料が再生される組織からどのような影響を受けるかは，組織再生の成否の鍵を握っている．このことから分かるように，材料工学者は細胞や生体に関する知識，とりわけ遺伝子工学と細胞工学に関する基礎知識の修得が求められる時代になっている．本章では，このよ

うな観点から，材料と細胞の相互作用を理解するための基礎知識に的を絞って，材料工学者のための遺伝子工学と細胞工学を分かりやすく解説する．遺伝子工学と細胞工学の基礎知識は，従来のバイオマテリアルが体内で生体組織に与える影響の理解や，生体になじむ材料表面の創出にも寄与する．

5.1 知っておきたい遺伝子工学の基礎

　遺伝子は生物の形質(形態や性質)を決定している遺伝の基本単位で，一部のウイルスを除き，DNA(デオキシリボ核酸)分子内の4種類の塩基の配列で規定される．各々の遺伝子の特性は，その塩基配列の特異性によって規定されている．DNAは細胞の核のなかにある塩基性色素で染まる染色体中の物質の一つであり，線状の長い分子である．

　1990年ごろまでは，一つの遺伝子を解析し，その発現を調べるためには，多くの時間と優れた技術が必要であった．しかし，その後ヒト[*1]ゲノムプロジェクトによるヒトの全塩基配列の解明[1,2]と遺伝子工学技術の進歩により，以前より生体の遺伝子レベルでの解析が容易になった．21世紀に入って，遺伝子の専門家でなくても，比較的簡単にしかも短時間に，多くの遺伝子解析を行うことが可能になってきている．その結果，材料工学者にとっても遺伝子工学が身近なものになりつつある．

　バイオマテリアルの分野では，生体と材料の相互作用の遺伝子レベルでの解明は，材料の安全性や合目的性を評価するのに重要な手がかりとなる．生体と材料の相互作用の評価法として用いられているISO法では，単純に材料上における生細胞数を検討する方法がとられているが，これに加えて遺伝子レベルの検討を行うことにより，相互作用の詳細なメカニズムが分かる．したがって材料と生体の相互作用を遺伝子レベルで検討することは重要である．本書ではヒトを初めとする高等動物の遺伝子を対象とする．

　[*1] 遺伝子工学や細胞工学の分野では，「人」を「ヒト」と書くので，それに従う．

5.1.1 遺伝子の機能と構造

(1) ヒト遺伝子の機能

ヒト遺伝子の機能は二つに分けられる．一つは遺伝子の複製で，もう一つは遺伝子情報の発現である(図 5-1)．

遺伝子の複製とは，自己と同じ遺伝子をつくり出すことである．一つの細胞が増殖して二つの細胞になるとき，まず遺伝子の複製が始まる．つまり，細胞増殖は，DNA 合成(複製)と 1 対 1 に対応している．遺伝子の発現とは，遺伝子(一般には DNA)上に塩基配列として決定される情報が，これをもとに合成(転写)されるたんぱく質などを通して，最終的な性質として現れることである．このたんぱく質は，必要な場所や時間に必要な量だけ供給される．ヒトの細胞は，約 3 万個存在する遺伝子のうち特定の遺伝子を特定な細胞で転写，翻訳し，たんぱく質を発現(合成)する．これらのたんぱく質が生体のあらゆる機能を担っている．たんぱく質は，20 種類のアミノ酸がペプチド結合[*2]で連結

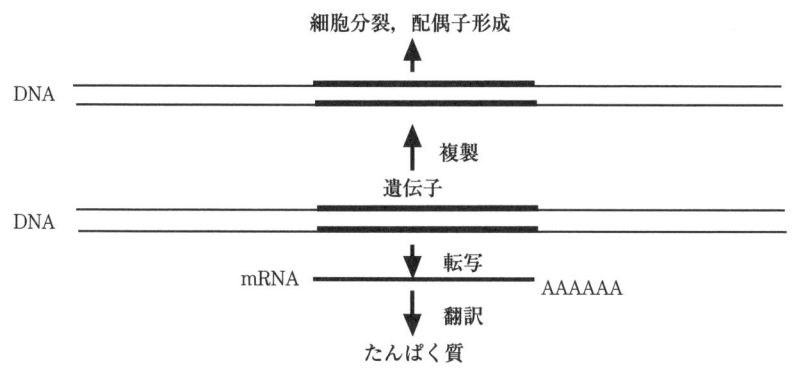

図 5-1 遺伝子の機能．
遺伝子の機能は分裂した細胞に遺伝子を供給するために必要な複製(上に向かう流れ)と，たんぱく質を発現(合成)するための遺伝情報の発現(下へ向かう流れ)の二つある．AAAA はポリ A であり，mRNA に特徴的な構造である．RNA 分解酵素に対する抵抗性に関係すると考えられている．

[*2] アミノ酸のカルボキシル基とアミノ基が酸アミド結合した構造を指す．

した鎖状高分子であり，mRNA（後述）を鋳型にしてリボソーム[*3]上で合成される．発現する遺伝子の種類は，細胞の種類や外的環境に依存する．

肝臓の細胞では薬物などの代謝を行う遺伝子が発現しており，骨芽細胞では骨をつくるための遺伝子が発現している．細胞が外的ストレスに曝されると細胞はこれを回避するための遺伝子を発現し，そのたんぱく質をつくる．

材料工学者のための遺伝子工学では，二つの遺伝子の機能のうち，遺伝情報の発現に関する知識が重要である．それは，細胞がどのような遺伝子情報を使っているかを調べることにより，材料が細胞に接触したときの細胞の状態を把握できるからである．つまり，現在どのソフトを使用しているかを知ることができれば，コンピュータが今何をしているかを推測できるのと同じである（図5-2）．

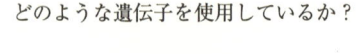

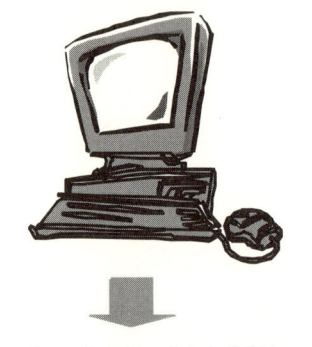

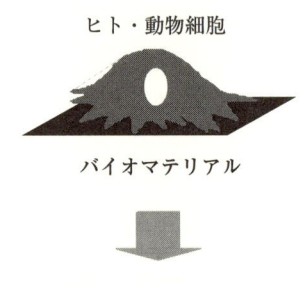

図5-2 遺伝子の発現で細胞の状態を把握する．

（2） ヒト遺伝子の構造

遺伝子はDNA上にコードされるが，DNA分子内のすべての塩基配列が遺

[*3] 細胞におけるたんぱく質合成の場．

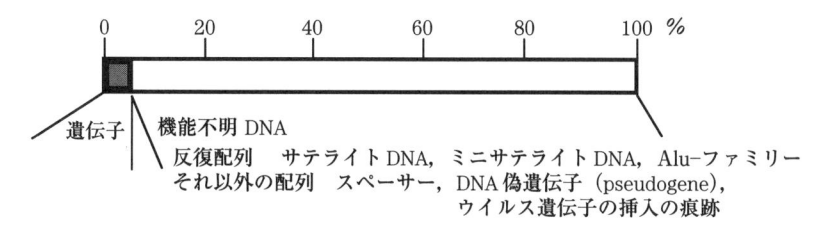

```
  0      20      40      60      80     100 %
┌─┬──────────────────────────────────────────┐
│■│                                          │
└─┴──────────────────────────────────────────┘
```
遺伝子　機能不明 DNA
　　　　反復配列　　サテライト DNA，ミニサテライト DNA，Alu-ファミリー
　　　　それ以外の配列　スペーサー，DNA 偽遺伝子（pseudogene），
　　　　　　　　　　　　ウイルス遺伝子の挿入の痕跡

図 5-3 ヒト DNA と遺伝子の関係．
ヒト DNA の塩基配列で遺伝子として機能している部分は約 3％程度である．
残りの部分は遺伝子として機能していない機能不明な塩基対である．

伝子をコードしているわけではない．実は塩基対の約 97％が遺伝子とは関係ない配列である（**図 5-3**）．したがって，一つの細胞内にある約 30 億塩基対のうち，遺伝子として機能しているのは約 1 億塩基対ということになる．では，遺伝子として機能していない残りの約 29 億塩基対はどのような配列なのだろうか？　それは，サテライト DNA と呼ばれる単純な繰り返し塩基配列であったり，過去のウイルス感染の痕跡であったり，偽遺伝子と呼ばれるもの（以前遺伝子として機能していたが，現在は使われていない遺伝子）などである．このようにヒトの DNA は一見無駄と思われる構造をしている．しかし，この無駄がヒトをここまで進化させてきたという考えがある．

　それでは重要な遺伝子の方の構造はどのようになっているのであろうか．遺伝子の構造は**図 5-4** に示すように二つに分けられる．調節遺伝子と構造遺伝子である．構造遺伝子は，遺伝子発現に関係するたんぱく質の情報が含まれている遺伝子で，調節遺伝子は構造遺伝子の発現を制御する遺伝子である．調節遺伝子と構造遺伝子の境界点は転写開始点である．転写開始点より左側（5'-側）[*4] が調節遺伝子で右側（3'-側）が構造遺伝子である．

　構造遺伝子を鋳型として転写されると，hnRNA（ヘテロ核 RNA）が合成される．hnRNA からたんぱく質の情報を含まない部分が切断され（スプライシング），mRNA（メッセンジャー RNA）ができ上がる．構造遺伝子のうちたんぱく

[*4] ヌクレオチドのペントースの 5' の OH 基が遊離である方向を 5'-側と呼ぶ．また，3' の OH が遊離である方向を 3'-側と呼ぶ．

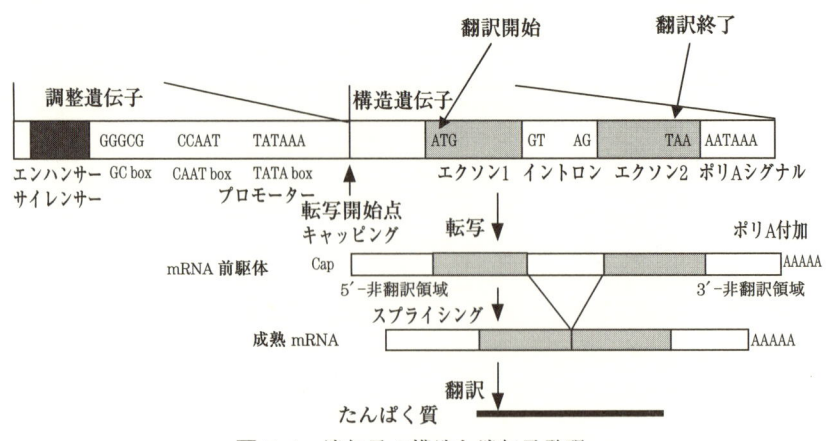

図 5-4 遺伝子の構造と遺伝子発現.

質の情報を含む部分がエクソンであり，たんぱく質の情報を含まない部分がイントロンである．この mRNA を鋳型にたんぱく質が翻訳され，遺伝子情報が発現される．しかし，mRNA のすべての部分にたんぱく質の情報がコードされているわけではない．転写開始点から翻訳開始点（ATG コドン）までが 5′-非翻訳領域で，終止コドン（TAA，TAG）からポリ A までが 3′-非翻訳領域である．

　調節遺伝子は，この構造遺伝子の転写を制御することで，遺伝子の発現を制御している部分である．いわば，調節遺伝子は遺伝子発現のスイッチのようなものである．調節遺伝子に関しては 5.1.2(2) で解説する．

5.1.2　遺伝子発現のしくみ

（1）転写，翻訳，修飾

　遺伝子が発現するまでのプロセスには，転写，翻訳，翻訳後修飾の三つの段階があり，それぞれの段階で制御されている（**図 5-5**）．転写は DNA を鋳型として RNA を合成する段階であり，細胞の核内で行われる．翻訳は遺伝子情報を担った mRNA を鋳型としてたんぱく質を合成する段階であり，リボソームで行われる．翻訳後修飾はたんぱく質にりん酸や糖鎖を付加する段階である．糖鎖の付加はゴルジ体で行われ，りん酸化は細胞質などで行われる．それぞれ

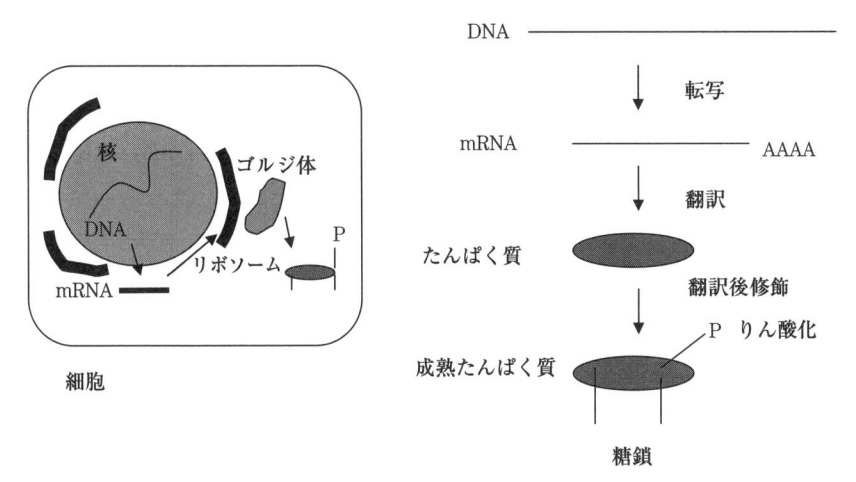

図 5-5　遺伝子発現の流れ．
左側に細胞内での流れを，右側にフローチャートを示した．

に制御された段階から構成されるプロセスを経て，遺伝子を発現するための成熟したたんぱく質が合成される．しかし，多くの場合，遺伝子の発現は DNA から RNA に転写される段階で制御されている．したがって，この転写段階の発現調節が一番重要であると考えられる．

(2) 転写調節

遺伝子発現は多くの場合調節遺伝子の領域で制御されている．調節遺伝子は二つの領域に分けられる(**図 5-6**)．プロモーターと呼ばれる基本転写を行う領域と転写の効率を調節する転写調節領域である．

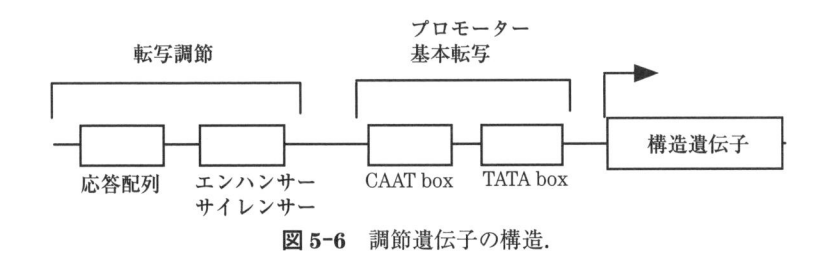

図 5-6　調節遺伝子の構造．

プロモーターには，DNA を鋳型にして RNA を合成する RNA ポリメラーゼ（RNA 合成酵素）II とその複合体が結合する．転写調節領域には，エンハンサー，サイレンサーなどのたんぱく質が結合する．これらのたんぱく質を，転写因子という．転写調節領域に転写因子が結合すると DNA の立体構造が変化し，プロモーターに結合している RNA ポリメラーゼ II とその複合体の形成効率が上昇し，この遺伝子の転写が盛んになる．

転写因子が転写調節領域に結合できるように，そのためのサイン（塩基配列）が DNA 上に書かれている．例えば，プロモーターには TATA-box と呼ばれる塩基配列（TATAAT という塩基配列）が存在し，このサインに特異的に TFIID というたんぱく質が結合する（**表 5-1**）．

表 5-1 DNA 上のサインによる転写調節．

DNA 上の転写調節エレメント (cis-acting element)	サインとなる配列	結合する核たんぱく (trans-acting factors)
TATA box	TATAAT	TFIID
CAAT box	CCAAT	CTF/NF1
HSE（熱応答性エレメント）	TTCNNGAANNTTC	HSF
CRE（cAMP-反応性エレメント）	T/GT/GCGTCA	CREB
κB モチーフ（NF-κB 結合配列）	GGGAMTNYCC	NF-κB
GRE（糖質コルチコイド- 反応性エレメント）	GGTACAN 3 TGTTCT	糖質コルチコイド受容体
RARE（ビタミン A- 反応性エレメント）	AGGTCAN 3 AGGTCA	ビタミン A 受容体

M＝A or C，N＝A or C or G or T，Y＝C or T．

熱ショックたんぱく質（HSP）などの熱応答性遺伝子の転写調節領域には，熱応答性塩基配列が存在する．この塩基配列を認識して熱ショック因子（HSF）という転写因子が DNA に結合して転写を促進する．このように，転写因子は特定の DNA 配列を認識し，特異的に特定の遺伝子の転写調節領域に結合する．結合した転写因子が遺伝子のスイッチを押し，転写が促進される．

ビタミン A は脂溶性なので，細胞膜と核膜を通過し，核レセプターと結合する．この核レセプターは転写因子である．ビタミン A と転写因子が結合す

ると，立体構造が変化し，核レセプターはAAGGTCANNNAGGTCA(Nはどの塩基でもよい)という塩基配列に結合できるようになる．その結果，特定の遺伝子(調節遺伝子の領域にAAGGTCANNNAGGTCAという配列が存在する遺伝子)の発現が促進される．このように，ビタミンA，D，Eなどの脂溶性ビタミンは遺伝子に対して直接的に作用し生物活性を発現する．

　細胞に熱や毒物などのストレスがかかると，細胞はそれを感知して，ストレスを回避するための遺伝子を発現する．その代表的な遺伝子がHSPである．細胞が熱ストレスを感知すると，HSFという転写因子たんぱく質は，りん酸化などにより立体構造に変化を起こし，三量体を形成する(**図5-7**)．するとHSFは，HSP遺伝子の調節遺伝子部分のTTCNNGAANNTTCという塩基配列と結合できるようになり，転写の効率を促進(促進のスイッチをオン)にする[3]．これにより，細胞は外部ストレスを回避しようとする．

　このように，細胞は外的環境の変化などに対応して遺伝子のスイッチを入れ替える．その結果，遺伝子発現のパターンは変化する．したがって，細胞の遺伝子発現パターンを調べることにより，細胞がどのような外的環境の影響を受けたかを予想することが可能である．

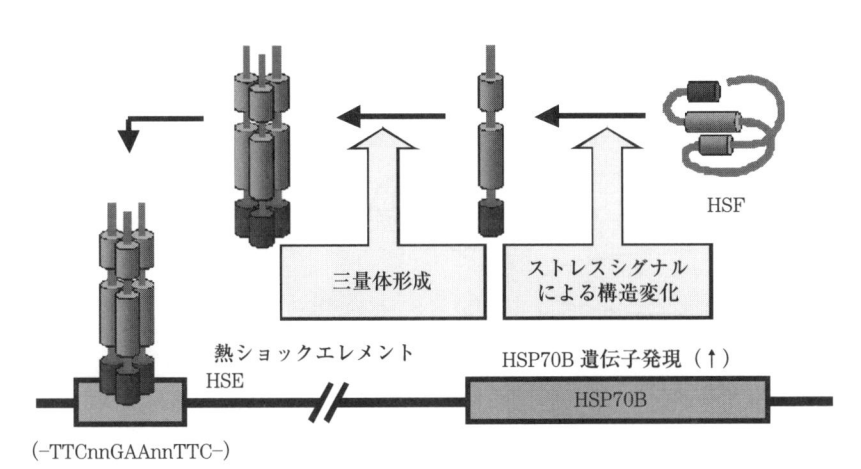

図5-7 ストレスによるHSP遺伝子の発現調節．

5.2 知っておきたい細胞工学の基礎

バイオマテリアルは，ヒトの細胞に接触して用いられる治療用および検査用材料である．したがって，バイオマテリアルと生体（細胞）との相互作用を深く理解することが重要である．近年の分子生物学の著しい進歩に伴い，細胞工学も進歩してきている．さらに，近年注目が集まっている再生医療の分野では，バイオマテリアルの技術が欠かすことができなくなってきている．そこで，ここでは材料工学者にとって必要な細胞工学と再生医療の基礎的な知識について解説する．

5.2.1 生体外での細胞培養

（1）細胞の増殖維持に必要な培地

ヒトを初めとして，生物は細胞からできている．細胞1個の大きさは10から30 μm で，ヒトは約60兆個の細胞からできている．細胞は生体外で維持，増殖させることができる（**図5-8**）．通常はシャーレやフラスコ内に培地を入れ，細胞を播種し，培養器で細胞を培養する．培地とは，栄養素（アミノ酸，糖，脂質，ミネラル，ビタミン）が入った液体である．通常，栄養素だけでは細胞を増殖させることはできない．細胞の増殖には増殖因子と呼ばれるたんぱく質が必要である．増殖因子には線維芽細胞増殖因子，上皮細胞増殖因子などがある．通常の培地には増殖因子を多く含むウシの胎児血清10％程度が添加

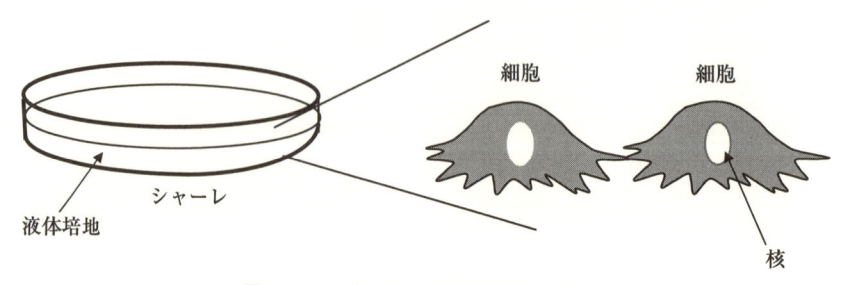

図5-8 生体外での細胞培養と培地．

される.しかし,血清には増殖因子以外にもさまざまなたんぱく質が含まれ,これらが細胞に対してどのような影響を及ぼすのか心配な点がある.そこで,血清の代わりに,細胞に必要な増殖因子を添加した培地が考案されている.それを無血清培地という.この培地は培地中の成分がすべて明らかなので,安心して実験ができるという利点がある.他方,増殖因子は高価なため,無血清培地の値段は高いという欠点がある.

(2) 初代培養細胞と株化細胞

生化学実験に用いる細胞には,初代培養細胞と株化細胞の2種類がある.

初代培養細胞とは,動物から目的とする細胞だけを直接採取分離し,それを試験管内(体内ではなく体外という意味:実際にはシャーレやフラスコで培養する)で培養した細胞系である.例えば,初代培養細胞として,ラットの肝細胞,ヒトの皮膚の上皮細胞,線維芽細胞などの培養が可能である.初代培養細胞は生体内にある細胞に比較的近い機能(肝臓の初代培養細胞は薬物代謝や血清たんぱく質合成などを行う)を有する場合が多いので,生体内細胞の機能再現の観点からは非常に有用である.その一方,下記のようにいくつかの欠点がある.

(a) 増殖回数に限界がある.初代培養細胞は数十回分裂すると増殖能力を失ってしまう.それは,染色体の端に存在する塩基配列であるテロメアが短くなり,DNA複製ができなくなることによると考えられている.

(b) 初代培養細胞の機能は,細胞を採取した動物の個体差の影響を受けやすい.

(c) 培養初期の機能を長期間維持することは困難である.

株化細胞は,長期間に渡る安定した増殖能を示し,半永久的増殖能を獲得した細胞系である.株化細胞には,ヒトや動物の癌細胞などがある.株化細胞が不死化しているのは,テロメアの減少を食い止める機能を有するテロメラーゼという酵素が,これらの癌細胞では発現しているためである[4].株化細胞は細胞バンクのような公的機関から有料で入手できる.株化細胞は初代培養細胞より機能が低下している場合が多い.しかし,無限増殖が可能でそして細胞の性

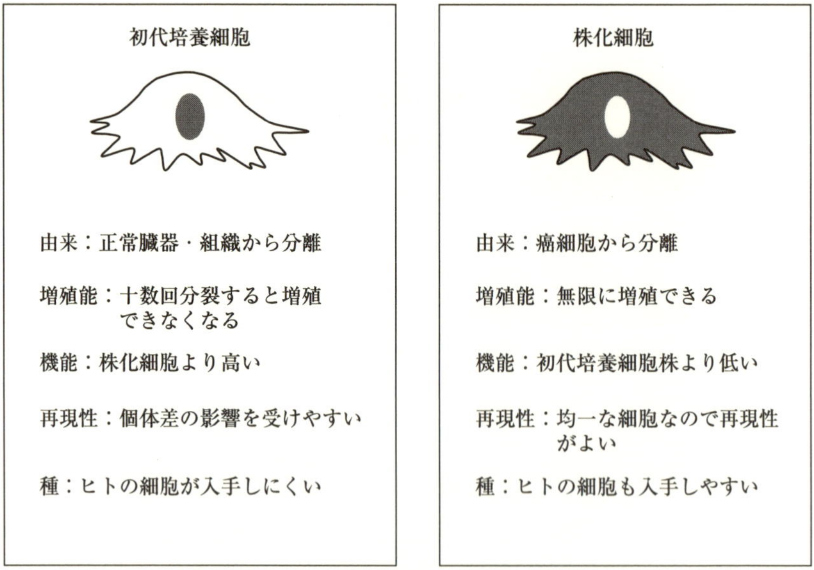

初代培養細胞	株化細胞
由来：正常臓器・組織から分離	由来：癌細胞から分離
増殖能：十数回分裂すると増殖できなくなる	増殖能：無限に増殖できる
機能：株化細胞より高い	機能：初代培養細胞株より低い
再現性：個体差の影響を受けやすい	再現性：均一な細胞なので再現性がよい
種：ヒトの細胞が入手しにくい	種：ヒトの細胞も入手しやすい

図 5-9　初代培養細胞と株化細胞の特徴．

質が均質であるので，動物の個体差の影響を受ける初代培養より実験の再現性が高いという利点がある(図 5-9)．

稀ではあるが，初代培養細胞を長期間維持した結果自発的に不死化した，つまり株化した細胞も存在する．また，初代培養細胞にウイルスの癌遺伝子を導入して不死化させた株化細胞や，最近ではテロメラーゼ遺伝子を導入して不死化させた株化細胞も開発されてきている．これらの細胞は一般に癌細胞から分離した細胞株より機能が高い．

初代培養細胞と株化細胞は実験の目的により使い分けられる．例えば，肝細胞の場合，機能を重視したいときはラットなどの初代肝細胞が用いられる．ヒトの初代肝細胞は入手が困難である．種を重視する場合や簡便に実験を行いたい場合は，株化細胞を用いる．

(3) 細胞培養法

血球細胞を除く体細胞は，体外で培養すると，シャーレのような培養器の底

に貼り付く性質がある．体内の細胞の多くが基底膜[*5]に接着しているように，体の内外に関わらず細胞は何かに接着する性質を有している．それを足場依存性という．体外で培養中細胞が培養器の底に接着するのは，細胞が自重で培養液中を落下した先に培養器の底があるからである．

通常の培養では，培養器の底に細胞が相対的に低い密度で一層貼り付いた状態で培養を開始する．これを単層培養という．細胞と培養器底の相互作用は主に疎水結合である．単層培養は細胞を増殖させるためには極めて有効な方法である．しかし，この方法で培養した場合，細胞の機能は著しく低下する．一般に，単層培養でも細胞密度が高い方が機能は高くなる傾向がある．それは，細胞はお互いに孤立しているよりも，体内の細胞のようにお互いに接触して相互作用しているほうがコミュニケーションがよくとれて高い機能が発現できるからである．

細胞の機能とは，(a)エネルギー代謝，恒常性の維持，遺伝情報の発現のような細胞維持機能，(b)DNA複製，細胞分裂，細胞周期制御のような自己複製機能，(c)運動，情報の受容と伝達，細胞認識のような特異的機能発現機能，のことである．

培養細胞の機能を高める培養方法が考案されている(**図 5-10**)．その一つとして，細胞を塊まり(スフェロイド)にして培養する方法がある[(5)]．これは主に

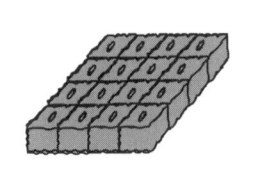

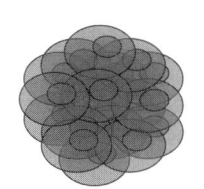

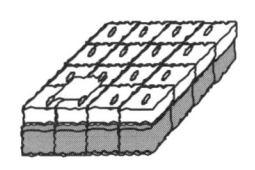

単層培養　　　　　　スフェロイド　　　　　　重層化培養
図 5-10　機能を高める培養方法の例．

[*5] 上皮細胞の下に存在する無細胞性の薄い膜．コラーゲン，プロテオグリカンなどの細胞外基質などから構成されている．

肝細胞などで用いられている手法である．細胞をスフェロイドにすると，細胞間の相互作用が密になるために細胞の機能が高まると考えられている．しかし，スフェロイドの中心部分は栄養供給が不十分になるため，長期維持が困難な場合がある．

生きている臓器や組織では細胞は立体的(3次元)集塊として存在しているので，培養器の中で面状に存在する細胞に比べて，より緊密な相互作用をしている．したがって，培養器内で細胞が本来持っている機能を引き出すためには，培養器内で複数の立体的細胞集塊を構築する必要がある．このような観点から重層化培養が試みられている[5]．

温度によって親-疎水性が変化する高分子である温度感受性素材(ポリN-イソプロピルアクリルアミド)をコーティングした培養器で培養された細胞は，低温にすると細胞表面が親水性に変化するので，立体的な重層のシート状になる．また，このシートは細胞外マトリックスが無傷で残っているので，他の細胞集塊との親和性が良好である．細胞外マトリックスに関しては，5.2.2(3)細胞接着のところで述べる．

肝細胞は，単層培養では1週間程度で死滅してしまうのに対し，細胞シート(肝内皮細胞重層化共培養系という)では数ヵ月以上機能を保持することができる．

以上のように培養器内で生体を模倣した培養を行うことにより，培養細胞の機能を高める試みが行われている．これは細胞を体外で実験に使用するために重要であるが，同時に再生医療研究を遂行する際にも重要な知見を与えるものである．このような研究の積み重ねにより培養器内(体外)での組織や臓器の再構築が可能になり，人体に移植可能な組織や臓器をつくることができるようになっていくと考えられる．

5.2.2 細胞の増殖，分化，接着

(1) 細胞周期と細胞増殖

増殖している細胞を顕微鏡下でじっくり観察すると，二つの時期があることが分かる．一つはDNAを複製するためにDNAを合成している時期(S期)，

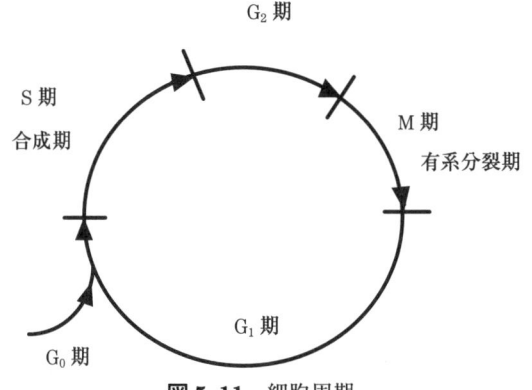

図 5-11 細胞周期.
細胞は終止期(G_0期)からDNAの合成期であるS期に入り有糸分裂期に入る．その間，ギャップ期であるG_1，G_2期が存在する．分裂を続ける細胞はふたたびG_1期に入るが，分裂を続けない細胞は細胞周期の外に出て，G_1期と似たG_0期に入る．

そしてもう一つは有糸分裂[*6]している時期(M期)である．M期とS期の間をG_1期(Gはギャップの意味)そしてS期とM期の間をG_2期と呼ぶ(**図 5-11**)．一つの細胞は，$G_1 \rightarrow S \rightarrow G_2 \rightarrow M \rightarrow G_1$を周期としてこれを繰り返すことにより増殖を続ける．

(2) 分化マーカー

細胞の分化と増殖は一般的にいって裏返しの関係にある．一般に，増殖している細胞の機能は低く，逆に，機能の高い細胞は増殖していない．細胞の機能は分化マーカーといわれる遺伝子やたんぱく質の発現で調べられることが多い．分化マーカーは細胞の機能を代表するようなものである．例えば，肝臓の場合，分化マーカーは肝臓がつくる血清たんぱく質の代表であるアルブミンなどである．したがって，肝細胞ではこのアルブミンの遺伝子の発現が高いほど細胞の機能が高いと考えられる．

[*6] 核が分裂するときに染色質が糸状の染色体となって分裂が進行すること．

(3) 細胞接着

細胞は，インテグリンのような細胞膜にある特定受容体と細胞外マトリックスを介して，材料と結合する(図1-5参照)．細胞外マトリックスは，細胞間にある線維状たんぱく質を主成分とする複雑な会合体である．細胞外マトリックスは，細胞の接着，移動，増殖，分化に重要な役割を担っている．細胞外マトリックスは，フィブロネクチン，コラーゲン，ビトロネクチンのような細胞接着分子を含んでいる．細胞外マトリックスは，細胞結合領域にあるRGD配列(アルギニン・グリシン・アスパラギン酸のアミノ酸配列)とインテグリンのような特異的な細胞膜にある受容体との相互作用で，細胞と結合する．細胞と細胞外マトリックスの接着箇所は焦点接着(フォーカルアドヒージョン)と呼ばれる．焦点接着は，細胞の外側では細胞外マトリックスに結合しており，細胞の内側ではインテグリンと結合している．インテグリンは細胞膜の内側にあるアクチンなどの細胞骨格に結合している[6]（**図 5-12**）．

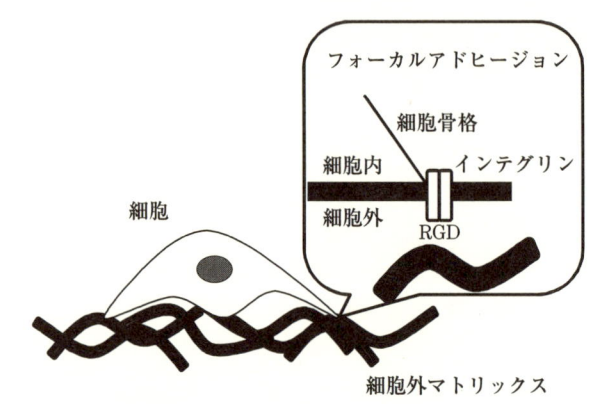

図 5-12 焦点接着(フォーカルアドヒージョン)による細胞接着．

5.2.3 幹細胞と再生医療

(1) 幹細胞

ヒトは1個の受精卵から発生する．その後受精卵は細胞分裂と分化を繰り返して成熟個体であるヒトとなる．卵割(卵の分裂)初期の胚の細胞は体のすべて

の組織や臓器になりうる細胞であり，全能性幹細胞という．

卵割が進むにつれて，いくつかの限られた組織や臓器にしかなれない細胞へと運命が限られていく．これを多能性幹細胞あるいは間葉系幹細胞という．さらに分裂や分化が進んだ組織や臓器にも，幹細胞が存在する．それを組織幹細胞という．組織幹細胞は組織と臓器の維持に関わっている(**図 5-13**)．再生医療における細胞ソースとしてはどの段階の幹細胞も原理的には使用可能である．これらの幹細胞を培養し，組織や臓器を再構築したのち生体に移植する医療が，再生医療である．免疫系は自分とは違う細胞や組織を厳しく識別して拒絶反応を起こすので，再生医療における細胞ソースとしては自己の細胞が使えるほうが好ましい．

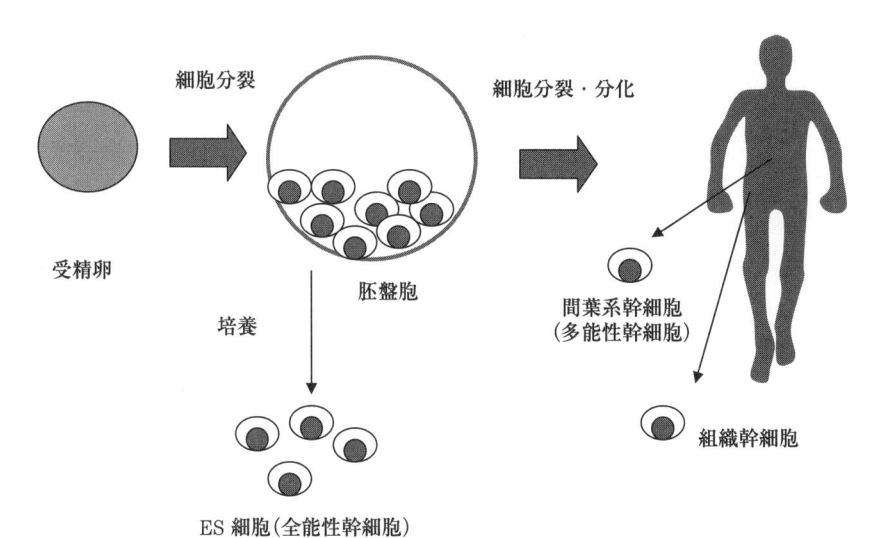

図 5-13 再生医療に用いることが可能な幹細胞．

(2) ES 細胞(胚性幹細胞)と間葉系幹細胞

ES 細胞と間葉系幹細胞は，再生医療の細胞ソースとして期待されている細胞である．

ES 細胞は不死化した全能性幹細胞である．ES 細胞は，未分化状態を保った

ままそして分化能を維持したまま，培養液中で増殖し続けるように株化された細胞である．ES細胞はヒトの受精卵が必要である，採取分離の際ヒトの胚（胎内）を破壊する，この技術がヒトクローン研究に応用される危険があるなど，問題点が多く存在している．

　間葉系幹細胞は，骨髄移植を受けた患者の肝臓細胞の一部がドナー由来の細胞に置き換わっていたことから見つけられた幹細胞である．これをもとに骨髄間質細胞中に間葉系幹細胞（多能性幹細胞）が存在することが明らかになった．培養条件を整えると，この細胞を骨細胞・線維芽細胞・軟骨細胞・脂肪細胞・心筋細胞・骨格筋細胞のような中胚葉系細胞に分化誘導させることが可能になる．したがって，患者本人の間葉系幹細胞は，再生医療において拒絶反応をまったく心配しなくてよい細胞ソースとして用いることができる．

(3) 組織幹細胞

　組織幹細胞は各組織に一定量含まれる増殖能を持った細胞である．組織幹細胞は組織の恒常性を保つのに必要な細胞である．組織が損傷した際の修復に必要なリザーバーのような細胞であると考えられる．

　したがって，皮膚や筋肉のように患者からの採取が比較的容易な組織の場合，もし採取した組織に十分な組織幹細胞が含まれているならば，それを組織再構築のための細胞ソースとして使用できる．

　例えば，角膜の場合，片方の眼は正常でもう片方の眼に治療が必要なときは，正常な眼の角膜から組織幹細胞が含まれている部分を一部採取し，試験管内で増殖させた後移植するといった方法が考えられる．しかし，肝臓や膵臓のように患者の臓器のダメージを伴うために細胞の採取が困難な臓器の場合は，組織幹細胞を細胞ソースとして用いる方法は現実的でない．

(4) 再生医療

　幹細胞と再生医療の関係について簡単に説明してきた（**図5-14**）．再生組織や再生臓器は，従来のバイオマテリアルとはまったく異なる．これらは生物学的に人体と同質である．自分の幹細胞を使えば，異物ではないので，拒絶反応

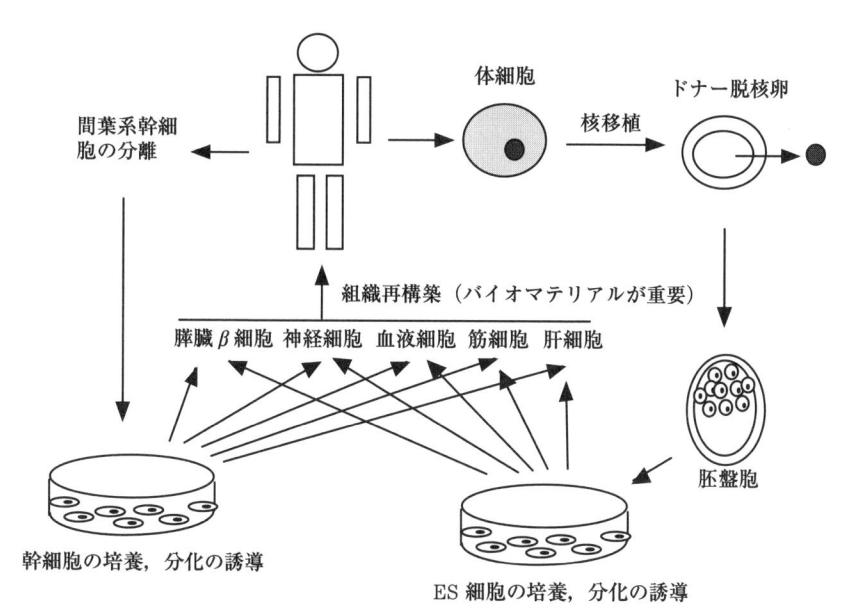

5.2 知っておきたい細胞工学の基礎

図 5-14 ES 細胞と間葉系幹細胞を用いた再生医療.

がない．医療現場から大きな期待が寄せられる所以である．しかし，再生医療は，20世紀末に研究の途についたばかりで，十分確立したものではない．実用化までには超えなければならない多数の高いハードルがある．

　組織や臓器はさまざまな細胞の立体的相互作用により構成されている．相互作用が可能な細胞の立体構造をつくり上げるには，足場となる材料が必要である．この足場材料と細胞，とりわけ幹細胞との相互作用が十分に行われることが重要である．幹細胞が足場に安定に定着できれば組織の恒常性を保つことができる．したがって，再生医療の分野ではバイオマテリアルと細胞の相互作用をいかにして確保するかがとても大事な研究分野になっている．生体内で組織幹細胞がどのような環境で維持されているかを明らかにし，それを材料表面に設計できれば優れた足場材料になる．第6章で詳しく述べる．

5.3 遺伝子工学と細胞工学を用いた材料研究

本節では遺伝子工学・細胞工学の技術を用いて，材料表面と細胞の相互作用を研究する方法について解説する．また，生体となじみのよい材料表面を設計する際必要な細胞同士の相互作用を研究する最新の方法についても解説する．

5.3.1 マテリアルゲノミクス

(1) マテリアルゲノミクスとは

再生医療で組織再生や臓器再生に用いられる材料には常に高度な安全性が求められる．また，材料表面には生体内の細胞の増殖や分化を誘導し，治癒を高める機能を有することが期待される．したがって，材料と細胞が接するところで，どのような相互作用が起こっているかを理解することが重要である．脂質による二重層からなる細胞膜には多くの受容体や接着因子が存在する．細胞はそれらの受容体を介し，材料表面のナノオーダーの凹凸や付着している化学物質のナノ構造を認識して細胞内部にシグナルを伝達する．ナノはマイクロの千分の一である．その結果，細胞が接着している材料表面のナノ構造に起因して誘起される遺伝子発現の時系列応答が解明できる．

細胞と材料表面の相互作用を遺伝子発現の経時変化で捉える研究をマテリアルゲノミクスと定義する．すなわち，マテリアルゲノミクスとは細胞が材料と接したときの状態を遺伝子の声で聞くことである．その解析方法として，網羅的に遺伝子を解析する場合とある特定の遺伝子に絞って解析する場合が考えられる．特定の遺伝子に絞って解析する場合，細胞の機能に関連した分化マーカー遺伝子，細胞毒性に応答する遺伝子，細胞の増殖に関係した遺伝子，などが対象になる．

(2) 遺伝子発現を測定する方法

遺伝子発現を測定する方法として，以下に述べるようにノーザンブロット法，RT-PCR法，リアルタイムPCR法，DNAマイクロアレイ法，センサー細

胞法などがある．

(**a**) ノーザンブロット法

これは，細胞から抽出したRNAを寒天ゲルで電気泳動する方法である．RNAはその大きさによりゲル中で分離される．このゲル中のRNAをニトロセルロースなどの膜上に移す．発現量を測定したい遺伝子のDNA(あらかじめ用意する)を放射性物質などで標識したプローブと，フィルター上のRNAとを相補的に結合させる．もし，目的の遺伝子が発現していれば，フィルター上に放射活性が測定される．このノーザンブロット法は最も古典的な方法であるが，感度が比較的高く，定量性もよいので，よく用いられている．しかし通常放射性同位元素を用いるので，操作が煩雑である．そのために，結果が出るまで1週間近くかかるという欠点がある．

(**b**) RT-PCR(逆転写-PCR)法

これは，細胞から抽出したRNAを逆転写酵素(RNA型ウイルスが持っているRNAを鋳型にしてDNAを合成する酵素)でDNAを合成する(このDNAはcDNAと呼ばれる)方法である．このcDNAを検体として発現量を測定したい遺伝子に対するプライマー(測定したい遺伝子に相補的な比較的短いDNA)を用いてPCRを行う．PCRとはcDNAを鋳型としてプライマーを用いて複製反応を繰り返し行うことで特定のDNA断片を増幅する方法である．RT-PCR法は感度が高く，操作も簡単であるが，定量性に欠ける．

(**c**) リアルタイムPCR法

これは，cDNA合成まではRT-PCR法と同じであるが，その後は定量性の高いリアルタイムPCR装置を用いる方法である．リアルタイムPCR装置とは蛍光プライマーや蛍光色素を用いて増幅したDNA断片の量を定量化する装置である．リアルタイムPCR法はノーザンブロット法とRT-PCR法の欠点を克服したよい方法である．感度，操作性，定量性に優れ，比較的時間もかからないので，最近では多くの研究者がこの方法を用いている．

(**d**) DNAマイクロアレイ法

これは，網羅的に遺伝子を解析する際に有用な方法である．この方法は，スライドガラス上に既知の遺伝子のDNA断片を固定化し，RNAから合成した

cDNA(蛍光で標識)と相補的な結合をさせる方法である．蛍光標識した cDNA の結合により，発現している遺伝子のスポットが光る．現在ではヒトの全遺伝子に相当する 3 万個の遺伝子をスライドガラス上にスポットし，一度に全遺伝子の解析ができる DNA チップも発売されている．しかし，感度と定量性が比較的低く，発現の低い遺伝子の変化が見えにくいという欠点がある．したがって，変化が見られた遺伝子に関しては，リアルタイム PCR 法などで再確認する必要がある．

(e) センサー細胞法

センサー細胞法は，遺伝子工学技術で処置された細胞をセンサーとして用いる方法である．この方法は，細胞が発現するある特定のシグナルだけを簡便に検出できる．細胞に加えられたストレス(毒性)を評価するために，次のように用いられる．

ストレスたんぱく質(HSP70B)の発現を制御している遺伝子(HSP70B プロモーター)とホタルやクラゲの発光・蛍光たんぱく質の遺伝子を融合させて，ストレスに応答して蛍光を発する細胞を作製する．この発光信号を検出してセンサーとして用いる(**図 5-15**)．この細胞はさまざまなストレスに応答するので，細胞がバイオマテリアルなどから被る毒性を評価できる(**図 5-16**)[7]．

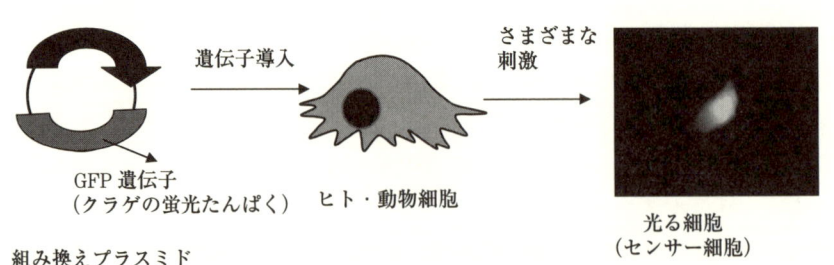

図 5-15 センサー細胞の作製方法の一例．
ストレス応答細胞はストレスによって発現が誘導される遺伝子のプロモーター(遺伝子のスイッチ)の下流にクラゲの蛍光たんぱく質やホタルの発光たんぱく質を融合させる．この組み換え遺伝子をヒトなどの動物細胞に導入することによりセンサー細胞を作製することができる．

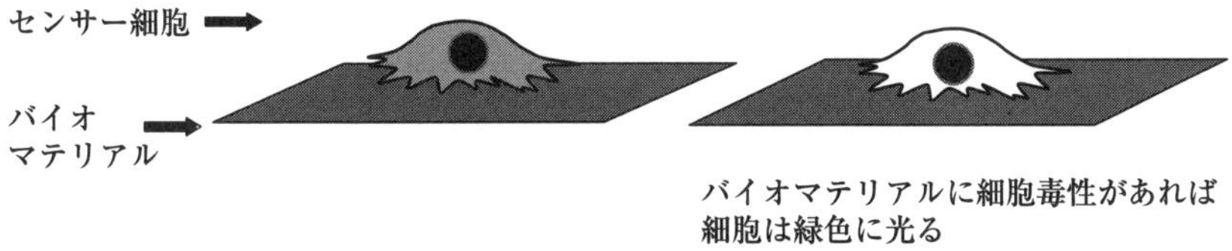

センサー細胞 ➡
バイオマテリアル ➡

バイオマテリアルに細胞毒性があれば細胞は緑色に光る

図 5-16 センサー細胞を用いたバイオマテリアルと細胞の相互作用の検討.

5.3.2 細胞間の相互作用から材料表面を設計する

5.3.1(2)では，材料表面と細胞の相互作用を遺伝子レベルで調べる方法を説明した．もし，細胞同士の相互作用が解明できれば，そこから得られる知見は生体親和性の優れた(生体によくなじむ)材料表面設計に応用できる可能性がある．新しい知見は，表面設計の有力な手がかりを与える．

そこで，谷口らは，異なった細胞集団を2層化する培養システムを用いて，細胞同士の相互作用を遺伝子レベルで解析するシステムを構築した(**図5-17**)．詳細は次のとおりである．

肝臓の最小単位である肝小葉体は主に血管内皮細胞と肝実質細胞から成り立っている．このことは血管内皮細胞と肝細胞の相互作用が肝臓の機能に重要であることを示唆している．そこで，血管内皮細胞と肝細胞を用いた2層化共培養系における肝特異的遺伝子発現量を測定した．その結果，この共培養系での肝細胞遺伝子の発現量は，肝細胞単層で培養した場合より，いくつかの遺伝子において上昇することが明らかになった．このことは，血管内皮細胞が産生する細胞外マトリックス，増殖因子，サイトカイン(細胞が産生するたんぱく質で，自分や他の細胞に対し増殖や分化などを誘導する)などが肝細胞の機能発現に重要であることを示唆している[8-10]．今後これらの因子を明らかにし，これらの分子の発現を材料表面に再現すれば，細胞の機能を維持し，生体との親和性の優れた材料を設計することが可能になると期待される．

本章では材料研究者に最低限必要と思われる遺伝子工学と細胞工学について解説した．本書を読んで遺伝子工学や細胞工学に興味を持った方々はさらに専

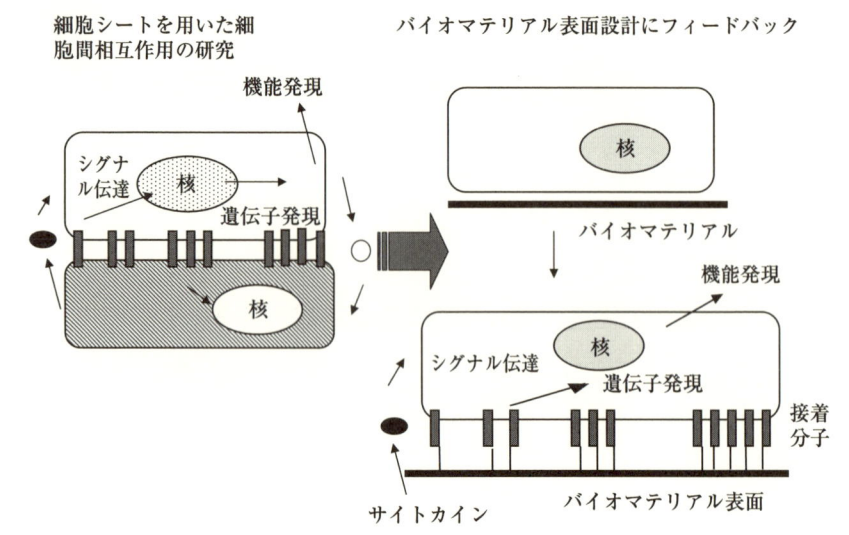

図 5-17 細胞間相互作用からバイオマテリアル表面を模倣する．組織・臓器は異なった細胞間の相互作用により機能が制御されている．その相互作用を仲介しているのはサイトカインや接着分子である．この相互作用に関わる分子をバイオマテリアル表面に固定化できれば細胞の機能を制御する機能性バイオマテリアルの設計が可能になる．

門的な教科書にチャレンジすることをお勧めする[5]．この分野は日進月歩で，常に勉強していないと最先端の研究から取り残されてしまう．しかし，材料研究者がバイオ，特に再生医療にチャレンジするためには遺伝子工学と細胞工学の知識が大いに役に立つであろう．

第5章 引用文献

（1） 国際ヒトゲノム解読共同研究体：Nature, **409**, 860-921（2001）
（2） Venter, J. C. 他：Science, **291**, 1304-1351（2001）
（3） 桜井博：生化学, **77**, 347-350（2005）
（4） 井出利憲, 桧山英三, 桧山桂子：がんとテロメア・テロメラーゼ, 南山堂（1999）
（5） 立石哲也, 田中順三 編著：図解再生医療工学, 工業調査会（2004）
（6） 稲垣昌樹：実験医学, **15**, 1150-1151（1997）
（7） Wada, K. I. 他：Biotech. Bioeng., **92**, 410-415（2005）
（8） 谷口彰良：表面科学, **25**, 30-33（2004）
（9） 谷口彰良 他：再生医療, **4**, 61-64（2005）
（10） Kurosawa, Y. 他：Tissue Eng., **11**, 1650-1657（2005）

第6章

再生医療の足場材料とナノテクノロジー

6.1 再生医療とは何か

1990年代の中ごろから,新聞やテレビで再生医療(regenerative medicine)という言葉が話題に上ることが多くなっている.しかし,再生医療がどのようなものであるかということは,あまりよく理解されていないのではないだろうか.

再生医療を理解するためには,まず,ヒトを含めた生物がある程度体の再生能力を持っていることを理解することが必要である.例えば,日常のちょっとした切り傷は,消毒して絆創膏を貼っておくだけで治ってしまうということを,大抵の人は経験しているだろう.また,読者の中には,骨折をしたときに骨と骨をつないでおくだけで,骨が自然にくっついてほぼ元通りになることを経験した人がいるだろう.このように,生物の体には元々再生能力があって,ある程度の大きさの傷は自分の力で治すことができる.そのような場合,医者は再生能力を助けるための治療を行う.つまり,傷が膿んだりしないように消毒をするとか,ギプスやボーン・プレート[*1]を使って骨と骨をつないで動かないようにして,ちゃんと骨がくっつくことができるように補助をするのである.

しかし,大きな傷ができた場合は話が違う.傷跡が残ることでも分かるように,生体組織に大きな傷(欠損)ができた場合は瘢痕(はんこん)組織という生体組織(living tissue)ができる.瘢痕組織は,生体組織が修復する過程で盛んに増殖する細胞や血管に富んだ肉芽が,時間とともにコラーゲン線維と置き換

[*1] 折れた骨と骨をつなぐために使う金属性の板.骨の折れた箇所にこの板をあててネジで固定し,折れた骨同士が動かないようにする道具.

わって形成する結合組織[*2]である．これは，体の欠けた部分をできるだけ早く修復しようとする生体防御反応でできる生体組織であるが，瘢痕組織は生きていくために必要な機能を十分に備えていない．例えば，皮膚の場合，毛包や皮脂線のような付属器は再生されない．体を支える骨に瘢痕組織ができれば，体を支えることはできない．肝臓に瘢痕組織ができれば，栄養素の分解・貯蔵や毒素の浄化機能などは全く期待できないのである．

そこで，それを補うためには人工臓器をつくればよいのではないかという考え方が生まれた．これまでに，短期的には十分使用可能な人工臓器が数多くつくられている．しかし，現在の技術では，ほとんどの人工臓器は元々あった臓器の機能の一部を再現するだけでも精一杯であり，一度埋めたら死ぬまで使えるような優れたものはつくられていない．6.2でもう少し詳しく述べるが，自然が創り出した巧妙な仕掛けは，そう簡単には人工的に再現できないということである．

このような人工臓器の現状の中で，再生医療という考え方が生まれてきた．つまり，体が元々持っている再生能力では対応しきれないような大きな欠損を治すために，その再生能力を利用したり強化したりして，生体組織[*3]や器官[*4] (organ)の欠損部を人工的に治すのが再生医療である．この方法を用いると，理屈としては臓器再生も可能である．ちなみに，前述した皮膚や骨折の治療も広い意味では再生医療と考えられるが，一般的に元々持っている再生能力で治せるような大きさの欠損を扱う場合は，再生医療という言葉は使わないのが普通である．

再生医療法には，以下に述べる二つの方法が考えられている．6.1.1「生体内だけで再生する方法」および6.1.2「生体外と生体内を使って再生する方

[*2] 動物の器官・組織の間にあり，コラーゲンを初めとするマトリックスによってそれらを結合し支持する組織．軟骨，骨，血液もこれに含める．
[*3] 大きさや形が似通い，機能もよく似た細胞の集団で，この生体組織が集まって器官を形成する．
[*4] 生物の体の中である決まった形をした，特定の生理機能(消化・呼吸など)をする部位．

法」である．6.1.1 は培養した細胞を使わないが，6.1.2 は培養した細胞を使う．

6.1.1 生体内だけで再生する方法

　この方法はバイオマテリアルの力を借りて，失われた生体組織や臓器を体の中だけで再生する方法である．この考え方は，骨折治療などで用いられる方法を拡張したものである．すなわち，生体内にある細胞が，失われた生体組織と同等な大きさと機能を有する生体組織をつくることのできる環境を，体の中に構築するというものである．この考え方の歴史は 100 年以上さかのぼる．19 世紀後半には，すでに管状の材料を使って切れた神経をつなぐという試みがなされている．この方法は，組織誘導再生法（guided tissue regeneration）と呼ばれており，生体組織の欠損部に瘢痕組織が入らないようにその欠損部を膜状の材料で覆い，膜の中で組織の再生を待つという消極的な再生医療法である[1]．この方法のメリットは，基本的には再生した生体組織の中に，埋めた材料が残らないということである．そのために，埋めた材料が長い間体の中に残るときに生じるような問題は生じない．そのようなわけで，20 世紀に入ってからも，この方法で大きく欠損した手足の骨や顎の骨の治療が数多く試みられてきたが，残念ながら，すべて実用には至らなかった．

　なぜかというと，従来は膜の材料にセルロースのような生体親和性の低い素材を用いることが多かったので，異物反応によって材料の周りに線維性の組織ができて，材料全体を覆ってしまい（1.4.3(2) 参照），本当に必要な生体組織を再生することができなかったからである．逆に，生体親和性は高いが分解吸収しない材料（例えば，骨に対するチタン製メッシュ）を使うと，元々存在する生体組織と一体化してその材料が体の中に残ってしまうこともあった．

　この組織誘導再生法が応用されているのは，現在のところ歯槽膿漏で失われた歯周組織に対してのみであり，生分解性高分子[*5]材料製のメッシュ状膜が使用されている．開発中のものには，10-20 mm 程度の長さの骨欠損を再生するためのりん酸カルシウム／生分解性高分子[2]製膜がある．

[*5] 乳酸やグリコール酸が重合した高分子で，水で分解して乳酸やグリコール酸になる．乳酸やグリコール酸は水に溶けるので，体の中で吸収される．

6.1.2 生体外と生体内を使って再生する方法

　この方法は，体の外で細胞を増殖させた後，ある程度機能を持った細胞集団あるいは生体組織を体の中に戻すことで，失われた生体組織や器官を再生する方法である．これが，組織工学(tissue engineering)といわれているものである．組織工学は，1980年代後半にアメリカ・マサチューセッツ州にあるハーバード大学医学部と子供病院の医師であった，ジョセフ・ヴァカンティとマサチューセッツ工科大学教授のロバート・ランガーが，耳をマウスの背中で再生させたことに始まる[3]．これは，軟骨細胞を生体外で生分解性高分子材料上に播いてある程度培養した後に，マウスの背中に移植して軟骨組織を成熟させたものである．軟骨細胞を直接マウスの背中に注入しても，細胞はバラバラに散らばってしまい，生体組織は全く構築されない．彼らは生体外で足場材料[*6]（あらかじめ適切な形態につくられたバイオマテリアル）の上に細胞を播き，それを一定期間生体外で培養して，生体組織を構築するのに必要な機能を持った最小限の細胞集塊に育成し，それを体内に戻すことによって軟骨組織が工学的に再生できることを世界で初めて示したのである．現在でも，組織工学の基本的な考え方は，彼らの考え方に沿っている．図6-1に，現在，組織工学による組織再生に必要だといわれている因子を示す．このように，バイオマテリアルは，組織工学を用いた組織再生や臓器再生の分野でも，重要な因子の一つである．今後，本章で再生医療という場合は，この組織工学を用いた再生医療を意味する．

　さて，ヴァカンティらが耳の軟骨を工学的に再生したことで，再生医療の研究は爆発的に流行している．何しろ，自分の細胞を用いることにより，失われた組織が自分の本物の組織で置き換えられるのであるから，究極の治療といってもよいであろう．あるSF映画で，「私の腎臓が薬で再生した」と喜ぶシーンがあったが，ほとんどそれに近いインパクトをもって，組織工学は世界中の

[*6] 組織工学において，細胞の足場となる材料．その形状は，細胞がつくる生体組織の形態を規定する．足場材料には，その中で増殖した細胞同士が3次元的相互作用を行える特性が求められる．

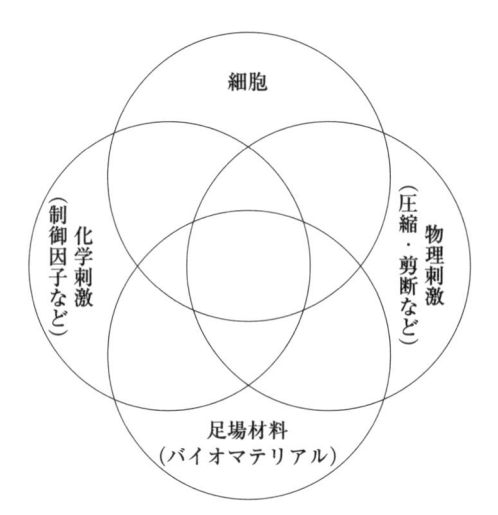

図 6-1 組織再生に必要とされる四大因子．
この四つの因子のうち，どれが欠けても大きな組織の再生は達成されない．

工学系・医学系・生物学系のような関係する研究者に迎え入れられたのである．それほど注目を浴び，期待された組織工学ではあるが，現状では皮膚など非常に限られた二，三種類の組織以外では実用化されていない．それには，次の二つの理由が挙げられる．

(1) 体の中のほとんどの器官は 2 種類以上の組織からできているので，単一の組織だけをつくっても，それが体の中で長期にわたって機能することは困難である．

(2) ある特定の生体組織をつくり上げようとするときには，その組織から細胞を採取して増殖させるか，あるいは幹細胞[*7]を採取して増殖後必要な細胞に分化[*8]させる必要がある．

6.1.1 では組織から採取した細胞の機能を失わないように増殖させる技術

[*7] 増殖することができて，特定の機能を持った細胞に分化できる細胞．いろいろな機能を持つ細胞に分化できる多能性幹細胞と，特定の細胞のみに分化できる単能性幹細胞がある．

[*8] ある特定の機能を持つ細胞への変化．

が，6.1.2では増殖した細胞を機能を持った細胞に分化させる技術が，それぞれ必要である．これらを実現するためには，サイトカイン[*9]や無機イオンのような化学物質による化学刺激および圧縮応力・剪断応力[*10]・電気刺激のような物理刺激を含めた包括的な環境(細胞同士の相互作用，足場材料の化学組成や構造など)の厳密な調整が必要である．このように，再生医療にはまだまだ解決しなければならない問題が山積している．バイオマテリアルを研究する立場からは，ナノテクノロジーを最大限に活用して，細胞の適切な増殖と分化を可能にする環境を整えることが急務と考えられている．それは，6.2で述べるように，生物の体がすべてナノサイズの素材(分子・結晶)から構築されており，素材のサイズと機能が生物の営みに重要な役割を担っているからである．

6.3では，従来のナノテクノロジーを用いないバイオマテリアルとその問題点について述べる．6.4では，バイオマテリアルのナノテクノロジーの活用例について述べる．

6.2 体組織とバイオマテリアルの違い

生体組織は，受精した1個の卵細胞から分裂を繰り返してできたものである．その細胞は，多能性を持っていて，脳・心臓・胃・骨・皮膚のような器官特異的な多様な構造と機能を持った細胞に分化する．そして，それぞれの細胞が必要な細胞外マトリックス[*11]をつくることで，生物の体を形造っている．

細胞の表面は両親媒性[*12]のりん脂質が自発的に配列した二重膜からなる，厚さ約5 nmの細胞膜(図6-2)からできている[(4)]．細胞膜には，無機イオンの

[*9] いろいろな細胞から産生され，いろいろな細胞に働きかけるたんぱく質．
[*10] ずれによって，物質の横断面に互いに平行で向きが逆に生ずる応力．鋏で紙が切れるのは紙面に剪断力が働くからである(図2-8参照)．
[*11] 細胞が細胞の外につくり出す，有機物や無機物からなる構造物．天然の細胞外マトリックスと類似した目的で使う人工材料を「人工細胞外マトリックス」ということもある．
[*12] 物質が，極性のある水と極性のない有機溶媒(油など)の両方に対して親和性があること．水にも混ざるが，油(汚れ)ともよく混ざる石鹸が典型的な例．

6.2 体組織とバイオマテリアルの違い

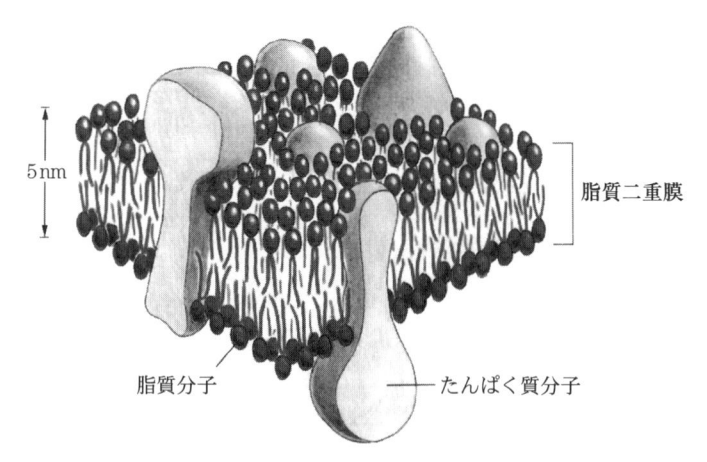

図 6-2 細胞膜の模式図.
りん脂質が自己組織化してできた二重膜を基本構造として持ち，そこにたんぱく質が貫通して，シグナル伝達・細胞内外のイオンの交換などを行っている（文献(4)，p.477 より引用，和訳）.

出入りを制御するチャンネルたんぱく質／無機イオンや有機物を輸送する運搬たんぱく質／細胞同士あるいは細胞外マトリックスと接着するための接着たんぱく質，が存在している．細胞内には，遺伝子の存在する核，たんぱく質を合成するリボソーム，たんぱく質に糖鎖の修飾などをするゴルジ体，エネルギーを生産するミトコンドリアのような細胞小器官が存在している．このように細胞は，ナノレベルからミクロレベルまで構造制御された多数の小器官から構成されている．細胞は，細胞膜のイオンチャンネルの制御やこれら小器官がつくり出した有機高分子の分泌によって，細胞外マトリックスを形成する．

つまり，生体組織は大きく細胞外マトリックスと細胞に分けられる．細胞外マトリックスが生体組織の形を形成し，その中は多数の細胞で満たされている．細胞を人工的につくり出すということは，生物を人工的につくり出すことであるが，現在の科学技術ではそれは不可能である．

先に述べた組織工学による人工臓器の開発は，基本的には細胞外マトリックス用バイオマテリアルの製造とその中での細胞の育成に関する研究である．その中には，細胞育成法のシステム化のように，細胞の育成状態に合わせて細胞

培養の環境(培地*13 の構成成分の制御，化学刺激・物理刺激の付加など)を制御する研究も含まれる．この視点から，三つの天然の生体組織を例にとって，天然の細胞外マトリックスとバイオマテリアルの違いを眺めてみよう．

6.2.1 肝　　臓

　肝臓は，500種類以上の化学物質を産生する臓器であり，体の中の化学工場とも呼ばれている体内で最も大きな臓器の一つ(成人で 1-2 kg)である[5]．肝臓には肝動脈と門脈という二つの大きな動脈がある．肝臓は，肝動脈を流れる血液から酸素を，そして門脈を流れる血液から栄養である糖質を，受け取って活動している．門脈からは，糖質以外にもアミノ酸や脂質のような有用物質の他に，アンモニアやアルコールのような毒物が運ばれてくる．肝臓の働きは，これらの物質を適切に処理すること，そして有用物質を貯蔵することにある．エネルギー源の糖質はグリコーゲンに変えられて貯蔵され，アミノ酸は有用なたんぱく質に変えられて体中に送られる．脂肪はエネルギー源としてだけでなく，コレステロールやりん脂質につくり替えられて，体の維持に使用される．一方，過剰あるいは不必要なアミノ酸は肝臓で分解されて尿素になり，腎臓を通して尿として体外に排出される．毒物の分解も肝臓で行われ，分解してできたほとんどの物質は尿と一緒に排泄される(**図 6-3**)．肝臓のこのような働きを担っているのは肝細胞であり，それを補助しているのが縦横に張り巡らされた毛細血管である．肝臓の一部を拡大したのが，**図 6-4** である．肝臓には細胞外マトリックスはほとんど存在しない．このような臓器を組織工学的手法でつくることは，現状では不可能に近い．そういうこともあり，現在生きた肝細胞を利用したハイブリッド型の人工肝臓*14 が開発され，米国の一部で臨床応用されている．

---

*13　細胞を培養する際に使用する細胞が生育するのに適した栄養・有機物・無機物が含まれている溶液．
*14　肝臓細胞を中空糸やセラミック多孔体のような足場に接着させて培養し，そこに血液を通すことで，生体外で肝臓の機能を代替させる．

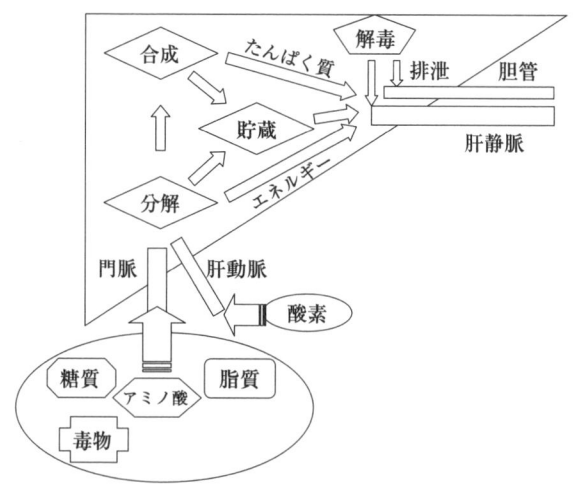

図 6-3 肝臓の働きを模式的に示した図.

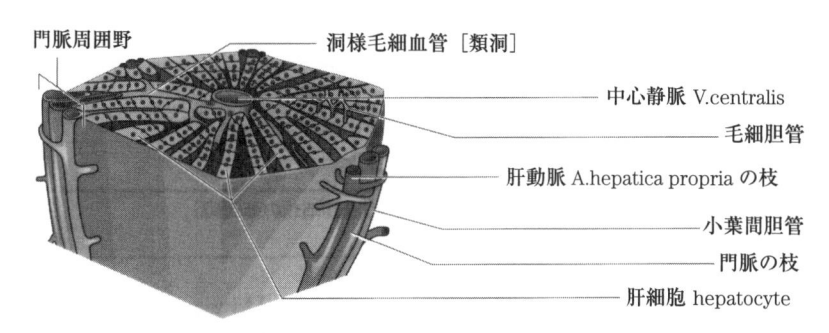

図 6-4 肝小葉の模式図.
肝臓では，血管と細胞がすぐ近くにあり，フィルターのような構造をしている（文献(5)，p.157 より引用）．

6.2.2 骨

　骨は，肝臓とは対照的に，細胞外マトリックスの量が多い生体組織である．骨は，骨細胞と血管，およびそれらを取り囲む有機物と無機物が複合化した細胞外マトリックスから成り立っている[5-7]．骨の模式図を**図 6-5** に示す．正常

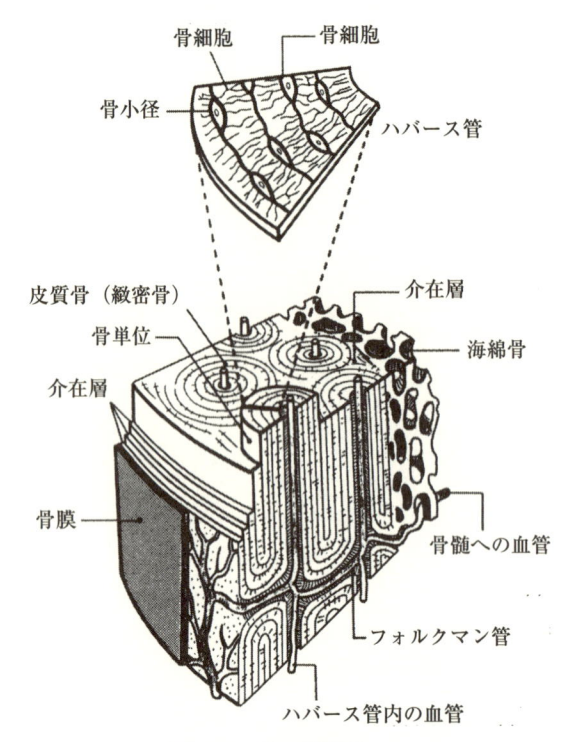

図 6-5 骨の微構造.
細胞，血管，細胞外マトリックスが複雑な構造をつくっている（文献(7)，p.240 より引用）．

な組織で細胞外マトリックスに無機物がこれだけ多く存在しているのは，骨以外には歯しかない．生体組織の中で，骨と歯は力学的に特殊な組織であるといえる．

　そのために，骨の機能というとつい力学的機能だけに目がいってしまうが，骨の機能には力学機能と貯蔵機能の二つがある．前者は，頭蓋骨や肋骨のように生命の維持のために大事な脳や肺を外部から加わる荷重から守る機能，および手足や顎の骨のように荷重を支える機能である．後者は，骨粗しょう症という言葉と共に，近年一般への理解が深まりつつある，カルシウムやりんの貯蔵と供給を司る臓器のような機能である．なお，カルシウムイオンは人体内の情

報伝達に必要であること，そしてりんはエネルギー代謝に不可欠であることから，骨は臓器としても重要な役割を果たしていることが分かる．

骨と歯は，他の生体組織に比べて硬いので硬組織という．永久歯は一度抜けると二度と新しく生えてこないことから，骨もある程度成長したらつくり替えられることはないと思っている人も多いだろう．しかし，骨は生きた生体組織である．それどころか，軟骨や胃腸に比べてかなり活発にリモデリングしている組織なのである．そのことは，骨折治療の際添え木のようなものを使うものの，折れた骨が自力で治癒することからも想像できる．

上に述べた骨の二つの機能を可能にしているのは，基本的には骨のリモデリングと呼ばれている代謝によるものである．骨のリモデリングは，古くなった骨や過剰な運動によって疲労した骨を吸収し，新しく強い骨をつくるのが第一の目的である．つまり力学機能を保つのが主な仕事であると考えられている．さらに，リモデリングは，体内のカルシウムイオンが一定の期間不足したときに，骨を吸収して血液中にカルシウムイオンを放出するというカルシウムイオンの恒常性維持(1.4.2参照)にも貢献している．リモデリングによる骨の吸収と新生によって，20～30代の場合，数年で古い骨がすべて新しい骨に置き換わると考えられている．

われわれが普段骨と思っているものは，骨の細胞外マトリックスのことであるといってよい．骨は，無機物のりん酸カルシウムであるナノサイズの結晶水酸アパタイト粒子[*15]（結晶学的にはナノ結晶という）と，有機物であるたんぱく質のI型コラーゲン[*16]分子からなる線維を主成分としている．この成分が，骨のリモデリングを可能にしている．

図6-6に，骨（皮質骨）の階層構造の模式図を示す．骨の最小単位は，長さ300 nmのコラーゲン線維の上に，水酸アパタイトのナノ結晶（長さ20-40 nm）が並んだ物質である．このとき，コラーゲンと水酸アパタイトは無秩序に並ん

[*15] hydroxyapatite：水酸アパタイト，ハイドロキシアパタイト，あるいはヒドロキシアパタイトという．化学式は$Ca_{10}(PO_4)_6(OH)_2$(3.4.3(3)も参照)．

[*16] type-I collagen：体の中で最も多く存在するコラーゲンで，骨以外にも皮膚や腱などに多く存在する．

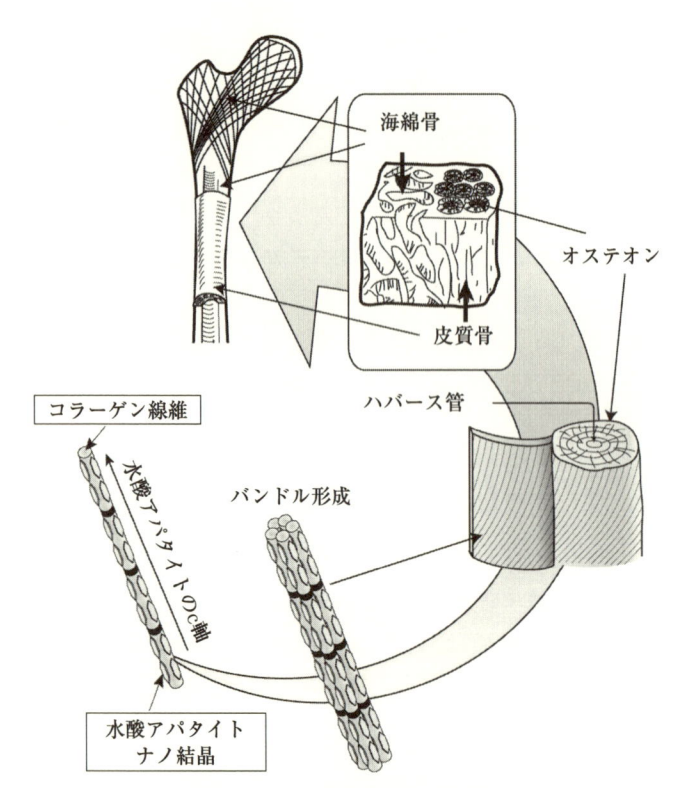

図 6-6 骨の階層構造の模式図.
骨は水酸アパタイトとコラーゲンのナノ複合体が複雑な高次構造をしている. そのために, 壊れにくく, かつ, 代謝活性の高い組織となっている.

でいるのではなくて, コラーゲン線維の方向と水酸アパタイトナノ結晶の c 軸が向きを揃えて並んでいる. これを配向構造という. そのために, 骨の最小単位は線維状を示していて, 力学的に異方性[*17]のある構造になっていることが分かる.
　骨の次の大きさの単位は, 水酸アパタイトナノ結晶が並んだ線維がつながっ

[*17] 方向によって, 構造や強度などの性質が異なっていること. 骨はコラーゲン線維の長さ方向にかかる力に対しては強いが, 線維に直角方向にかかる力に対しては弱い.

たシート状のものである（図6-6参照）．線維同士のつながりは，線維そのものより弱いので，このままでは剪断力で線維と線維の間で裂けてしまう．しかし，天然の骨では，図6-6に示したように，線維の方向が骨の長さ方向から少し角度をずらしたように線維が集まったシートが，互い違いに層状に重なり円柱の壁をつくっている．この互い違いの層状構造によって，シートは簡単に裂けてしまわないのである．また，このような巧みな構造をとることで，骨は体重による圧縮荷重に耐えられるだけでなく，歩行や運動のさいに繰り返し加えられるねじりや曲げ荷重に対しても耐えられるようになっている．一般的に無機物は硬くて圧縮応力に強いが脆く，有機物はねばく軟らかいが弱い．骨は，無機物である水酸アパタイトのナノ結晶と有機物であるコラーゲン分子からできているので，骨は両者の中間の硬くて壊れにくい力学的性質を持っているということになる．

　骨の中の水酸アパタイトがナノサイズの結晶であることは，骨のリモデリング代謝に大きく貢献している．水酸アパタイトは一般的には生体内では溶けないといわれている．例えば，大きな水酸アパタイト結晶を体の中に入れると，1年間で厚さにして1 μm くらいしか溶けない[8]．しかし，砂糖や塩が細かくなるほど表面積が大きくなって溶けやすくなるのと同じ理由で，水酸アパタイトがナノ結晶になると溶出しやすくなって，骨リモデリングをスムーズに進める要因になっていると考えられる．

　従来の人工骨では，主に体を支えるという力学機能に焦点を絞って材料の選択や開発が進められた．例えば，金属材料やセラミック材料を骨の形に形成して，人工骨として用いてきた．これらは，体内に埋め込んだ当初問題は比較的少ない．しかし，人工骨の素材は天然骨とは全く異質のものなので，時間の経過とともに不具合が多くなる．天然骨の場合は，骨はリモデリングによりつくり替えられるので，経年劣化の程度は低く，子供や老人以外では常にほぼ一定の強度を保っている．一方，人工骨は，疲労や腐食で経年劣化が進む．そのために，埋め込まれた人工骨の周辺の天然骨が運よく損傷を受けずにすんだとしても，使用中に今度は人工骨のほうが破損してしまうことがある．生体活性セラミック（3.4.3参照）といわれているりん酸カルシウム系のセラミックでは，

骨と一体化するという優れた特徴は示すものの，脆いために体を支えていると壊れてしまうことが多い．

これらの従来の人工骨の問題は，化学成分やナノ構造が天然骨と全く異なることに起因しているだけでなく，人工骨ではリモデリングが起こらないことも関係している．

6.2.3 軟　　骨

天然の軟骨は，**図 6-7** に示すように，ほとんどが細胞外マトリックス(軟骨基質)でできていて，その隙間に数個の細胞からなる細胞群がぽつぽつと存在するだけである[5]．軟骨には血管はなく，軟骨は生体組織の中で最も細胞密度が低い生体組織である．そのために軟骨組織は生体内で最も再生しにくい組織

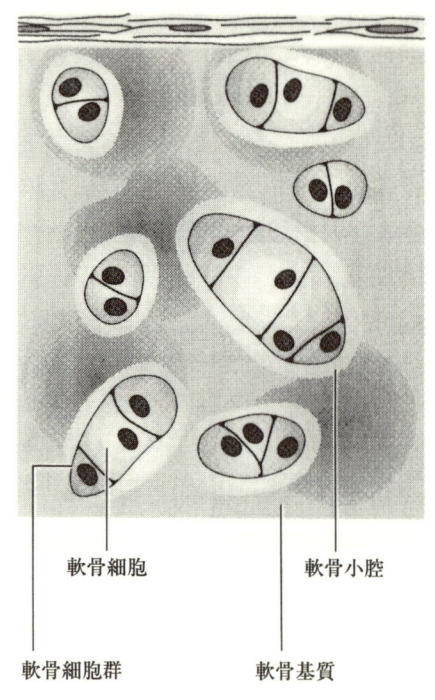

図 6-7　軟骨組織の模式図(文献(5)，p.20 より引用)．

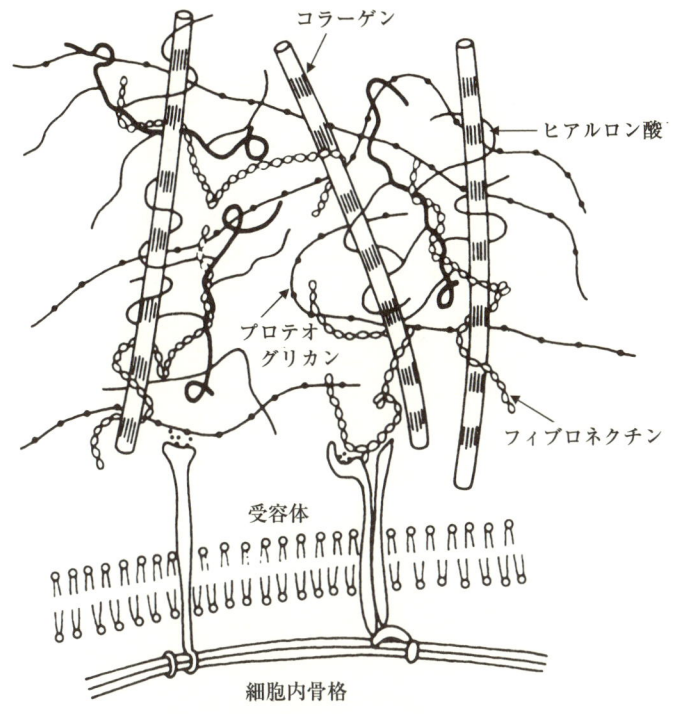

図 6-8 軟骨の細胞外基質の模式図(文献(9), p.38 より引用).

の一つである．関節にある硝子軟骨(関節軟骨)*[18]のマトリックスは，図 6-8 に示すように，たんぱく質であるⅡ型コラーゲンの上に，多糖類であるヒアルロン酸が結合し，さらにそこへ多糖類のコンドロイチン硫酸やケラタン硫酸が結合している樹枝状の構造を持ったコアたんぱく質*[19]が結合している網目構造をとっている．これらの有機物は保水性が高く，関節軟骨の 65-80% は水分である．この水を通して，軟骨細胞は栄養・酸素の補給，老廃物・二酸化炭

---

*[18] 関節の軟骨は白色の半透明の組織なので，硝子軟骨(しょうしなんこつ：硝子はガラスのこと)といわれる．軟骨には，ほかに弾性軟骨や線維軟骨などがある．
*[19] コアたんぱくと多糖類が結合しているものを図 6-8 中ではプロテオグリカン (proteoglycan：protein(たんぱく質)＋glycan(多糖)の意味)として示している．

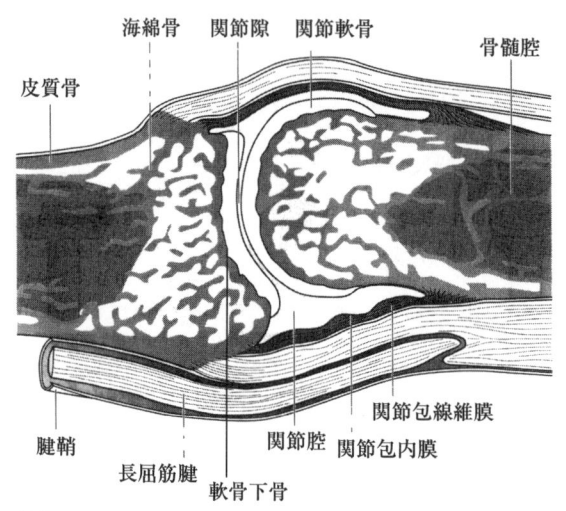

図 6-9 関節構造の例．足の母指基節関節（文献(5), p.35 より引用，一部改変）．

素の排出を行っている．この水を多く含んだ構造が，関節でクッションと潤滑の役目を担っている．関節構造の模式図を，**図 6-9** に示す．関節軟骨の場合，軟骨の最表面にある関節部と関節部の反対側にある骨との境界層とでは，細胞の密度や細胞外マトリックスの組成が異なっている．

　軟骨用材料には，人工の耳や鼻などとして使用されるシリコーンゴムがある．これは全く天然の軟骨とは異なる化学組成であるために，体の中では異物として扱われ，ときには重大な障害を引き起こす．今のところ，人工の関節軟骨は存在しない．しかし，人工関節に使用されている超高分子量ポリエチレン（3.4.2(1)参照）のような高分子材料，コバルト・クロムの合金のような金属材料，ジルコニア[20]やアルミナ[21]のようなセラミック材料が，関節軟骨の役割を果たしているといえるかもしれない．これらは，人工関節の摺り合わせ面

---

[20] 酸化ジルコニウムのこと．生体組織に対して何の反応も示さず，何の影響も受けない「生体不活性」材料である．

[21] 酸化アルミニウムのこと．生体不活性材料として，人工歯根にも使用されている．

に，なるべく長時間の円滑な動きを与えるための材料であり，他の材料に比べて力学的には硬い材料である．しかし，人工関節として長期使用中歩行周期に対応した繰り返し生じる相対すべりのために摩耗粉が生じ，摩耗粉は生体に炎症などの重篤な障害を引き起こすことがある．そのようなときは，人工関節を取り出すしかない．

現在バイオマテリアルとして使われている金属・セラミック・高分子の各材料は，あくまでも生体の複雑で多岐にわたる機能のごく一部を代替して，人工の部位として使われてきたにすぎず，生体内で正常に代謝されない．つまりそれらは半永久に体の中に残ってしまうものがほとんどである．

6.3 足場材料に求められる特性

6.3.1 細胞外マトリックスが存在する生体組織や臓器の場合

素材としては以下の特性が必要である．

(1) 足場材料には，細胞毒性（細胞増殖阻害および細胞死）がないこと

(2) 増殖するために，細胞が足場材料に接着できること

(3) 足場材料が細胞と共に体の中に埋め込まれたとき，人体に対する為害性がないこと[*22]

(4) 足場材料（人工の細胞外マトリックス）と一緒に体内に埋め込まれた細胞は目標の組織を再生するのに十分な数の細胞に増殖すると同時にそれらの細胞から天然の細胞外マトリックスが産生される頃には，足場材料は徐々に生体内で吸収され，最終的には細胞がつくり出した組織に完全に変わること

(5) 足場材料は培養や移植の際にピンセットなどで操作できるような強度を有すること

[*22] 細胞毒性がなくても，生体に対する為害性などが問題視されることがある．生体外で行われる細胞培養では，比較的静的な環境下で行われる．しかし，生体内ではより動的な環境になるため，細胞培養試験では出てこなかった問題が出てくることが多い．そのため，薬の開発や，バイオマテリアル・デバイスの開発において，今でも動物実験をなくすことができないのである．

現在，最も多く用いられている足場材料はコラーゲンである．それは，コラーゲンが他の材料に比べて，上記の条件をかろうじて満たしているためである．

一方，デバイスとして足場材料を見た場合には，以下の特性が必要になる．

(a) 足場材料は，より多くの細胞を保持できること／培地中の栄養分・酸素と細胞の排出した老廃物・二酸化炭素の交換が十分にできる環境をつくれること

(b) 足場材料は，生体外で再生した生体組織を生体内に移植したときに，移植先に元々存在している細胞・細胞外マトリックス・血管を足場材料の中に十分に進入させるようなマクロ構造を有していること

(c) 足場材料は，(a)の交換特性と(b)の組織侵入性を維持したまま，細胞の3次元的なつながりを可能にするようなミクロ構造をしていること

これらに加えて，最近，下記のことが提唱されている．

(d) 足場材料のナノ構造が天然の細胞外マトリックスの構造とよく似ていると，細胞の足場材料への接着や接着後の酵素放出に対する足場材料の反応が，天然の細胞外マトリックスの反応と似てくるのではないか

(e) 天然の細胞外マトリックスに含まれているサイトカインを，足場材料にも同じように保持させることが可能になれば，細胞が必要とする時期に，必要なサイトカインを放出することが可能になるのではないか

上記のようにいろいろなアイディアが出されているが，生体の働きは複雑で未解明の部分も多く，理論はなく試行錯誤を繰り返しているのが現実である．

6.3.2 細胞外マトリックスがほとんど存在しない生体組織や臓器の場合

細胞外マトリックスがほとんど存在しない肝臓のような臓器を足場材料を用いて組織工学でつくる場合，足場材料の最小化が必要である．再生肝臓の場合，細胞自身がつくり出す基底膜[*23]のような性質を持った足場材料が必要である．その足場材料は，複数の細胞種が3次元的に相互作用して機能を発現

[*23] 細胞を機能的に接着させる細胞外マトリックスで，接着性のたんぱく質(ラミニン，フィブロネクチン)，IV型コラーゲン，プロテオグリカンで構成されている．

し，かつ中心部まで十分に栄養の交換を行ったりすることが可能な必要最小限の大きさの3次元細胞塊（スフェロイド）をつくり出すことが求められる．さらに，上記のような細胞塊の機能を生体内でも維持するためには，生体内で血管組織を特異的に細胞塊周囲に呼び込むような性質も足場材料に求められる．

そして，このような足場材料を実現するには，ナノ技術とバイオ技術の融合が必要と考えられる．

6.4 ナノテクノロジーの足場材料製法への応用

ここでは，三つの生体組織を例に，ナノテクノロジーの足場材料への応用を見てみよう．

6.4.1 肝臓

ハイブリッド型人工肝臓の場合と同様に，従来組織工学においても足場材料として主にコラーゲンスポンジや水酸アパタイト多孔体が用いられてきた．しかし，近年の肝臓再生に関しては，これまでとは少し違った視点からの研究が増えてきている．それは，細胞を増殖・機能化させて器官とする際に使用する足場材料と，できた器官を臓器になるようにして移植するときに使用する足場材料を分けるという視点である．移植時に人工細胞外マトリックスである足場材料を使わずに細胞シートを用いる方法と，移植時に人工細胞外マトリックスである足場材料を必要とするスフェロイドを用いる方法の二つが，現在試みられている．

（1） 細胞シートを用いる方法（移植時に足場材料を使わない場合）

東京女子医科大学の岡野・大和らは，セルシートエンジニアリングと彼らが呼称している方法を，肝臓再生の研究に用いている[10]．彼らの研究の特徴は，温度応答性培養皿を用いて，細胞をシート状に回収するところにある．温度応答性培養皿とは，培養温度では細胞の接着性が高いが，温度を下げると細胞の接着性がなくなる培養皿である．これを作製するためには，親水性と疎水

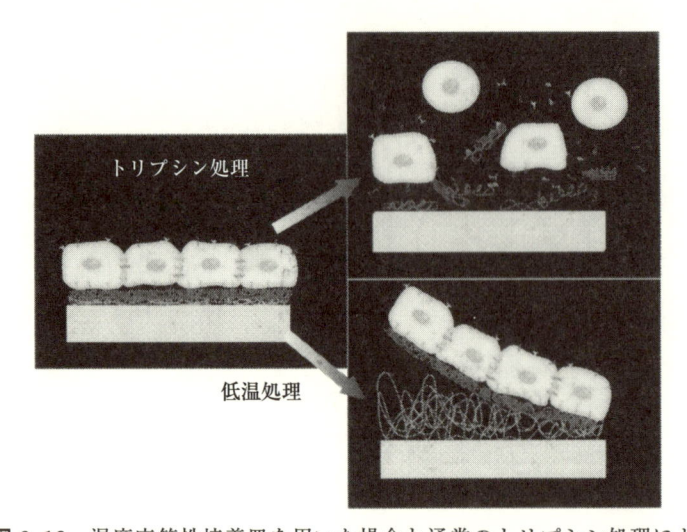

図 6-10 温度応答性培養皿を用いた場合と通常のトリプシン処理による場合との回収された細胞の状態の違い(文献(9), p.61 より引用).
温度応答性培養皿を用いると,酵素処理のように接着たんぱく質や膜たんぱく質などの分解が起こらず,細胞集合体としての機能を維持したまま細胞を回収できる.

性[*24]が温度に応答して変化する高分子材料を,培養皿に固定する必要がある.その際,ナノレベルで膜厚を制御するのがポイントである.この培養皿を用いることによって,たんぱく質分解酵素を使わずに細胞を培養容器の表面から剥がして,シート状の細胞を回収することが可能になった(**図 6-10**).この方法を用いると,通常の細胞回収法では失われてしまう,接着たんぱく質と膜たんぱく質を介した細胞間相互作用を維持したまま,シート状の細胞集団を得ることができる.この両者の維持は,肝臓に限らず組織の再生に重要な因子の一つである.

天然の肝臓では,血管と肝細胞が隣接している.肝細胞のシートと血管内皮細胞のシートを積み重ねることで,天然の肝臓組織と類似した状況を構築でき

[*24] 細胞は適度な疎水性を持つ表面には接着するが,疎水性が極度に高い表面や,親水性が高い表面には接着しない.

る．このとき，シート同士は，シートと共に重ねられた接着たんぱく質によってすぐに接合するので，肝細胞と血管内皮細胞の間の情報伝達は即座に行われ，天然の肝臓の機能と類似の機能が得られる．

(2) スフェロイドを用いる方法(移植時に足場材料を必要とする場合)

血管内皮細胞と肝細胞からなるスフェロイドを肝臓の最小単位である肝小葉[*25]と見立てて，大量のスフェロイドから肝臓を再生しようという試みがある．この場合，2種類の足場材料が必要である．

一つは，スフェロイドを同じ大きさでかつ大量につくるための足場材料である．スフェロイドの大量作製には，培養皿の中に細胞が接着できる部分を島状に多数つくった配列(アレイ)型足場材料が必要になる[(11)]．

細胞培養皿の表面は，全面細胞接着性である．その表面に，半導体加工技術を応用したミクロ加工技術で，細胞非接着性を末端に持つナノサイズの高分子材料(ナノ分子という)[*26]を設計図に従って部分的に固定する．この皿で培養すると，細胞は細胞接着性の島にのみ接着するので，そこにスフェロイドができる．もちろん，細胞接着性のナノ分子を島状に固定し，それ以外の部位に細胞非接着性のナノ分子を固定したような材料でも同じようにスフェロイドを多量につくることができる．この足場を設計する際に，細胞が接着する島と島の間隔やナノ分子の細胞接着性／非接着性などを最適化することで，**図6-11**に示すようにスフェロイドの大量作製が可能となる．

しかし，このようにして得られた大量のスフェロイドも，そのまま注射などで生体内に入れると，体液の流動で散らばってしまうために有効性は非常に低い．そこで，スフェロイドの分散を防ぎ，治療の有効性を高めるためには，もう一つの足場材料である血管化足場材料が必要となる．

血管化足場材料は，スフェロイドをその中に保持できることはもちろんだ

[*25] 中心に1本の静脈(中心静脈)を持つ直径約1-2 mmで6角柱状をした肝臓の単位構造(図6-4参照)．

[*26] 一方に親水基を持ち，他方に培養皿と反応させる官能基を持った長さが数nm程度の高分子．

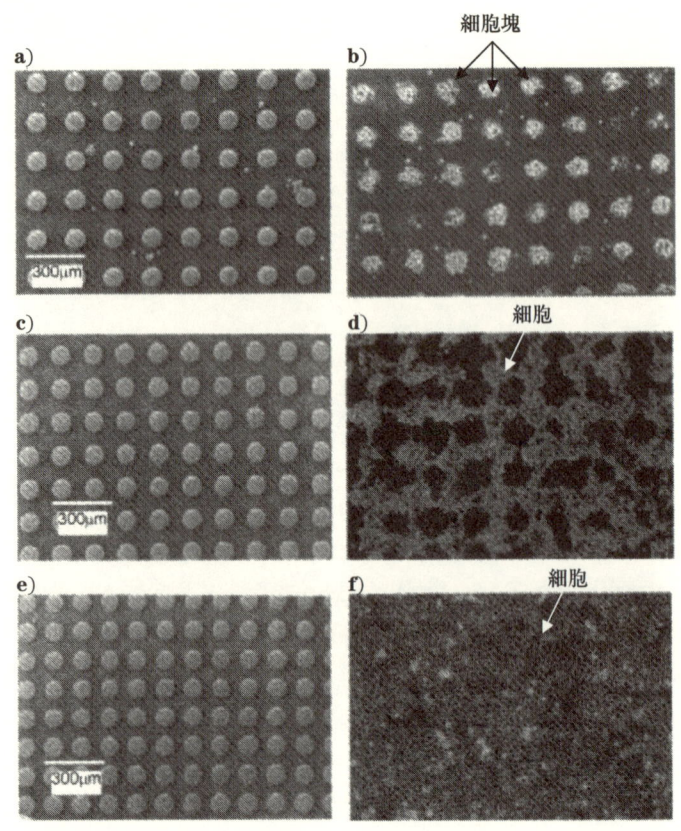

図 6-11 スフェロイドアレイの例（文献(11)より引用）．
細胞接着部位（左側の写真，(a), (c), (e) で丸く見えるところ）の間が十分にあれば（(a), (b)：100 μm）スフェロイドが形成されるが，狭すぎる（(c), (d)：80 μm，(e), (f)：50 μm）とスフェロイドが形成されない．

が，スフェロイド周辺に血管を容易に導入可能であることが必要である．このような材料であれば，大量のスフェロイドを必要な場所に固定化し，かつスフェロイドへの栄養と酸素の供給およびスフェロイドからの老廃物と二酸化炭素の排出が可能になる．この足場材料に必要な特性は，血管が足場材料の中に容易に侵入できるように十分な隙間を持つこと，そして生体内で血管を材料内に呼び寄せる化学的因子を持つことである．この両者を実現するためには，コ

ラーゲンのような生体高分子や生体吸収性合成高分子の多孔体を作製するためのナノテクノロジーに加えて，塩基性線維芽細胞増殖因子(b-FGF)[*27]や血管内皮細胞増殖因子[*28]のような細胞増殖因子を材料表面に固定して，能動的に血管をスフェロイド内部に誘導するための機能化ナノ材料合成技術が必要である．例えば，コラーゲンやそれが変性してできたゼラチンは，そのままではb-FGF を保持できない．しかし，ナノテクノロジーを用いてゼラチンやコラーゲンの表面やそれらからなるゲル内の電荷をマイナスにすることで，b-FGF を担持できる材料をつくることができる[(12)]．

6.4.2 骨

すでに述べたように，天然骨は，コラーゲン線維上に水酸アパタイトのナノ結晶がきれいに配列した構造を持ったナノ複合体である．コラーゲン線維と水酸アパタイトナノ結晶を生成するのは，細胞である．大きさ約 20 μm のヒトの細胞にとっての水酸アパタイトナノ結晶の大きさは，われわれ人間にとって約 0.1 mm の大きさなので，細胞が自分でナノ結晶を並べると考えるのは現実的ではない．そこで，天然骨に見られるような，コラーゲン線維と水酸アパタイト粒子の配列は，材料同士の自発的相互作用によって形成されると，研究者たちは考えた．材料のこの自発的相互作用による配列形成の現象を，自己組織化[*29]という．細胞は，材料の供給と自己組織化実現のための化学的環境の整備を行うことで，骨の形成に関わっていると考えられる．したがって，その環境を模倣して再現することで，骨のナノ複合体は人工的に再現できると考えられる．

それでは，骨のリモデリングを少しだけ詳しく見ることで，骨のナノ構造が

[*27] Basic fibroblast growth factor(b-FGF)：コラーゲンをつくる線維芽細胞を増殖させる因子であるが，それ以外にも，血管新生，骨新生などにも効果がある．
[*28] Vascular endothelial growth factor(VEGF)：血管誘導因子．
[*29] 本来の自己組織化は生物が自分の体を組織化して構築することをさすが，それを拡張して，材料が自発的相互作用によって高次構造をつくり上げることを材料の自己組織化と呼んでいる．

できる環境とはどういうものであるかを考えてみよう．古くなった骨の部分や微小なき裂が入って使えなくなった骨の部分があると，骨を吸収するための細胞である破骨細胞がそれの不具合になった部分に接着する．破骨細胞は吸収の対象になった部分に接着してそこを酸性に変えることにより，水酸アパタイトナノ結晶を溶解する．アパタイトが溶けてなくなると，後にはコラーゲン線維が残る．コラーゲン線維は，破骨細胞が分泌する酵素によって分解される．破骨細胞によって取り除かれた骨の跡は，穴として残る．そこに，骨をつくるための細胞である骨芽細胞が現れる．骨芽細胞はこの穴の壁に，みっしりと貼り付いて，コラーゲン，カルシウム，りん酸を供給することで，新しい骨をつくり出す．このとき，コラーゲン線維の上に水酸アパタイトナノ結晶がどのような機構で配列するのかについては諸説があるものの，残念ながらすべてを説明する有力な仮説はでてきていない[5,6]．しかし，分からない部分を，コラーゲンや水酸アパタイトに関する材料科学的な見地からの推測で補うことにより，人工的に自己組織化を実現することは可能である．

　コラーゲンが線維化するためには，コラーゲン自身の表面が電気的に中性であることが必要である．そのようなpHの環境は，大体7-9の間であることが知られている．また，水酸化カルシウムとりん酸から水酸アパタイトが安定に生成するpH領域は，経験的に8-9であることが知られている．天然の自己組織化は，このpH範囲で起こっていると仮定してもよさそうである．実際，このような人工的環境下で水酸アパタイトとコラーゲンの自己組織化は行われている．**図6-12**に示すような簡単な装置で，自己組織化による水酸アパタイトとコラーゲンの骨類似ナノ複合体が合成されている[13]．この装置では，ポンプを使って水酸化カルシウム懸濁液とコラーゲンの入ったりん酸水溶液を中央の反応容器に同時に滴下していく．このとき，pHコントローラーという装置を用いてポンプを制御することで，反応容器内のpHを制御することができるようになっている．さらに，ステンレス鋼製の反応容器の外側にある水の温度を制御することで，容器内の反応液の温度を制御する．

　このようにして得られた複合体は，**図6-13**に示す透過型電子顕微鏡写真と電子線回折像から，アパタイト結晶のc軸が，コラーゲン線維が伸びている方

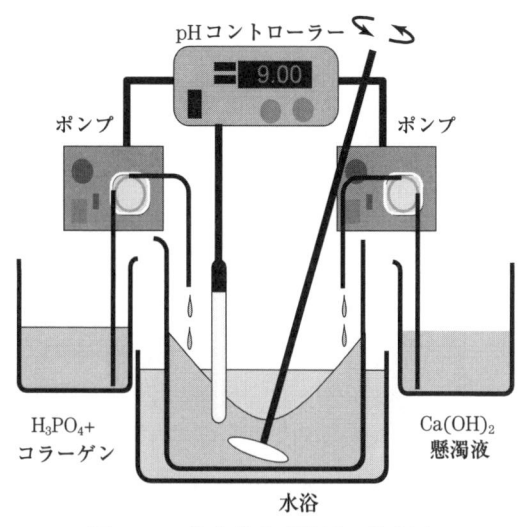

図 6-12 複合体合成装置の模式図.

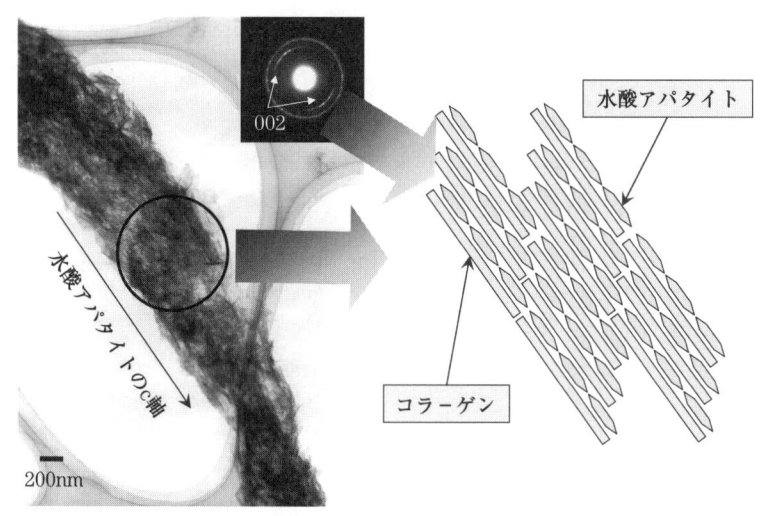

図 6-13 水酸アパタイトとコラーゲンの自己組織化ナノ複合体の透過型電子顕微鏡写真と電子線回折像.

電子線回折像からは，水酸アパタイトの 002 反射が三日月状に，左上と右下の方向に観察できる．これは，模式図のように水酸アパタイトナノ結晶とコラーゲンが並んでいることを意味している．

向と一致していることが分かるのである．原料の水酸化カルシウム，りん酸およびコラーゲンの濃度や，生成する水酸アパタイトとコラーゲンの比を制御することによって，複合体線維の長さを制御することができる．**図 6-14** は，その一例である．水酸アパタイトとコラーゲンの比を 3：2 にして，同時に原料の濃度を薄くすることで，長さ 75 mm の複合体線維が得られる[14]．このくらいの長さのものが得られれば，実用化が可能である．

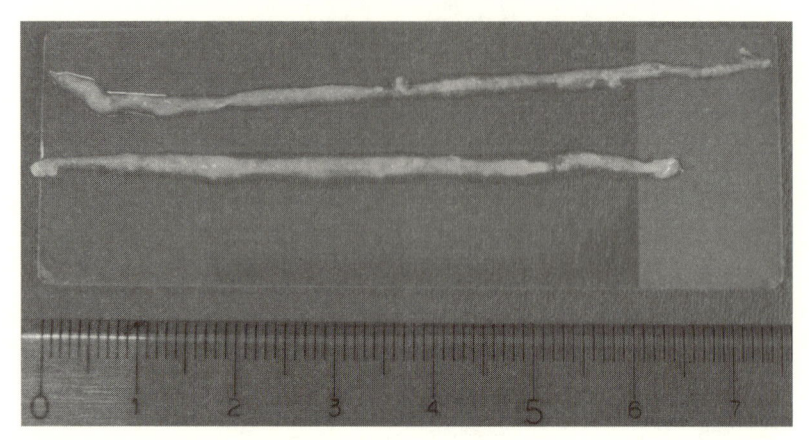

図 6-14 素材の濃度を調整して得られた水酸アパタイトとコラーゲンの自己組織化ナノ複合体の長い繊維．

この複合体を骨の欠損部に埋めると，複合体が破骨細胞によって吸収され，その吸収痕に骨芽細胞が寄ってきて，新しい骨（新生骨という）がつくられる．その様子を，**図 6-15** に示す．このプロセスは，天然の骨のリモデリングと同じである．イヌの生体内に埋め込まれた人工材料である複合体が，天然骨のリモデリングと同じプロセスで，完全に天然の骨に替わるということが，世界で初めて示された[13,15]．おそらく，細胞がこの複合体の化学組成とナノ構造を天然骨と認識したために，複合体が骨リモデリングプロセスに取り込まれたものと考えられる．この複合体に血管組織の侵入を可能にする形態を付与することで，骨の再生医療はさらに実用化に近づくと考えられる[16]．

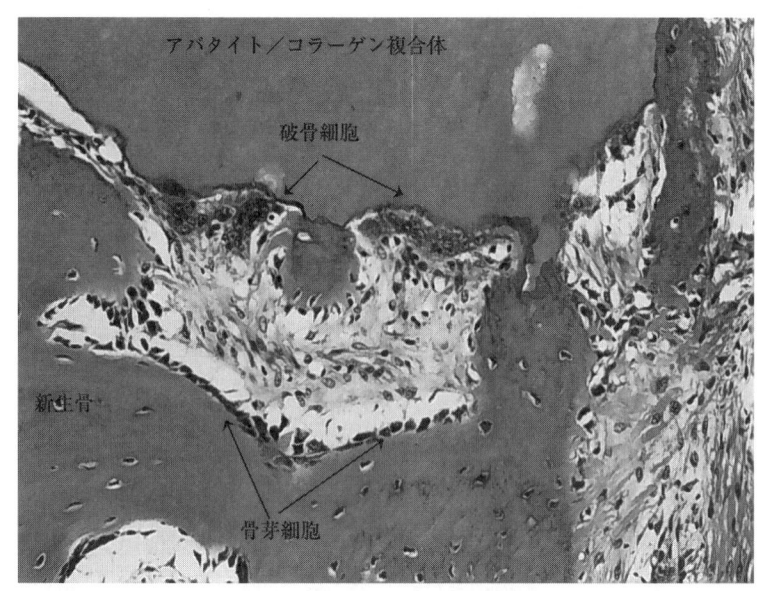

図 6-15 水酸アパタイトとコラーゲンの自己組織化ナノ複合体をイヌの脛骨(脛の骨)に埋めて 3 ヵ月後の組織写真.
破骨細胞が複合体を吸収し,骨芽細胞がその反対側で骨をつくっている.

6.4.3 軟　　骨

　軟骨は血管がない組織である．他の生体組織に比べて，栄養・酸素の供給／老廃物・二酸化炭素の排出が十分でなくても，細胞増殖とマトリックス形成が容易であるために，軟骨は最も生体外でつくりやすい組織の一つである．厚みが薄いので栄養・酸素供給と老廃物・二酸化炭素排出が容易である皮膚と並んで，軟骨の再生は実用化が早く行われた．

　軟骨細胞の足場として最も多く用いられている材料はコラーゲンスポンジである．しかし，コラーゲンスポンジでは物理的化学的環境を天然の軟骨内環境と類似のものとすることができないためか，移植された再生軟骨の成功率はあまり高いものとはいえない．特に，欠損部が骨まで達するような場合，天然軟骨と再生軟骨の接合性ばかりではなく，軟骨と接している軟骨下骨という骨と再生軟骨の接合性にも問題がある．軟骨下骨には，軟骨と骨の中間のような組

織(骨に比べて多糖類が,軟骨に比べて無機質が多い)が存在している.したがって,再生軟骨と軟骨下骨の接合性を高めるためには,自己組織化を利用した水酸アパタイト・多糖類・コラーゲンのナノ複合体が有効であると考えられている[17].

水酸アパタイト・多糖類・コラーゲンの自己組織化ナノ複合体は,6.4.2で述べた人工骨の水酸アパタイトとコラーゲンの自己組織化ナノ複合体と類似の方法でつくられる.しかし,軟骨の場合,自己組織化のプロセスは2段階からなる.第1段階では,水酸アパタイトと多糖類を自己組織化させると,水酸アパタイトと多糖類の強い相互作用で,多糖類の分子に水酸アパタイトナノ結晶がc軸だけでなくa軸もきれいに整列した複合体になる(図6-16).第2段階では,この集合体をコラーゲンと自己組織化的に複合化することで,目的とする複合体が得られる.これを加圧脱水することで,図6-17に示すような透明な複合体が得られる.この複合体をウサギの膝関節軟骨に埋めると,軟骨細胞が複合体内に侵入して,その周りに軟骨のような組織をつくることが明らかとなっている.これはコラーゲンスポンジを軟骨に埋め込んだときには見られなかった現象であり,ここでも自己組織化したナノ構造の複合体が細胞の侵入や機能発現に影響を与えていると考えられる.

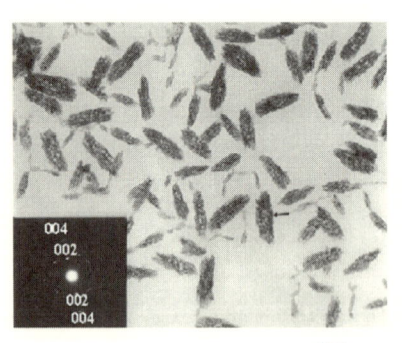

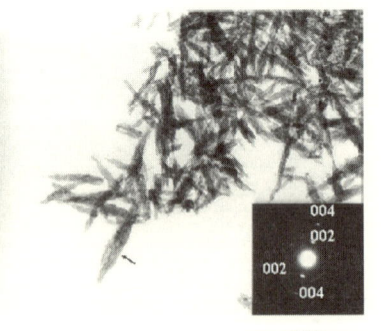

図 6-16 水酸アパタイト・多糖類の自己組織化ナノ複合体の電子顕微鏡写真.図6-13に比べて,電子線が解説してできた明るい部分がスポット状になっていることが分かる.これは,水酸アパタイトの方向が,より揃っていることを示している(文献(17)より引用).

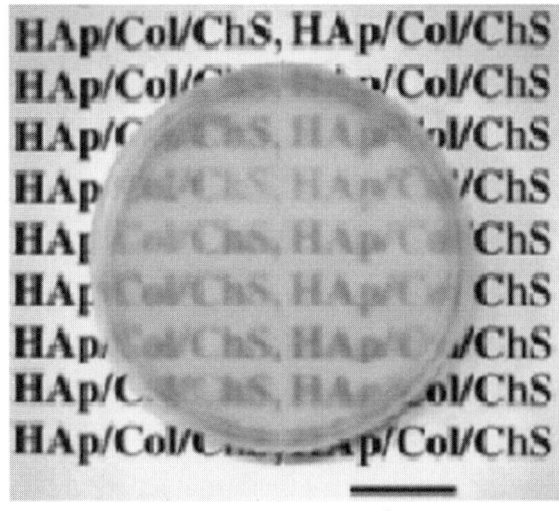

図 6-17 水酸アパタイト・多糖類・コラーゲンの自己組織化ナノ複合体を脱水成形した後の写真.
透明で強いものが得られる(文献(17)より引用).

　以上述べたように，ナノテクノロジーは，情報・通信分野や構造材料の分野だけでなく再生医療の分野においても鍵となるテクノロジーであるといえる．特に，生体内でつくられる組織は当然のことながらすべて生体環境でつくられていることから，従来のナノテクノロジーがターゲットとしていた高真空・高圧・高温のような過酷な(ハードな)環境でつくられる材料とは性状が大きく異なっている．そのため，足場材料を含めたバイオマテリアルの開発には，生体に近い常温・常圧のような温和な(ソフトな)環境を利用したソフトナノテクノロジーを大いに利用し，生体に学ぶべきものは学んでいく必要がある．

6.5 再生医療の現状と将来

　すでに述べたように，現在日本の臨床現場で応用されている再生医療は，皮膚・骨・軟骨が主である.

皮膚は，組織再生のために血管が必要になるものの，比較的薄い組織であるので，培養中は液相拡散による栄養分の補給，老廃物の排出およびガスの交換が容易である．そのために，再生組織を体外で構築することが比較的簡単である．また，天然の細胞外マトリックスはコラーゲンが主であるので，人工の細胞外マトリックスとしてコラーゲンスポンジなどを応用することができる．これらのことが再生皮膚の早期実用化を進めた．

軟骨は元々血管のない組織であるから，軟骨細胞は低酸素や貧栄養に強い．そのために，コラーゲンスポンジのような高分子材料による3次元組織の構築が，他の組織に比べて容易である．しかし，高分子材料は隣接する軟骨や軟骨下骨との接合性が悪い．今のところ，必要な大きさの軟骨組織はまだ再生されていない．

現在行われている骨の再生医療はかなり特殊である[18]．3次元足場材料内部における骨芽細胞の壊死（えし）のような問題があるので，大きな組織としての再生骨をつくることができない．そのために，現在行われているのは，患者の骨髄から取り出した幹細胞を増殖した後，骨芽細胞分化薬を加えて骨形成活性をあげた細胞を，生体不活性材料であるアルミナ製の人工膝関節表面に播くことにより，生体不活性材料であるアルミナの表面に天然骨を呼び寄せるという使用法である．この方法だと，表面的な2次元培養ですむから，技術的ブレークスルーを必要としない．このような2次元的再生医療法では，ほかにも角膜上皮細胞[*30]を細胞シートにして，角膜の病気や欠損を治療する方法がすでに治療研究[*31]に入っている．

上記のように，再生医療は徐々に部位別に実用化している．将来的には，複

[*30] 角膜とはいわゆる黒目の部分にあたる虹彩と瞳孔の上にある組織．その一番表側に貼り付いている一層の細胞のことを角膜上皮細胞という．

[*31] 薬やデバイス，組織工学を医学応用するためには，生物学的な安全性を細胞培養試験や動物実験などで確認した後，大学病院などの倫理委員会の認可を得た上で，数名の患者に考え得るメリットとデメリットを十分な説明し，患者の許可を得て試用する研究を行う．これを治療研究という．厚生労働省の認可を受けるためには，治療研究の結果をふまえて，治験を二機関60症例以上で行い，その結果を客観的に評価して厚生労働省に認可申請を行うという手続きが必要となる．

合組織の同時生体外再生の実現に向かわざるをえないだろう．例えば，軟骨一つとっても，軟骨下骨を含めた骨軟骨の同時再生が可能にならない限りは，変形性関節症のような骨も含めて壊死してしまった生体組織を元通りに戻すことは難しい．そして，軟骨や角膜のような組織は別にして，多くの組織再生においては血管組織の同時再生が必要である．繰り返すが，血管がないところでは栄養や酸素の補給もなく，老廃物や二酸化炭素の排出も行われないのだから，大きな生体組織を再生するためには血管の存在は必要不可欠である．これを実現するためには，細胞生物学の発展はもちろん，細胞が接着するための足場となるバイオマテリアルの研究の発展も必須である．

　また，再生医療には，臓器移植医療と同様，気をつけなければならない面もいくつか存在する．すなわち，細胞ソースやクローニング技術の問題である．細胞ソースとして現在応用されているのは，本人の骨髄などからとった自分の体性幹細胞[*32]やすでに分化済みの組織細胞であるが，採取できる量は限られているうえ，現状では体性幹細胞から分化させることのできない生体組織も数多くある．そのために，現在ES細胞と呼ばれる胚性幹細胞[*33]が注目を集めているが，これらが胚からしか採取できないことから，必要なES細胞（5.2.3(2)参照）が十分に供給できるかどうかという問題がある．その結果，これらを臓器売買のように非倫理的にあるいは違法に取引するような状況が生まれる可能性は否定できない．

　クローニング技術の場合は，遺伝子改変によって，ヒトに移植可能な臓器を食肉用動物のような動物を用いて作成するなどの応用が考えられている．このとき気をつけなければならないのは，病原体の存在のような安全面だけである．しかし，クローニング技術が進み，人のクローンがつくられるようになったとき，安全面以外に倫理的にも大きな問題が生じる[(19)]．例えば，生体組織を得るために，自分のコピーをつくり出す必要が生じた場合，それを認めるのかどうか（コピーとしてつくられた個体の人権はどう判断するのかなど）の問題

　[*32]　成人の組織内にある，自己複製能力と何らかの組織への分化能を持つ細胞．
　[*33]　胚から採取できる，すべての細胞に分化できる幹細胞のこと．

も出てくるであろうし，それを商売とするような輩も出てくる可能性がある．
　どの分野でもそうだが，先端技術にはバラ色の未来が期待されることが多いが，同時にネガティブな面が常に存在することに注意しなければならない．ネガティブの面を恐れては進歩はない．しかしネガティブな面をないがしろにすることで，バラ色があせてしまっては本末転倒である．研究者だけではなく，企業人も，学生も，主婦も，すべての人間が正しい知識に基づいて考えを重ね，再生医療を初めとする科学の発展が，人類の，そして地球の未来を明るくするものにしていく必要があるのである．

第6章 引用文献

(1) Nyman, S. : Bone regeneration using the principle of guided tissue regeneration. J Clin Periodontol., **18**, 494-8 (1991)
(2) Kikuchi, M., Koyama, Y., Yamada, T., Imamura, Y., Okada, T., Shirahama, N., Akita, K., Takakuda, K. and Tanaka, J. : Development of Guided Bone Regeneration Membrane composed of β-tricalcium phosphate and poly (L-lactide-co-glycolide-co-ε-caprolactone) composite, Biomaterials, **25**, 5979-86 (2004)
(3) Langer, R. and Vacanti, J. P. : Tissue engineering, Science, **260**, 920-932 (1993)
(4) Alberts, B., Bray, D., Lewis, J., Raff, M., Roberts K. and Watson, J. D. Eds. : Molecular Biology of the Cell Third Deition (1994) Garland Publishing, New York
(5) 石川春律, 外崎昭 訳:わかりやすい解剖生理 第2版, 文光堂 (2001)
(6) 須田立雄, 小澤英浩, 高橋栄明 編:骨の科学, 医歯薬出版 (1985)
(7) 鈴木隆雄, 林泰史 編:骨の事典, 朝倉書店 (2003)
(8) 青木秀希:驚異の生体物質アパタイト, 医歯薬出版 (1999)
(9) 立石哲也, 田中順三 編著:図解再生医療工学, 工業調査会 (2004)
(10) 大和雅之, 廣瀬志弘, 播元政美, 岡野光夫:人工材料を用いた細胞のマニピュレーション―細胞シート工学の創成, 蛋白質核酸酵素9月増刊号, **45** (13 Suppl), 2156-61 (2000)
(11) Ohtsuka, H., Hirano, A., Nagasaki, Y., Okano, T., Horiike, Y. and Kataoka, K. : Two Dimensional Multiarray Formation of Hepatocyte Spheroids on a Microfabricated PEG-Brush Surface, ChemBioChem 2004, 5, 850-855
(12) 田畑泰彦:ドラッグデリバリーシステム, 蛋白質核酸酵素9月増刊号 **45** (13 Suppl), 2179-87 (2000)
(13) Kikuchi, M., Itoh, S., Ichinose, S., Shinomiya, K. and Tanaka, J. : Self-Organization Mechanism in a Bone-like Hydroxyapatite/Collagen Nanocomposite Synthesized in vitro and Its Biological Reaction in vivo. Biomaterials, **22**, 1705-11 (2001)
(14) Kikuchi, M., Itoh, S., Matsumoto, H. N., Koyama, Y., Takakuda, K., Shinomiya, K. and Tanaka, J. : Fibrillogensis of Hydroxyapatite/Collagen Self-Organized

Composites. Key-Engineering Materials, **240-242**, 567-70（2003）
(15) Itoh, S., Kikuchi, M., Takakuda, K., Koyama, Y., Matsumoto, H. N., Ichinose, S., Tanaka, J., Kawauchi, T. and Shinomiya, K. : The biocompatibility and osteoconductive activity of a novel biomaterial, hydroxyapatite/collagen composite, and its function as a carrier of rhBMP-2. Journal of Biomedical Materials Research, **54**, 445-53（2001）
(16) Kikuchi, M., Ikoma, T., Syoji, D., Matsumoto, H. N., Koyama, Y., Itoh, S., Takakuda, K., Shinomiya, K. and Tanaka, J. : Porous body preparation of hydroxyapatite/collagen nanocomposites for bone tissue regeneration. Key-Engineering Materials, **254-256**, 561-4（2004）
(17) 生駒俊之，田中順三：自己組織化機構による骨・軟骨系複合材料の開発―バイオミメティックス法―，日本複合学会誌，**29**(4), 123-128（2003）
(18) Ohgushi, H. and Caplan, A. I. : Stem cell technology and bioceramics : from cell to gene engineering. J Biomed Mater Res., **48**, 913-27（1999）
(19) クローンって何？　http://www.mext.go.jp/b_menu/shingi/kagaku/klon98/

Appendix

Appendix 6-1　iPS 細胞

　本書原稿の最終チェックが終了間近な 2007 年 11 月 20 日(アメリカ日付),日本発の再生医療に関する大ニュースが世界を駆け巡った.それは,京都大学再生医学研究所の山中伸弥教授らの研究グループによる研究成果である.世界の主要メディアはもとより,日本の全国紙は 21 日朝刊の 1 面でこれを大々的に報道した.それを紹介する.

　ヒト成人皮膚に由来する線維芽細胞に,4 種類の遺伝子をベクターと呼ばれる運び屋ウイルスを使って導入し,あらゆる細胞に分化できる万能細胞をつくることに,同研究グループが成功した.人工多能性幹細胞(iPS 細胞)と命名されている.iPS 細胞の形,分化能力,遺伝子発現,増殖能力は,ほぼヒトの胚性幹細胞(ES 細胞)と同じである.iPS 細胞が,神経・軟骨・心筋など約 10 種類の細胞に分化することを確認している.

　ES 細胞と違い,受精卵を使わないので,倫理問題に抵触しない.また,患者の皮膚から移植用生体組織がつくられるようになるので,拒絶反応のない再生医療が可能になる.

　このニュースは,11 月 20 日のアメリカ科学誌『セル』(電子版)に発表された.アメリカ・ウィスコンシン大の J. トンプソン教授らの研究チームも同日『サイエンス』(電子版)に,胎児などの皮膚からつくった類似の万能細胞を発表している.

　山中教授の研究グループは,2006 年 8 月,マウスの皮膚細胞に万能性に関係する四つの遺伝子を導入して万能細胞をつくることに成功しているが,今回はそれを発展させたものである.この発表以来,各国の研究者が本手法やクローン胚を用いる手法で iPS 細胞樹立を目指していた.

　同教授は,「再生医療というマラソンのゴールは見えてきた」といっている.しかし,iPS 細胞のメカニズムは分かっていない.これを解明し,人体のさまざまな組織の細胞に変化させる技術を確立するまでには,まだ長い時間がかかりそうだ.

　1997 年にクローン羊ドリーを誕生させたイギリス・エディンバラ大学のイアン・ウェルマット博士が,山中教授らの研究を知って未受精卵から ES 細胞をつくるヒトクローン胚の研究を断念するといったほど,このニュースは衝撃だったのである.しかし,iPS 細胞の病気治療効果を測定するためには,比較のために ES 細胞が必要であるので,今後も ES 細胞の研究も並行して行われるであろう.

234　第6章　再生医療の足場材料とナノテクノロジー

　この万能細胞の作成過程で癌に関係する遺伝子やウイルスを使っている点が危惧されていたが，山中教授らによって，癌遺伝子を使わない新たな作成法が2007年11月30日のアメリカ科学誌『ネイチャー・バイオ・テクノロジー』（電子版)で発表された．

　その後，この万能細胞は4遺伝子のうち癌遺伝子を除く2遺伝子で作成できることが，ハーバード大学の研究者によって明らかにされている．作成の効率を高めるためには，癌遺伝子か残りの一つの遺伝子かのいずれかが必要なことも明らかにされている．

　iPS細胞の研究環境を整備するために，政府の総合科学技術会議内にワーキング・グループを設置した．文部科学省は，iPS細胞研究を支援するために，研究拠点を京都大の「物質-細胞統合システム拠点」の一部と位置づけ，今後十年間で約250臆円を投入する．

参考文献
（1）　産経新聞
（2）　朝日新聞
（3）　万能細胞の衝撃と課題，ニューズ・ウィーク，2007/12/05号，p.50

あ と が き

　2003年の夏，横浜市立大学の小川恵一先生から電話があった．
「生体材料の教科書を作りたい．内田老鶴圃では，若い研究者，技術者を育てるための教科書を作っている．学生に役立つ生体材料の教科書を作っていただけないでしょうか」
「生体材料は，材料の3要素である金属・無機・高分子をすべて含んでいます．しかも，細胞工学とか医学の世界に広がっています．とても一人では無理です．何名かの方と協力して執筆することを許していただけないでしょうか」
「分かりました．編集委員会にかけて検討しましょう」
概ねそのようなやりとりだった．

　当時，小川先生は横浜市立大学の学長をされており，多忙を極めていらしたと思う．加えて，先生は，私がもといた物質・材料研究機構の大先輩でもある．その小川先生に頼まれて，喜んで引き受けた．
　編集委員会からは，バイオマテリアルの特殊性に鑑みて，複数の執筆者で取り組むことをお許しいただいた．それから，各分野で精力的に教育・研究をされている比較的若手の諸先生に執筆をお願いした．皆さまに快諾をいただき，執筆が始まった．しかしバイオマテリアルは，interdisciplinary（境界領域）の世界である．しかも各執筆者の先生は，それぞれ大学・研究所内の業務や研究プロジェクトの推進に時間をとられる中での執筆であり，原稿の仕上がりは予定より1年半ほど遅れた．そのような長い努力の結果として，本教科書は，執筆者の材料・細胞・医療に対する思いと，さらに次世代の学生に対する期待に溢れた出来になったと思う．
　監修の小川恵一先生，および内田老鶴圃の内田学社長には，完成までの長い期間，寛容な気持ちをもってご指導いただいた．ここに，心からの感謝を表し

たい.

　読者の皆さまには，本書の内容が幅広い分野にまたがること，また各材料・細胞・医療に関する記述の面白さに驚かれると思う．読者の皆さまから多くのご意見をいただき，本書の挑戦的な試みがさらに磨かれていくことにご協力をいただくよう切にお願いしたい．

東京工業大学大学院理工学研究科　教授
田中　順三

索　引

あ
RNA ･････････････････････････ 178
　　　メッセンジャー—— 177
ISO ･････････････････････････ 160
IC$_{50}$（50％増殖抑制濃度）････････ 83
iPS 細胞 ･････････････････････ 233
アクリル樹脂 ････････････････ 138
足場依存性 ･･････････････････ 185
足場材料 ････････････ 22, 173, 202, 203
　　　配列型—— ･････････ 219
　　　血管化—— ･････････ 219
アスベスト ･･････････････････ 13
アノード反応 ････････････････ 79
アモルファス ････････････････ 54
アラミド繊維 ････････････････ 137
アルミナ（Al$_2$O$_3$）･･････････ 91, 96
配列（アレイ）型足場材料 ･････ 219
アレルギー反応 ･･･････････ 11, 65

い
ES 細胞 ････････････････ 189, 229
ELI（extra low interstitials）品位 ･･ 42
イオン結合 ･･････････････ 90, 143
イオン交換 ･･････････････････ 104
為害性 ･･･････････････････････ 215
異性化重合 ･･････････････････ 145
遺伝子 ･･･････････････････････ 174
　　　——工学 ･････････････ 174
　　　——情報の発現 ･･･････ 175
　　　——の複製 ･･･････････ 175
　　　——発現を測定する方法 ･･ 192
異物 ････････････････････ 11, 165
　　　——反応 ･････････････ 11
異方性 ･･･････････････････････ 210
インテグリン ･････････････ 17, 188
in vitro ･････････････････････ 160

in vivo ･･･････････････････････ 160
インプラント ････････････････ 29
　　　歯科—— ･････････････ 37

う
ウロキナーゼ ･････････････ 165, 166
運搬たんぱく質 ･････････････ 205

え
ASTM ･･･････････････････････ 160
S-N 曲線 ･･････････････････ 59
SBF ･････････････････････････ 106
SUS 316L ステンレス鋼 ･･･････ 39
X 線造影性 ･･････････････････ 37
HFS（熱ショック因子）･････････ 180
mRNA ･･････････････････････ 177
LD$_{50}$（半数致死量）･････････ 83
塩基配列 ････････････････････ 174
延性 ･････････････････････････ 29

お
応力 ･･･････････････････････ 6, 73
　　　——拡大係数 ･････････ 26
応力集中 ････････････････････ 26
応力-歪み線図 ･･･････････ 6, 73, 163
応力誘起変態 ････････････････ 77
オーステナイト系ステンレス鋼 ･･ 39
温度応答性培養皿 ･･････････ 217

か
カーボン ････････････････････ 119
　　　——繊維 ･････････････ 137
開環重合 ････････････････････ 145
階層構造 ････････････････････ 209
ガイドワイヤー ･･････････････ 36
界面的適合性 ････････････････ 164

索引

化学刺激・・・・・・・・・・・・・・・・・・・・・・・・・203
角膜上皮細胞・・・・・・・・・・・・・・・・・・・・228
加工・・・・・・・・・・・・・・・・・・・・・・・・・・・・・・46
　　──強化・・・・・・・・・・・・・・・・・・・・・・51
荷重遮断(ストレスシールディング)・・・36
カソード反応・・・・・・・・・・・・・・・・・・・・・79
活性酸素・・・・・・・・・・・・・・・・・・・・・・・・20
カテーテル・・・・・・・・・・・・・・・・・・・・・・・3
株化細胞・・・・・・・・・・・・・・・・・・・・・・・183
カプセル化・・・・・・・・・・・・・・・・・・・・・・12
過飽和度・・・・・・・・・・・・・・・・・・・・・・・109
ガラス・・・・・・・・・・・・・・・・・・・・・・・・・・88
　　──転移点・・・・・・・・・・・・・・・・・・88
　　──結晶化・・・・・・・・・・・・・・・・・・89
　　── $CaO-SiO_2$ 系──・・・・・・・・・122
　　──シリカ──・・・・・・・・・・・・・・128
　　──生活活性結晶化──・・・・・・・100
　　──生体活性──・・・・・・・・・・・・・98
　　──ソーダ石灰──・・・・・・・・・・128
ガルバニー腐食・・・・・・・・・・・・・・・・・・56
癌化反応・・・・・・・・・・・・・・・・・・・・・・・・13
幹細胞・・・・・・・・・・・・・・・・・・・・173, 203
　　間葉系──・・・・・・・・・・・・・・・・・190
　　人工多能性──・・・・・・・・・・・・・233
　　全能性──・・・・・・・・・・・・・・・・・189
　　組織──・・・・・・・・・・・・・・・・・・・190
　　体性──・・・・・・・・・・・・・・・・・・・229
　　胚性──・・・・・・・・・・・・・・・・・・・229
肝細胞・・・・・・・・・・・・・・・・・・・・・・・・・206
肝臓・・・・・・・・・・・・・・・・・・・・・・・・・・・217
癌治療用セラミック・・・・・・・・・・・・・119
眼内レンズ・・・・・・・・・・・・・・・・・・・・・138
官能基・・・・・・・・・・・・・・・・・・・・・・・・・144
間葉系幹細胞・・・・・・・・・・・・・・・・・・・190

き

器官・・・・・・・・・・・・・・・・・・・・・・・・・・・200
貴金属・・・・・・・・・・・・・・・・・・38, 43, 53
気孔構造・・・・・・・・・・・・・・・・・・・・・・・111

擬似体液・・・・・・・・・・・・・・・・・・・・・・・106
基準電極・・・・・・・・・・・・・・・・・・・・・・・・81
義歯(入れ歯)用材料・・・・・・・・・・・・・114
基底膜・・・・・・・・・・・・・・・・・・・・185, 216
共有結合・・・・・・・・・・・・・・・・・・・90, 143
局部腐食・・・・・・・・・・・・・・・・・・・・・・・・54
切欠き・・・・・・・・・・・・・・・・・・・・・・・・・・61
金属アレルギー・・・・・・・・・・・・・・・・・65
金属イオン・・・・・・・・・・・・・・・・・・・・・52
金属間化合物・・・・・・・・・・・・・・・・・・・33
金属結合・・・・・・・・・・・・・・・・・・・30, 143
Au 鋳造用合金・・・・・・・・・・・・・・・・・・43

く

グラスアイオノマーセメント・・・・・・116
クローニング・・・・・・・・・・・・・・・・・・・229

け

形状記憶・・・・・・・・・・・・・・・・・・・・・・・・75
　　──効果・・・・・・・・・・・・・・・・33, 76
経年劣化・・・・・・・・・・・・・・・・・・・16, 211
欠陥・・・・・・・・・・・・・・・・・・・・・・・・・・・・45
血管化足場材料・・・・・・・・・・・・・・・・219
結晶化ガラス・・・・・・・・・・・・・・・・・・・89
　　──A-W・・・・・・・・・・・・・・・・・・・108
結晶構造・・・・・・・・・・・・・・・・31, 44, 74
血漿たんぱく質・・・・・・・・・・・・・・・・167
血小板・・・・・・・・・・・・・・・・・・・・・・・・・166
結晶方位・・・・・・・・・・・・・・・・・・・・・・・・74
結晶粒界・・・・・・・・・・・・・・・・・・・・・・・・45
血清アルブミン・・・・・・・・・・・・・・・・166
血栓反応・・・・・・・・・・・・・・・・・・・・・・・・12
ケラタン硫酸・・・・・・・・・・・・・・・・・・213
ゲル・・・・・・・・・・・・・・・・・・・・・・・・・・・153

こ

高強度高分子材料・・・・・・・・・・・・・・・136
工業用純 Ti(cpTi)・・・・・・・・・・・・・・・・41
合金・・・・・・・・・・・・・・・・・・・・・・・・31, 46

索　引

Au 鋳造用—— 43
——元素の添加 46
Co-Cr—— 40
Ti-6Al-4V—— 41
Ni-Ti—— 42, 75
抗血液凝固剤 157
抗血栓性 12, 154, 165
抗原性 15
口腔内環境 115
格子定数 31
恒常性（ホメオスタシス） 10, 209
孔食 55, 82
合成高分子材料 131
合成樹脂 134
合成繊維 136
酵素 9
構造遺伝子 177
構造材料 8
硬組織 8
高比強度 136
降伏強度 52
降伏点 74
高分子（ポリマー, polymer） 131
高分子材料 131, 132
　　　　高強度—— 136
　　　　合成—— 131
　　　　刺激応答性—— 160
　　　　生分解性—— 201
　　　　天然—— 131
コーティング 117
50％増殖抑制濃度（IC$_{50}$） 83
骨 207, 221
骨移植 94
骨芽細胞 222
骨吸収 13, 36
骨結合性 99
骨欠損部の修復 112
骨再生 14
骨細胞 207

骨セメント 70, 142
骨伝導性 99
骨頭 96
骨類似水酸アパタイト 106
Co-Cr 合金 40
ゴム弾性 152
固溶強化 50
固溶体 32
コラーゲン 18, 93, 188, 216
　　　Ⅰ型—— 209
　　　Ⅱ型—— 213
コンタクトレンズ 138
コンドロイチン硫酸 213
コンポジットレジン 115

さ

催奇形性 16
再生医療 190, 199
再生能力 199
塞栓コイル 36
サイトカイン 204
細胞 203
細胞外マトリックス 17, 188, 204, 215
細胞間相互作用 218
細胞工学 182
細胞骨格 18, 188
細胞シート 186, 217
細胞周期 186
細胞成長因子 173
細胞接着 18, 168, 188
　　　——分子 188
細胞剪断接着力 18
細胞ソース 189
細胞毒性 15, 63, 82, 215
細胞膜 17, 204
材料選択 5
酸化還元電位 80
酸化反応 79
酸化物皮膜 53

3次元細胞塊(スフェロイド)………217
参照電極…………………………81
酸素濃淡電池……………………55

し

CaO-SiO$_2$系ガラス………………122
歯科インプラント………………37
歯科用陶材……………………114
刺激応答性高分子………………160
死腔……………………………170
自己組織化……………………221
自己防衛反応…………………11
歯根膜…………………………71
自発的相互作用………………221
脂肪族ポリエステル…………135
重合……………………………144
　　異性化——……………………145
　　開環——………………………145
　　付加——………………………145
　　リビング——…………………151
重縮合…………………………145
修飾……………………………178
重層化培養……………………186
自由体積………………………143
重付加…………………………145
受容体…………………………188
重量平均分子量………………150
焼結……………………………86
硝子軟骨………………………213
脂溶性…………………………180
焼成……………………………86
初代培養細胞…………………183
シラノール基(Si-OH)…………122
シリカ(SiO$_2$)…………………128
　　——ガラス……………………128
シリコーンゴム………………214
ジルコニア(ZrO$_2$)………………97
人工関節………………………214
人工股関節………………3, 36, 94, 141
人工骨……………………………94, 211
人工歯……………………………114
人工歯根………………………37, 71, 118
人工心臓………………………3, 140, 153
人工腎臓………………………138, 156
人工臓器………………………21, 200
人工多能性幹細胞(iPS細胞)………233
人工肺…………………………139, 156
　　膜型——……………………140
親水性…………………………168, 217
靭性……………………………8, 29, 74
人体構成元素…………………9
審美性…………………………115

す

水酸アパタイト………13, 92, 93, 101, 209
　　骨類似——…………………106
　　——のコーティング法………128
水素結合………………………143
髄内釘…………………………36
数平均分子量…………………150
隙間腐食………………………55
スクリュー……………………36
ステム…………………………97
ステント………………………36
ステンレス鋼…………………39
　　SUS316L——…………………39
　　オーステナイト系——………39
　　Niフリー——…………………68
　　フェライト系——……………39
　　マルテンサイト系——………39
ストレスシールディング(荷重遮断)…36
スパッタ法……………………129
スフェロイド…………………185, 219
すべり…………………………46, 47
　　——系………………………46
　　——線………………………47
　　——方向……………………46, 74
　　——面………………………46, 74

せ

- 生活活性結晶化ガラス……………100
- 生活活性複合材料…………………112
- 生活の質(QOL)………………93, 156
- 生体活性ガラス………………………98
- 生体活性材料…………………………99
- 生体活性セラミック…………………92
- 生体吸収性セラミック………………92
- 生体組織…………………………20, 199
- ——接着性………………………170
- 生体適合性……………15, 66, 160, 161
- 生体不活性セラミック………………92
- 生体防御反応………………………200
- 生物学的安全性評価………………160
- 生分解性高分子材料………………201
- 析出強化………………………………50
- 析出物…………………………………45
- セグメント化ポリウレタン………153
- 石灰化反応……………………………13
- 石膏……………………………………91
- 接触角………………………………167
- 接着性………………………………164
- 接着たんぱく質……………………205
- 接着斑…………………………………17
- z平均分子量………………………150
- セメントレス…………………70, 142
- セラミック……………………………85
  - 生体活性——………………92
  - 生体吸収性——……………92
  - 生体不活性——……………92
  - ファイン——………………88
- セルロース(天然繊維素)…………136
- 剪断応力………………………………47
- 先端機能繊維………………………136
- 剪断変形………………………………47
- 全能性幹細胞………………………189

そ

- 臓器移植………………………………21

た

- 双晶…………………………47, 77, 78
- ——変形…………………………78
- ソーダ石灰ガラス(Na_2O-CaO-SiO_2)
  …………………………………128
- 束一量………………………………144
- 組織液…………………………………9
- 組織幹細胞…………………………190
- 組織工学……………………………202
- 組織再生………………………………21
- 組織反応………………………………12
- 組織誘導再生法……………………201
- 疎水性…………………………168, 217
- 塑性変形………………7, 46, 49, 90
- ソフトナノテクノロジー…………227

た

- ダイアフラム………………………153
- 体液……………………………………9
- 耐久性…………………………………57
- 耐食性……………………………53, 66
- 体心立方格子(bcc)…………………31
- 体性幹細胞…………………………229
- 耐摩耗性………………………………40
- 耐用年数………………………………16
- 多結晶……………………………32, 45
- 多結晶焼結体…………………………87
- 多孔体…………………………103, 206
- 多糖類………………………………213
- 多分散性……………………………143
- 単結晶…………………………………45
- 弾性限…………………………………74
- 弾性変形…………………………7, 74
- 弾性率…………………………………74
- 単層培養……………………………185
- 単量体…………………………135, 144

ち

- 逐次反応………………………145, 146
- Ti………………………………………41

Ti-6Al-4V 合金 ………………………… 41
Ti 合金 ……………………………… 41, 68
緻密化 …………………………………… 87
チャンネルたんぱく質 ……………… 205
中空糸 ………………………………… 139
鋳造 ……………………………………… 40
稠密(最密)六方格子(hcp) ………… 31
超高分子量ポリエチレン(UHMWPE)
 ………………………………………… 95
調節遺伝子 ……………………… 177, 179
超弾性 …………………………………… 75
貯蔵機能 ……………………………… 208
治療研究 ……………………………… 228

て
DNA …………………………………… 174
　──複製 …………………………… 183
TCP …………………………………… 110
DDS(ドラッグ・デリバリー・システム)
 …………………………………… 27, 158
テロメア ……………………………… 183
テロメラーゼ ………………………… 183
転位 ……………………………… 45, 48
　──密度 …………………………… 51
電位 ……………………………………… 80
電気泳動堆積法 ……………………… 129
転写 …………………………………… 175
　──因子 …………………………… 180
天然高分子材料 ……………………… 131
天然繊維素 …………………………… 136

と
同一性 ………………………………… 143
動物実験 ………………………………… 64
毒性 …………………………… 5, 15, 38, 63
ドラッグ・デリバリー・システム(DDS)
 …………………………………… 27, 158

な
ナノ複合材料 ………………………… 122
ナノ複合体 …………………………… 221
軟骨 …………………………… 212, 225
　関節── …………………………… 213
　硝子── …………………………… 213
軟組織 …………………………… 8, 100

に
Ni-Ti 合金 …………………………… 42, 75
Ni フリー形状記憶・超弾性合金 …… 69
Ni フリーステンレス鋼 ……………… 68

ね
熱応答性遺伝子 ……………………… 180
熱可塑性 ……………………………… 152
熱間等方加圧式焼結(HIP)法 ……… 129
熱ショック因子 ……………………… 180
熱ショックたんぱく質 ……………… 180
熱処理 …………………………………… 46
熱弾性型変態 …………………………… 76
粘度平均分子量 ……………………… 150

の
濃厚ブラシ …………………………… 170
ノッチ(切欠き) ……………………… 61
伸び ………………………………… 7, 73

は
バースト現象 ………………………… 160
バイオエレクトロニクス ……………… 27
Bioglass® ………………………… 92, 99
バイオセンサ …………………………… 27
バイオマテリアル ……………………… 1
　──の定義 …………………………… 2
バイオミメティック ………………… 124
排除体積効果 ………………………… 169
胚性幹細胞 ……………………… 189, 229
バイタリウム …………………………… 40

索　引

培地……………………………… 182
ハイドロゲル…………………… 153
ハイブリッド型の人工肝臓…… 206
ハイブリッド材料……………… 122
培養の環境……………………… 206
パイロライトカーボン………… 91
破壊靱性……………………… 26, 97
配向構造………………………… 210
破骨細胞………………………… 222
発癌性…………………………… 65
歯の機能と構造………………… 113
瘢痕組織………………………… 199
半数致死量（LD$_{50}$）…………… 83
万能細胞………………………… 233
反応度…………………………… 148

ひ

ヒアルロン酸…………………… 213
非カプセル化…………………… 170
非カプセル性…………………… 164
非金属介在物…………………… 45
非金属無機物質………………… 85
非刺激性………………………… 164
歪み…………………………… 6, 73
必須元素………………………… 82
引張強さ……………………… 6, 74
引張変形………………………… 47
ヒトゲノムプロジェクト……… 174
標準電極電位………………… 53, 80
表面グラフト法………………… 168
表面自由エネルギー…………… 167
表面処理………………………… 69
疲労………………………… 57, 211
　　──強度………………………… 58

ふ

ファインセラミック…………… 88
ファンデアワールス力………… 143
フィブロネクチン………… 18, 188

フェライト系ステンレス鋼…… 39
付加重合………………………… 145
付加縮合………………………… 145
不均一核形成…………………… 109
複合組織………………………… 228
腐食………………… 30, 52, 79, 211
　　ガルバニー──……………… 56
　　局部──……………………… 54
　　隙間──……………………… 55
　　──電位……………………… 81
　　──疲労……………………… 58
フックの法則…………………… 73
物理刺激………………………… 203
不動態域………………………… 82
不動態化………………………… 81
不動態電位……………………… 82
不動態皮膜……………………… 54
不動態保持電流密度………… 54, 82
部分安定化ジルコニア………… 97
プラスチック…………………… 131
プラズマ………………………… 128
　　──容射法…………… 119, 128
フレッティング疲労…………… 58
フレッティング腐食疲労……… 58
プロモーター…………………… 179
分化…………………… 187, 203
　　──マーカー………………… 187
分解……………………………… 136
　　──吸収……………………… 4
分極……………………………… 81
分子量分布……………………… 145

へ

平均分子量……………………… 149
平衡状態図…………………… 46, 77
平衡電位………………………… 80
β型 Ti 合金……………………… 68
PET……………………… 132, 146
ヘテロ構造……………………… 154

ヘパリン……………………13, 157, 165
ペプチド結合………………………175
変異原性………………………………16

ほ
放射線療法…………………………119
ボーン・プレート………………4, 36
補助人工心臓………………………140
ホメオスタシス………………10, 209
ポリエチレンテレフタレート(PET)
………………………………132, 146
ポリマー……………………………131
翻訳…………………………………175

ま
膜型人工肺…………………………140
マクロ構造…………………………216
マクロファージ………………12, 95
摩擦……………………………………61
マテリアルゲノミクス……………192
摩耗……………………………………61
　　──粉…………………………62, 95
マルテンサイト系ステンレス鋼……39
マルテンサイト変態…………………75

み
ミクロ構造…………………………216
ミクロ相分離構造…………………155
ミラー指数……………………31, 74

む
無血清培地…………………………183
無毒性………………………………160

め
メタローシス…………………………62
滅菌……………………………………16
メッセンジャーRNA(mRNA)………177

免疫反応………………………………11
面心立方格子(fcc)……………………31

も
毛細血管……………………………206
モノマー(monomer)……………135, 144

や
薬理機能……………………………121
ヤング率………………………………74

ゆ
ゆるみ…………………………………95

よ
溶解……………………………………79

り
力学機能……………………………208
力学的刺激……………………………14
力学的適合性………………………162
リビング重合………………………151
リボソーム…………………………176
リモデリング………………………209
粒界強化………………………………51
りん酸カルシウム…………………201
　　──ペースト……………………111
りん酸3カルシウム………………110
倫理的………………………………229

る
累積損傷………………………………60

れ
0.2%耐力……………………………74
連鎖反応……………………145, 147
連続気孔……………………………110

材料学シリーズ　監修者

堂山昌男
東京大学名誉教授
帝京科学大学名誉教授
Ph. D., 工学博士

小川恵一
横浜市中央図書館館長
元横浜市立大学学長
Ph. D.

北田正弘
東京芸術大学教授
工学博士

編　者

田中 順三(たなか じゅんぞう)
東京工業大学大学院理工学研究科 教授
工学博士

角田 方衛(すみた まさえ)
前シンガポール国立大学バイオ工学領域 客員教授
工学博士

立石 哲也(たていし てつや)
物質・材料研究機構 生体材料センター 名誉フェロー
工学博士

著　者

角田 方衛
同上　（第1章，第2章）

塙　隆夫(はなわ たかお)
東京医科歯科大学 生体材料工学研究所 教授
歯学博士, 博士（工学）（第2章）

大槻 主税(おおつき ちから)
名古屋大学大学院工学研究科 教授
博士（理学）（第3章）

岸田 晶夫(きしだ あきお)
東京医科歯科大学 生体材料工学研究所 教授
工学博士　（第4章）

谷口 彰良(たにぐち あきよし)
物質・材料研究機構 生体材料センター グループリーダー
博士（薬学）（第5章）

菊池 正紀(きくち まさのり)
物質・材料研究機構 生体材料センター グループリーダー
博士（工学）（第6章）

2008年 7月25日　第1版発行

検印省略

材料学シリーズ
バイオマテリアル
材料と生体の相互作用

編　者Ⓒ　田中　順三
　　　　　角田　方衛
　　　　　立石　哲也
発行者　　内田　　学
印刷者　　山岡　景仁

発行所　株式会社　内田老鶴圃　〒112-0012 東京都文京区大塚3丁目34番3号
電話（03）3945-6781（代）・FAX（03）3945-6782
印刷・製本／三美印刷 K.K.

Published by UCHIDA ROKAKUHO PUBLISHING CO., LTD.
3-34-3 Otsuka, Bunkyo-ku, Tokyo, Japan

U. R. No. 565-1

ISBN 978-4-7536-5633-2 C3042

材料学シリーズ
Materials Series

堂山昌男・小川恵一・北田正弘 監修
(A5判並製、既刊33冊以後続刊)

金属電子論　上・下
水谷宇一郎 著　　　　　上：276頁・3150円
　　　　　　　　　　　下：272頁・3675円

結晶・準結晶・アモルファス
竹内　伸・枝川圭一 著　　192頁・3360円

オプトエレクトロニクス
水野博之 著　　　　　　　264頁・3675円

結晶電子顕微鏡学
坂　公恭 著　　　　　　　248頁・3780円

X線構造解析
早稲田嘉夫・松原英一郎 著　308頁・3990円

セラミックスの物理
上垣外修己・神谷信雄 著　　256頁・3780円

水素と金属
深井　有・田中一英・内田裕久 著　272頁・3990円

バンド理論
小口多美夫 著　　　　　　144頁・2940円

高温超伝導の材料科学
村上雅人 著　　　　　　　264頁・3990円

金属物性学の基礎
沖　憲典・江口鐵男 著　　144頁・2415円

入門　材料電磁プロセッシング
浅井滋生 著　　　　　　　136頁・3150円

金属の相変態
榎本正人 著　　　　　　　304頁・3990円

再結晶と材料組織
古林英一 著　　　　　　　212頁・3675円

鉄鋼材料の科学
谷野　満・鈴木　茂 著　　304頁・3990円

人工格子入門
新庄輝也 著　　　　　　　160頁・2940円

入門　結晶化学
庄野安彦・床次正安 著　　224頁・3780円

入門　表面分析
吉原一紘 著　　　　　　　224頁・3780円

結晶成長
後藤芳彦 著　　　　　　　208頁・3360円

金属電子論の基礎
沖　憲典・江口鐵男 著　　160頁・2625円

金属間化合物入門
山口正治・乾　晴行・伊藤和博 著　164頁・2940円

液晶の物理
折原　宏 著　　　　　　　264頁・3780円

半導体材料工学
大貫　仁 著　　　　　　　280頁・3990円

強相関物質の基礎
藤森　淳 著　　　　　　　268頁・3990円

燃料電池
工藤徹一・山本　治・岩原弘育 著　256頁・3990円

タンパク質入門
高山光男 著　　　　　　　232頁・2940円

マテリアルの力学的信頼性
榎　学 著　　　　　　　　144頁・2940円

材料物性と波動
石黒　孝・小野浩司・濱崎勝義 著　148頁・2730円

最適材料の選択と活用
八木晃一 著　　　　　　　228頁・3780円

磁性入門
志賀正幸 著　　　　　　　236頁・3780円

固体表面の濡れ制御
中島　章 著　　　　　　　224頁・3990円

演習X線構造解析の基礎
早稲田嘉夫・松原英一郎・篠田弘造 著　276頁・3990円

バイオマテリアル
田中順三・角田方衛・立石哲也 編　264頁・3990円

表示の価格は税込定価（本体価格＋税5％）です。